D1641596

Berta Steiner

Blut in meinem Kopf

**Drei Jahre Lebensbewältigung
nach Hirnblutung und Schlaganfall**

Weishaupt Verlag

INHALT

GELEITWORT

von OA Dr. Martin Furtner
Universitätsklinik für Neurologie Innsbruck
Leiter der Neurovaskulären Ambulanz und Neuroreha-Ambulanz
Anichstraße 35, 6020 Innsbruck, Austria

Der Schlaganfall wurde bereits als eine kommende Epidemie des 21. Jahrhunderts bezeichnet, die im Begriff ist, unser Gesundheitssystem zu verändern. Jährlich erleiden ungefähr 20.000 Österreicherinnen und Österreicher einen Schlaganfall, das bedeutet ein (e) Betroffene (r) alle sechs Minuten! Nach Herzkreislauferkrankungen und Krebserkrankungen ist der Schlaganfall damit die dritthäufigste Todesursache in Österreich: Bei Frauen gehen rund 15% der Todesfälle auf einen Apoplex zurück.

Im Lichte dessen sind Erfahrungsberichte, wie das vorliegende Buch von Frau Steiner, nicht hoch genug einzuschätzen. Frau Steiner erlitt nacheinander eine Kombination aus den beiden möglichen Ausprägungen eines Schlaganfalls. Zunächst kam es zu einer *Hirnblutung* durch Zerreißen einer Gefäßaussackung, eines sogenannten Aneurysmas. Die Autorin beschreibt sehr anschaulich die Symptome dieser akuten Blutung (heftigste Kopfschmerzen, Übelkeit, Bewusstseinsverlust), sodass die Leserinnen und Leser in die Lage versetzt werden, solche Anzeichen bei sich selbst oder bei Angehörigen zu erkennen. Dies ist für eine optimale Behandlung von größter Wichtigkeit, da nur bei raschest möglicher Aufnahme an einer spezialisierten Klinik die oft verheerenden Folgen einer Gehirnblutung minimiert werden können.

Im Anschluss daran kam es bei der Patientin durch toxische Blutabbauprodukte zu einer sekundären Gefäßverengung im Gehirn, einem sogenannten Vasospasmus. Dieser wiederum löste einen durch Blutmangel bedingten, sogenannten *ischämischen*

Schlaganfall aus. Dieser ist in der Bevölkerung mit ca. 90% die häufiger vorkommende Schlaganfall-Variante. Weit verbreitete Gefäßrisikofaktoren wie Bluthochdruck, Erhöhung der Blutfette, Herzerkrankungen usw. sind bei vielen Menschen unerkannt und daher auch unbehandelt. Diese Faktoren waren bei der Autorin des vorliegenden Buches, wie erwähnt, nicht der primäre Auslöser des ischämischen Schlaganfalls. Die anschauliche Schilderung der Symptome dieser komplexen Erkrankung wird dem Thema aber mehr als gerecht und kann für viele Betroffene und deren Familien eine Bestätigung der eigenen Erfahrungen darstellen.

Überhaupt wird aus der lebendigen Schilderung der Erlebnisse Frau Steiners vor allem eines klar: Trotz schwerer Zeiten und mancher Rückschläge ist die Hoffnung auf Besserung und Genesung bei Schlaganfallpatienten mehr als berechtigt. Die Zusammenarbeit mit Familie, Ärzten, Pflegepersonal, Therapeuten usw. stellt dabei eine wichtige Säule dar. Mindestens genauso wichtig ist aber die positive Einstellung zum Leben und das „Annehmen-Können" von Problemen. Insgesamt ist der Erlebnisbericht der Autorin voll von positiven und lebensbejahenden Gedanken, was auch mich als einen ihrer Therapeuten sehr froh gemacht hat. Meines Erachtens bestätigt dies, wie durch ein günstiges familiäres, psychosoziales und medizinisches Umfeld auch schwere Schlaganfälle gut behandelt werden können.

Ich wünsche allen Leserinnen und Lesern eine interessante Lektüre sowie möglichst viele positive Effekte auf das eigene Gesundheitsbewusstsein.

OA Dr. Martin Furtner, Neurologie Innsbruck

VORWORT

Eine kleine Blutung im Gehirn reicht aus, dass sich das Leben vollkommen verändert und nichts mehr wie früher ist.

Bis zu jenem Augenblick, am 28. November 2007, an dem ich aus heiterem Himmel eine Subarachnoidalblutung (SAB) erlitt, war ich eine mit ihrem Leben relativ zufriedene 55-jährige Frau, verheiratet, zwei erwachsene Töchter, als Hauptschullehrerin in der Heimatgemeinde seit annähernd 36 Jahren tätig.

Was eine SAB ist, wusste ich bis dahin nicht, auch nicht, welche grundlegenden Veränderungen im Leben zukünftig durch sie und die daraus resultierenden Schlaganfälle damit verbunden sein würden.

Experten der WHO nennen Schlaganfall bereits als „Epidemie des 21. Jahrhunderts". Nicht nur die stets älter werdende Bevölkerung, sondern auch immer mehr jüngere Menschen sind aufgrund eines schlechten Lebensstils davon betroffen. 24.000 Österreicher und über 200.000 Deutsche erleiden jährlich einen Schlaganfall, der nach Herzinfarkt und Krebs die dritthäufigste Todesursache und die häufigste Ursache für bleibende körperliche Behinderungen darstellt. Natürlich kannte ich ältere Menschen, die einen Schlaganfall erlitten hatten, aber dass auch ich damit konfrontiert sein würde, das konnte ich mir nicht vorstellen.

Ich hatte mich stets gesund ernährt, viel Bewegung gemacht und nie geraucht. Also zählte ich von Haus aus nicht zur Risikogruppe, einen Schlaganfall zu erleiden. Trotzdem wurde ich aufgrund einer Aneurysmablutung im Gehirn vom Schlag getroffen.

Viel später stellte ich mir natürlich die Frage, wie es überhaupt zu einer Aneurysmablutung im Gehirn kommen konnte. In meinem Fall handelte es sich anlagebedingt um eine Bindegewebsstörung im Hirn, bei der ein Gefäß durch den Blutdruck aussackt. Erreicht diese Aussackung eine Größe von ungefähr 0,7 Zentimeter, kann sie platzen und Blut ergießt sich in das Gehirnwasser. Druck wird aufgebaut, der aus dem Schädel nicht entweichen kann. Ein operativer Eingriff erfolgte, um die Blutung zu stoppen und den Druck zu mindern. Dabei ist Hirngewebe zerstört worden.

Körperfunktionen werden über verschiedene Hirnbereiche gesteuert. Falls ein Bereich stirbt, muss diese Funktion ein anderes Areal übernehmen. Das kann später erst durch gezielte Übungen während der Rehabilitation erreicht werden.

Die größte Angst empfand ich während der entsetzlichen Kopfschmerzen und der Ungewissheit meines damaligen Zustandes. Die viel später erfolgte Konfrontation mit der schlimmen Diagnose erlebte ich relativ gelassen, weil ich mir der Tragweite nicht bewusst war. Diese Tatsachen habe ich damals verdrängt oder nicht an mich herangelassen, höchstwahrscheinlich resultiert dieses Verhalten aus einer Art Schutzmechanismus heraus. Manchmal kommt es noch vor, dass ich meine, ich würde bald aus einem schrecklichen Traum erwachen und alles wäre wieder wie in gesunden Zeiten. Dass dies ein Trugschluss ist, ist mir inzwischen schmerzlich klar geworden. Die Fakten sind die, dass ich durch gezielte Therapien innerhalb der ersten drei Jahre viel aufholen konnte. Schäden, die Wahrnehmung und Teilblindheit betreffend, werden höchst wahrscheinlich nie mehr komplett reparierbar sein. Damit muss ich mich abfinden.

Trotzdem hatte ich unwahrscheinliches Glück im Unglück, weil,

a) das Initialereignis zu Hause eingetreten ist,
b) mit der medizinischen Versorgung unmittelbar danach begonnen werden konnte,
c) in nächster Nähe die bestmöglichste Versorgung an der Universitätsklinik in Innsbruck erfolgte,
d) eine hervorragende Nachsorge im Krankenhaus Hochzirl angeschlossen werden konnte,

e) Ergo- und Physiotherapien danach zu Hause ermöglicht wurden,
f) Neurologische Rehabilitationsaufenthalte in der Südsteiermark und in Bayern von der zuständigen Krankenkasse genehmigt wurden,
g) mir stets kompetent und freundlich auf der neurologischen Ambulanz der Uni-Klinik in Innsbruck begegnet und weitergeholfen wird.

In diese schwere Zeit der Wiederherstellung und des Fußfassens im Alltagsleben fiel die abrupte und wenig sensibel erfolgte Pensionierung von Amts wegen und es war manchmal sehr schwer, den Veränderungen meines Lebens gerecht zu werden. Außerdem war diese Zeit geprägt von einigen bürokratischen Hindernissen, die nötig sind, um eine Therapie bewilligt zu bekommen. Dazu gesellte sich die Sinnfrage, wie es denn weitergehen sollte, so herausgerissen aus bis dahin Alltäglichem.

Die Antwort für mich erhielt ich während meiner Rehabilitationsaufenthalte. Da sah ich nicht nur bei mir, sondern bemerkte auch bei anderen Mitpatienten, dass es neben den gewiss wichtigen und notwendigen Therapien auch etwas Freudvolles braucht. Für mich wäre in dieser Zeit der kreative Umgang mit Farben wichtig gewesen, weil ich schon immer gerne gemalt und gezeichnet hatte. Nach meiner Heimkehr und intensiven Recherchen im Internet begann ich mit der Ausbildung in Mal- und Gestaltungstherapie, die ich, falls es meine Gesundheit erlaubt, nach insgesamt ca. 3–4 Jahren abschließen möchte.

Gerne hätte ich während meiner langsamen Genesung die Geschichte eines anderen Betroffenen, dem Ähnliches wie mir widerfahren war, zu lesen bekommen.

Ich hätte mir leichter getan, wenn ich die Vorgehensweisen und Institutionen gekannt hätte, um zeitlich und örtlich adäquate Behandlungsmöglichkeiten in Anspruch nehmen zu können.

Aus Dankbarkeit für das relativ glimpfliche Davonkommen nach diesem schweren gesundheitlichen Einschnitt wurde der Wunsch in mir geweckt, die Bewältigung dieses Schicksalsschlages in Form eines Buches zu Papier zu bringen, um anderen Menschen mit ähnlichen Beeinträchtigungen Mut zu machen, bzw. allen Menschen die Botschaft zu übermitteln, dass sich das Leben von heute auf morgen grundlegend ändern kann.

Im Mai 2010 begann ich mit dem Erinnerungsprotokoll meiner Geschichte. Die Namen von Personen habe ich verändert oder gekürzt und medizinische Ausdrücke und Behandlungen versucht zu erklären.

Mein Erinnerungsprotokoll versteht sich nicht als wissenschaftliche Arbeit. Informationen und Fakten habe ich sorgfältig ausgewählt und entsprechend meiner Möglichkeiten geprüft und mit Quellenangaben versehen. Jedoch übernehme ich keine Haftung und Gewähr betreffend der genannten Daten, Inhalte und Fakten.

Die akute Subarachnoidalblutung – Aneurysmabehandlung mit Spiralembolisation (Coiling)

Unter akuter Subarachnoidalblutung/SAB versteht man eine plötzliche Einblutung im Bereich der dem Gehirn anliegenden weichen Hirnhaut (Pia mater) und der Spinngewebshaut (Arachnoidea). Die Blutung findet somit außerhalb des Gehirns, im Liquorraum, statt. Zumeist ist die Ursache ein Platzen (Ruptur) einer Gefäßaussackung (Aneurysma) im Bereich der Hirnbasisarterien. Das freie Blut im Liquorraum führt zu einer Reizung der Blutgefäße und der Hirnhäute.

Die akute SAB macht ca. 5–10% der Schlaganfälle aus. Die am Beginn stehenden Symptome reichen von Kopfschmerzen, typischerweise einem heftigen, plötzlich einschießenden Kopfschmerz (Vernichtungskopfschmerz), Übelkeit und Meningismus bis zu Lähmungserscheinungen und tiefer Bewusstlosigkeit. Kopfschmerzen stellen leider ein sehr häufiges System dar, und die meisten Formen des Kopfschmerzes sind glücklicherweise nicht durch eine Aneurysmablutung verursacht. Treten jedoch heftige oder bisher nicht gekannte Kopfschmerzen auf, sollte eine SAB medizinisch ausgeschlossen werden.

Eine neurologische Fachuntersuchung und eine Computertomographie des Kopfes müssen bei Verdacht auf eine SAB durchgeführt werden.

Manchmal muss, falls in der Computertomographie keine Blutung zu sehen ist, allerdings die klinischen Symptome für eine SAB sprechen, eine Liquoruntersuchung mit einer Lumbalpunktion durchgeführt werden. Eine nachgewiesene SAB stellt einen absoluten Notfall dar, die weitere Betreuung wird auf der Intensivstation erfolgen.

Der diagnostischen Abklärung nach einer erfolgten SAB schließt eine Darstellung der Hirngefäße mittels Angiographie an.

In ca. 80% findet man ein Aneurysma der basalen Hirnarterien. Wird ein solches festgestellt, ist eine rasche Behandlung des Aneurysmas entweder durch eine transartielle Spiralembolisation (Coiling) oder durch eine neurochirurgische Operation (Clipping) notwendig.

Anhand einer dreidimensionalen Gefäßdarstellung, welche im Rahmen der Katheterangiographie durchgeführt wird, kann die Entscheidung getroffen werden, mit welchem Verfahren (neurochirurgisch oder endovaskulär) das Aneurysma am sichersten behandelt werden kann.

Aneurysmen mit einem schmalen Hals, sprich einer schmalen Verbindung zum basalen Hirngefäß, eignen sich für eine Spiralbehandlung (Coiling).

Das Coiling wird in Allgemeinnarkose durchgeführt. Im Anschluss an die diagnostische Katheterangiographie wird über den arteriellen Zugang in der Leiste ein Katheter bis in das Aneurysma vorgeschoben. Anschließend werden durch diesen sehr dünnen Katheter mehrere dünne Metallfäden (Spiralen, Coils) im Aneurysma platziert und dadurch das Aneurysma von der Durchblutung ausgeschlossen. Nach erfolgter Therapie wird dann die weitere Behandlung auf der Intensivstation durchgeführt.

Besonderes Augenmerk wird auf die Behandlung des nach der SAB auftretenden Gefäßspasmus der basalen Hirnarterien gelegt.

Während des stationären Aufenthaltes werden fortlaufend Kontrollen mit der Computertomographie (CT) und der Kernspintomographie (MRT) durchgeführt.

Quelle: Ass. Prof. Dr. Andreas Chemelli, Abteilung Radiologie der Universität Medizin Innsbruck

Chronologie des Krankheitsgeschehens

Wo bin ich? Das ist nicht mein Bett, in dem ich liege! Außerdem vermisse ich das regelmäßige Ticken meines Weckers, der normalerweise rechts von mir auf dem Nachtkästchen steht. Ist es schon Zeit, aufzustehen, der Alarm des Radioweckers bereits abgegangen? Oder habe ich das Wecksignal einfach überhört? Irgendwie ist heute alles anders. Da ist träge Dunkelheit um mich und ich bin so unendlich müde! Sogar zum Denken habe ich keine Kraft. Ich vernehme völlig andere Geräusche um mich als gewöhnlich zu nachtschlafender Zeit. Rechts über mir ertönt in geringer Entfernung ein regelmäßiger Piepston und von Zeit zu Zeit erscheint eine hell gekleidete Person, die an dem Ding, das Piepser von sich gibt, herumhantiert, mir bald darauf mit einer Taschenlampe in die Augen leuchtet und meine rechte Fußsohle kitzelt. Irgendwie bin ich unbequem gebettet und versuche, eine andere Schlafposition einzunehmen. Während des Abrollens auf die rechte Körperseite übermannt mich bleierne Schläfrigkeit und ich drifte wieder einmal wie so oft in die herrliche Traumlandschaft des weststeirischen Hügellandes ab, der Wiege meiner Kindheit. Dort kann ich mich herrlich frei und unbeschwert bewegen... bis mich eine männliche Stimme zum Aufwachen mahnt. Das unbekannte, lästige Wesen hantiert an einem feinen Schlauch herum, der an der Beuge meines rechten Armes festgemacht ist. Ich bemerke die Trockenheit meiner Mundhöhle und frage mich erschrocken, ob ich laut geschnarcht habe. Der Lästige zupft eine Weile an meinem Bett herum.

Was tut er eigentlich hier? Manchmal erscheint sein Gesicht ziemlich nah an meinem und ich erkenne verschwommen, dass es sich um einen jungen, kahl geschorenen Mann mit runder Nickelbrille handelt. Bald darauf hallt eine andere, diesmal weibliche Stimme in mir nach, die vor Kurzem eindringlich und ernst meinte: „Frau Steiner! Sie sind schwer erkrankt und befinden sich in der Intensivstation der Klinik in Innsbruck!" Eigenartig, dieser Hinweis lässt mich ganz kalt, so, als ob mich das alles nichts angehe! Ich bin zu müde, um nach dem Warum zu fragen. Will nur schlafen. Jeder vernünftige Mensch hätte sicher nach den Details gefragt. Selbst diese Überlegung ist in Bruchteilen von Sekunden vorhanden, aber es sind mir alle Begleitumstände im Moment egal. Bin das noch ich? Natürlich! Sonst hätte ich nicht auf meinen eigenen Namen reagieren können! Nicht der wirkliche Grund meines Hierseins, sondern der Umstand, dass die Person, um die es anscheinend geht, so teilnahmslos reagiert, verursacht ein gewisses Unbehagen im tiefsten Inneren der bis vor kurzem Ahnungslosen. In einer längeren Wachphase versuche ich die einzelnen Wörter zu einem Ganzen zu verbinden. Ich liege also in der Klinik, weil ich krank bin. Tatsächlich ist es Nacht und ich befinde mich in einem abgedunkelten Raum, in dem auch andere Menschen schlafen. Da dürften mehrere Apparate stehen, die meinen und den Schlaf der anderen Patienten überwachen. Das erklärt auch das Vorbeihuschen der vermutlich pflegenden Personen, die für das Wohl dieser Menschen hier verantwortlich sind. Ohne Brille sehe ich so gut wie ein Maulwurf, aber Gehör – und Geruchsorgan funktionieren sehr gut. Nach kurzer Zeit kann ich bereits in jener Nacht die Personen nach Stimme, Gangart und Geruch voneinander unterscheiden. Viel später in jener Nacht übermannt mich eine große Sehnsucht nach meinem Bett zu Hause.

Ich würde alles geben, um darin liegen zu können und auf dem Querbalken meines hölzernen Zimmerplafonds die von der Decke baumelnden 14 Kasperlefiguren betrachten zu können. Wie sehne ich mich nach ihnen! Wie lange ist es her, dass ich sie das letzte Mal gesehen habe? Ich kann mit dem Begriff Zeit leider nichts anfangen, habe jegliches Gefühl dafür verloren, und es ist immer noch dunkel im Schlafraum, als ich mir ein Herz fasse und einen vorbei eilenden Weißgekleideten um Auskunft nach der Richtung meines Wohnortes bitte. Ganz verwundert über meine Frage erfüllt er mir sehr genau meine Bitte und noch mehr scheint ihn mein Hinweis auf das nahe Leokino zu irritieren. Ich nehme an, dass man mir in meiner misslichen Lage eine halbwegs „normale Reaktion" nicht zutraut. Doch um kritisch zu reagieren oder mich aufzulehnen, bin ich viel zu müde, in Bewegung und Denkfähigkeit eingeengt. Irgendwie ahne ich, dass noch lange nicht alles ausgestanden ist und eine schwere Zeit auf mich zukommen wird. Irgendwann am Ende jener Nacht wird abrupt Neonlicht angemacht und ich höre rings um mich viele pflegende Menschen ihre Anweisungen für bestimmte Handlungen geben. Große Hektik breitet sich aus und erst nachdem mir eine Schwester die Brille auf die Nase drückt, bekommen die Gestalten rings um mich Gesichter. Geradeaus kann ich am besten sehen, alles was links von mir ist, sehe ich kaum oder verschwommen. Nachdem irgendjemand meinen Kopfteil höher gestellt hat, nehme ich wahr, dass ich eine von etwa zehn Patienten in diesem großen Schlafsaal bin. Eine fröhliche Schwester mit norddeutschem Akzent meint nebenbei, ich habe die ganze Nacht über wie ein Buch durchgeredet! Und das Ganze in einem Höllentempo und in kaum verständlichem Dialekt. Das erklärt wohl meine trockene Mundhöhle. Ich kann mich aber an gar nichts mehr erinnern. Erst im Laufe des Vormittages nach jener Nacht entsinne ich mich nach und nach vorangegangener Ereignisse.

Jetzt erinnere ich mich auch an jene schicksalhafte Stunde, als alles seinen Anfang nahm und sich mein Leben von Grund auf veränderte.

Initialereignis – Mittwoch, 28. November 2007

Nichts deutete darauf hin, dass dieser Tag ein besonderer in meinem Leben sein würde.

Wie immer läutete um 6:00 Uhr morgens der Wecker und ich sprang einige Minuten später aus dem Bett. Während ich die Morgentoilette verrichtete, bereitete mein Mann das Frühstück vor, sodass wir um ca. 6:30 Uhr gemeinsam die erste Stärkung des

Tages einnahmen. Das war ein Ritual, das sich tagtäglich wochentags um dieselbe Uhrzeit wiederholte. Das Wegräumen des Geschirrs oblag immer mir. Auch die Katze bekam noch ihr Fressen, bevor ich schleunigst die am Vorabend eingeräumte Schultasche ergriff und mich auf den Fußweg zur Hauptschule, meiner Dienststelle, machte. Die Gehzeit beträgt ca. 5–7 Minuten, je nach Schritttempo und Berufsverkehr auf der zu der Morgenzeit stark frequentierten Dorfstraße unseres Ortes. Um 7:30 Uhr beginnt die Aufsichtspflicht, da hieß es pünktlich die Klasse zu betreten, in der ich laut Stundenplan zu unterrichten hatte. Der Direktor, mein unmittelbarer Vorgesetzter, achtete diesbezüglich sehr genau darauf, dass Dienstvorschriften penibel eingehalten wurden. Meist hielt ich mich daran, auch weil ich mit dem Gesetz nicht in Konflikt geraten wollte.

An diesem Mittwoch sollte ich sechs Unterrichtsstunden halten. In der ersten Stunde stand Biologie in der 1c-Klasse auf meinem Stundenplan. Dabei handelte es sich um eine sehr nette Klasse. Meine ersten morgendlichen Unterrichtsstunden begann ich stets mit einem Gebet, dem „Vater unser", weil ich der Meinung war und bin, dass dies ein schönes Gebet ist, das Sinn macht.

Während des Gebetes stehen wir. Kinder anderen Glaubens verhalten sich währenddessen ruhig, brauchen sich aber nicht aktiv am Gebet zu beteiligen. Dies sollte mein letztes Vaterunser gemeinsam mit einer Klasse werden.

Ich kann mich sogar noch an das Thema dieser Biologiestunde erinnern: „Die Verdauung". Im Laufe dieser Unterrichtsstunde versuchte ich die einzelnen Stationen unserer Nahrung bis zur Ausscheidung anhand eines Tafelbildes zu erklären. Auch ein aus Kunststoff nachgebildeter menschlicher Torso mit den entsprechenden Verdauungsorganen steht zur Veranschaulichung dieses Stoffgebietes zur Verfügung. Nach der Unterrichtsstunde mussten die verwendeten Unterrichtsmittel wieder in das Biologiekabinett verräumt werden, damit sie für einen anderen Lehrer parat standen. In dieser ersten Fünfminutenpause dieses Mittwochs sollte dies mein allerletzter Gang in dieses Kabinett sein, was ich zu dieser Zeit noch nicht ahnen konnte.

Außerdem musste ich in diesen fünf Minuten Pause noch den Gang zum WC einplanen. Das würde stressig werden, weil pünktlich mit der 2. Unterrichtsstunde begonnen werden musste. Wehe, man war nicht beim Läuten der Schulglocke in der Klasse! Eigentlich konnte man sich einen WC- Besuch nicht leisten – die jeweilige Klasse durfte nicht unbeaufsichtigt sein. In einer der vorangegangenen Konferenzen war dieses Thema einmal ein Diskussionspunkt zwischen unserem damaligen Direktor und uns, dem Kollegium. Sollte während der Abwesenheit des Lehrers etwas in der Klasse passieren, so handelte es sich um Verletzung der Aufsichtspflicht des betreffenden Lehrers, was natürlich Konsequenzen nach sich ziehen konnte. Dass bei einem Vergehen der damalige Vorgesetzte nicht hinter mir stehen würde, das wusste ich nur zu gut.

Unser Verhältnis war nicht immer ungetrübt gewesen, wohl auch deshalb, weil ich nicht immer seiner Meinung oder der der Schulbehörde war und das auch vornehmlich während diverser Konferenzen aufzeigte. Was für mich nicht nachvollziehbar war, pflegte ich zu hinterfragen. Da stieß ich manchmal bei meinem Chef auf taube Ohren oder wurde schlichtweg ignoriert. Es konnte auch vorkommen, dass ich mit einer sehr lauten Reaktion seinerseits zu rechnen hatte, wenn er sich betroffen oder durchschaut fühlte.

Ich hielt es also für das Beste, vormittags womöglich den Gang zum WC zu vermeiden, weil ich nicht anecken wollte. Diesmal musste es aber sein. Alles sollte möglichst rasch über die Bühne gehen, denn bald würde die Pause um sein. Ich weiß nur noch, dass ich unter Stress stand und mich sehr anstrengen musste. Das ungute Druckgefühl übertrug sich dabei in die Kopfgegend. Es fühlte sich wie das Kribbeln von Ameisen im Hirn an. Trotz allem war ich kurz nach dem Läuten in der nächsten Klasse und konnte ordnungsgemäß mit der Deutschstunde beginnen. Die nächsten 2 Stunden unterrichtete ich auch diesen Unterrichtsgegenstand und bei den letzten 2 Stunden meines aktiven Lehrerdaseins handelte es sich um zwei Stunden Bildnerische Erziehung in einer 1b-Klasse.

Um 13:20 Uhr war Unterrichtsende an jenem Tag, meinem letzten Unterrichtstag, nach 36 Jahren als Lehrerin. Nachdem ich die Klasse zur Ausgangstür gebracht und entlassen hatte, begab ich mich ins Konferenzzimmer, um noch einige Eintragungen vorzunehmen, mit den Kolleginnen noch schnell zu plaudern und dann schleunigst nach Hause zu gehen, denn ich musste noch kochen, mit meinem Mann gemeinsam essen und erst dann war eine kleine Verschnaufpause angesagt.

Während dieser Pause hat mich mein Mann mit dem wunderbaren Blumenstrauß fotografiert, den ich zwei Tage vorher von ihm zum Hochzeitstag erhalten hatte.

Nach dem Aufräumen der Küche bereitete ich am Nachmittag Kaffee. Diesen und einen Krapfen gab ich meinem Mann zur Stärkung mit zu seiner nahe gelegenen Arbeitsstätte.

Später begann ich mit den Unterrichtsvorbereitungen für die nächsten Tage und mit der Korrektur einer Biologie-Wiederholung. Zur Rückgabe dieser an die Schüler sollte es nie mehr kommen, denn um 19:30 Uhr fühlte ich plötzlich entsetzliche und unvorstellbare Kopfschmerzen. Ein unbeschreiblicher, nicht in Worte zu fassender Schmerz schoss durch meinen Kopf, der mich lähmte. Ich konnte kaum atmen und es fühlte sich an, als würde ein Blitz durch meinen Körper fahren und den Kopf in zwei Hälften spalten. Im selben Moment wusste ich, dass da etwas in meinem Kopf passiert war. Weil ich alleine zu Hause war, geriet ich in Panik und wusste nur soviel, dass ich meinen Mann verständigen sollte, um Hilfe zu erhalten. Der nächste vernünftige Schritt war, das vor mir liegende Handy zu verwenden. Leider erreichte ich meinen Mann auf seinem Mobiltelefon nicht. Ich ahnte, dass die Zeit nicht reichen würde, mich um eine andere Hilfe umzusehen. Gehen würde ich nicht mehr lange können, das hatte ich so im Gefühl. Ich wusste, dass etwas Schreckliches in meinem Kopf vorging und dass ich bald nicht mehr in der Lage sein würde, selbstständig zu handeln.

Meine einzige Chance bestand darin, nochmals über das Handy meinen Mann in seinem Büro zu erreichen. Um diese Zeit war er da aber nur selten anzutreffen, aber es war die einzige Gelegenheit, mir noch Hilfe zu verschaffen. Der Griff zum Handy war schon mühevoll. Gott sei Dank war die Festnetznummer meines Mannes gespeichert und ich musste nur mehr auf meine grüne Anruftaste drücken. Jetzt war nur zu hoffen, dass er auch im Büro war und nicht gerade selbst das Festnetz verwendete, nicht gerade am PC arbeitete, denn sonst würde er meinen Anruf nicht registrieren.

Und ich hatte auch unwahrscheinliches Glück, denn er hob ab – und das war meine Rettung! Viel später erst erzählte er mir, dass er an jenem Abend in einem lauten Nachbarlokal gewesen war und meinen Hilferuf per Handy deshalb nicht gehört hatte. Weil aber keine interessanten Gesprächspartner zur Stelle waren, besorgte er sich einen Kaffee und begab sich in sein nahes Büro, wo er meinen Anruf am Festnetz entgegennehmen konnte. An meiner Stimme erkannte er bereits, dass eine ernste Sache im Gange war, keine Zeit vergeudet werden durfte und er sofort handeln musste.

Inzwischen ging es mir sehr, sehr schlecht – einerseits die höllischen Kopfschmerzen, andererseits hatte ich mit aufsteigender Übelkeit zu kämpfen und so schleppte ich mich mühsam auf die lederne Wohnzimmercouch. Dort legte ich mich flach hin und merkte, dass ich mich demnächst übergeben würde müssen. Um den ledernen Bezug tat es mir leid und so reckte ich meinen Kopf trotz der höllischen Schmerzen in die Höhe, um eine mögliche Verschmutzung so gering wie möglich zu halten.

Dieses Vorhaben gelang mir nicht wirklich, denn ich konnte auf die Intensität des Erbrechens nicht eingreifen. Viele Gedanken schossen mir durch den Kopf und die Zeit bis zum Eintreffen meines Mannes erschien mir wie eine Ewigkeit, aber ich wusste, dass Hilfe nahte und so war ich einigermaßen beruhigt.

Mein Mann erschien und brachte mich in die Seitenlage und entfernte Erbrochenes aus meinem Mund, so wie er das in einem kürzlich absolvierten Erste-Hilfe-Kurs gelernt hatte. Er versuchte mich zu beruhigen und begab sich zum Festnetz Telefon, um die Rettung samt Notarzt zu verständigen. Dabei war er so aufgeregt, dass ihm die richtige Nummer nicht einfiel. Ich kannte die Nummer und wollte sie ihm zurufen, aber ich konnte mich nicht verständigen – ich brachte einfach keinen Ton über die Lippen.

So hörte ich ihn hektisch im Telefonbuch blättern und konnte keine Hilfe geben. Nun wurde ich aber auch aufgeregt, weil ich ahnte, dass es schnell gehen sollte mit der Anforderung eines Rettungswagens. Nach unendlich langen Minuten war die Nummer 144 gewählt und mein Mann gab die Daten und die Schilderung des Vorkommnisses mit sich überschlagender und ungewöhnlich heiser klingender Stimme dem Rettungsmitarbeiter durch und der versprach, rasch Sanitäter und einen Notarzt vorbeizuschicken.

Weil wir sehr verborgen wohnen, gab er auch eine detaillierte Wegbeschreibung an. Die Haustüre ließ er einen Spalt offen, damit sie nicht zufiel und die Sanitäter schnellstens ohne Umwege und Verzögerung eintreten konnten.

Inzwischen reinigte er notdürftig meine Liegestatt von Erbrochenem und redete beruhigend auf mich ein.

Dann ging alles sehr schnell! Sanitäter läuteten, traten ins Wohnzimmer und überprüften den Puls. Der Notarzt erschien etwas später, ließ sich kurz den Sachverhalt erklären, verabreichte eine Spritze und schnitt im Einverständnis meines Mannes den Pullover, den Rolli und das Unterhemd auf, um die Herzfrequenz zu messen und eine Leitung für eine Infusion zu legen. Er leuchtete mir in die Augen, mehr bekam ich aber nicht mit – auch nicht die Fahrt mit dem Rettungswagen in die Notfallaufnahme der Universitätsklinik in Innsbruck.

Dort musste ich wohl wieder zu mir gekommen sein, denn ich sah mich umringt von hektisch wirkenden Menschen in lindgrünen Kitteln. Mir wurde mehrmals in die Augen geleuchtet, mit spitzem Gegenstand über die Fußsohlen gestrichen. Ich musste die Zunge hervorstrecken und sollte meinen Namen sagen. Die Hand sollte ich ausstrecken. Ich denke, das habe ich alles brav gemacht, doch an weitere Vorgangsweisen konnte ich mich nicht mehr erinnern, ich sollte erst wieder so um den 20. Dezember 2007 erwachen!

In der Anamnese durch den Notarzt steht am 28. 11. 2007 geschrieben:

Die Eigenanamnese ist auf Grund von ausgeprägten Schmerzen derzeit nicht möglich. Lt. dem Ehemann wird berichtet, dass Frau St. heute am Nachmittag beim Korrigieren von Schularbeiten (die Patientin ist Lehrerin) plötzlich über massive Kopfschmerzen berichtet und daraufhin den Gatten informiert hat, der sofort nach Hause fuhr. Bei seinem Eintreffen zu Hause klagte die Patientin außerdem über Übelkeit und hat auch einmalig erbrochen, woraufhin der Ehemann den Notarzt verständigte und die Patientin an die neurologische Notaufnahme bringen ließ. Neu diagnostiziert wird vom Notarzt ein tachykardes Vorhofflimmern (Anm.: dabei pumpen die Herzkammern zwar weiter regelmäßig Blut, die Vorhöfe geraten aber aus dem Rhythmus, sie arbeiten regellos, unkoordiniert und dabei zu schnell), welches in der Voranamnese nicht bekannt ist. Nach dem Eintreffen in der Notaufnahme wird nach Laborabnahme eine CCT-Untersuchung veranlasst mit dem Nachweis einer SAB, woraufhin die Patientin an die neurologische Intensivstation gebracht wird.

Neurologischer Aufnahmestatus

Nach Verabreichung einer ½ Ampulle D. ist die anfänglich sehr schmerzgeplagte Patientin viel ruhiger, aber somnolent (Somnolenz = Benommenheit mit abnormer Schläfrigkeit), reagiert auf Ansprache mit Blickzuwendung. Pupillomotorik (Bewegung der Pupille) nicht sicher prüfbar. Lichtreaktion direkt und indirekt prompt und seitengleich. Kein Meningismus (Symptom der schmerzhaften Nackensteifigkeit bei Reizungen und Erkrankungen der Hirnhäute). Uneingeschränktes Sprachverständnis. Die verbale Kommunikation bei Angabe von Schmerzen und Übelkeit etwas eingeschränkt, ansonsten unauffällig möglich.

Sensibilität im Gesicht und den Extremitäten wird seitengleich angegeben. Kein Facialisdefizit (nervus facialis = Gesichtsnerv). Die Zunge wird hervorgestreckt.

Im Bereich der Extremitäten:

Arme und Beine können von der Unterlage abgehoben und gehalten werden. FNV bds. zielsicher. Feinmotorik seitengleich verlangsamt. MER an den OE seitengleich lebhaft auslösbar. GGR bds. bahnbar. MER an den UE seitengleich untermittelbar auslösbar. Babinski bds. negativ.

Diagnosen

1. Subarachnoidalblutung nach Hunt & Hess° II am 28. 11. 2007 bei
2. Ruptur eines Arteria communicans posterior Aneurysmas rechts.
3. Stentimplantation und Coilembolisation am 28. 11. 2007.
4. Anlage einer externen Ventrikeldrainage rechts frontal am 29. 11. 2007 bei Hydrocephalus occlusus.
5. Generalisierter Vasospasmus.
6. Ventrikulitis.
7. Multiple Infarkte rechtshemisphärisch im Bereich der Arteria cerebri media und Arteria cerebri anterior sek. 5. Minimale hämorrhagische Transformierung des Infarktes in der hinteren Grenzzone rechts.

8. Organisches Psychosyndrom
9. Harnwegsinfekt
10. Intermittierende Erhöhung der Leberfunktionsparameter und Hypokaliämie
11. Leichte Anämie.
12. 1-mal diagnostiziertes Vorhofflimmern (vom Notarzt i.R. des Akutereignisses).

Neurologische Intensivstation vom 28.11. – 23. 12. 2007

Aufgrund der spontanen Subarachnoidalblutung Hunt & Hess II° bei Ruptur eines Arteria communicans posterior Aneurysmas rechts wurde am 28. 11. 2007 eine Coilembolisation und Stentimplantation in das Aneurysma erfolgreich mit suffizienter Okklusio des Aneurysmas durchgeführt. Im weiteren Verlauf während des Aufenthaltes auf der Neurologischen Intensivstation kam es zu einem Vasospasmus mit sekundären multiplen Infarkten rechtshemisphärisch in der vorderen Grenzzone, capsulo-stratial und cortical in der hinteren Grenzzone rechts, letzterer war minimal hämorrhagisch transformiert. (Anm.: Vasospasmus ist eine krampfhafte Verengung von Arterien des Gehirns und bedeuten häufig eine ernste Komplikation der Subarachnoidalblutung. Man nimmt an, dass das in den Subarachnoidalraum geratene Blut beim Zerfall Stoffe freisetzt, die Kontraktionen der Arterien auslösen und die Autoregulation zeitweise außer Kraft setzen. Typischerweise treten zerebrale Vasospasmen ab dem vierten Tag nach einer Subarachnoidalblutung auf und halten manchmal bis mehrere Wochen an. Ob und in welchem Umfang es zu Vasospasmen kommt, hängt in erster Linie von der Menge des ausgetretenen Blutes ab. In der Folge kann es zu einer Minderversorgung von Teilen des Gehirns mit Blut kommen. (Quelle: www.wikipedia.org)

Aufgrund eines Hydrocephalus (= eine Zunahme des Hirnwasservolumens, die aus einer Zirkulationsstörung resultiert und zu einer Aufweitung der Hirnwasserkammern führt) musste intermittierend eine externe Ventrikeldrainage (Überlaufdrainage) am 29. 11. 2007 rechts frontal angelegt werden. Eine Ventrikulitis (Entzündung) wurde mit Z. erfolgreich behandelt.

Träume während des künstlichen Tiefschlafes

Während der 3 ½ Wochen meines Tiefschlafes habe ich nicht mitbekommen, was rund um mich passiert ist. Ich kann mich auch nicht an Besuche meiner Familie erinnern, an ihre Gespräche an meinem Krankenbett, an ihre Versuche, meine scheinbar gelähmte linke Seite mit Massagen mobilisieren zu wollen.

Das Bemühen der Ärzte und des Pflegepersonals habe ich ebenfalls nicht wissentlich registriert, aber ich habe viel geträumt, meistens sehr unangenehme und aufregende Dinge. Meistens waren in diesen Träumen Angehörige meiner Familie beteiligt.

Diese Träume habe ich ca. 1 ½ Jahre danach wieder in Erinnerung rufen können und sie aufgeschrieben. An vieles konnte ich mich noch detailgenau erinnern, manches ist mir inzwischen entfallen. Ich weiß, dass ich das Empfinden hatte, unter großem Stress zu stehen, weil sich so viele Entsetzlichkeiten zugetragen hatten.

Hier ein gekürzter Auszug der Erinnerungen an diese Träume:

Traum: „Auf hohem Gerüst"

Wie ich hinaufgekommen bin, weiß ich nicht. Jedenfalls ärgere ich mich sehr, weil ich eine ungünstige Sitzposition eingenommen habe und Schwierigkeiten bekommen würde, heil vom Gerüst zu kommen. Da ist kein Geländer zum Anhalten und zwischen den Sitzbrettern eine breite, freie Stelle – darunter der Abgrund.

Das Gerüst selbst steht auf wackeligen Beinen. Jeder gröbere

Windstoß würde es umkippen können, denke ich. Ich befinde mich allein auf dieser Konstruktion, weit und breit ist kein Mensch zu sehen, den ich um Hilfe hätte anflehen können. Ich mache mir Sorgen, da je wieder heil herunter zu kommen.

Nach unendlich langen und qualvollen Überlegungen mache ich eine wackelige Leiter aus, die nur provisorisch am Gerüst angelehnt ist. Ich überlege mir, wie ich es anstellen könne, diese zu erreichen und wenn, wie dann darauf Halt zu finden, ohne dass sie umkippen oder wegrutschen würde. Auch errechnete ich im Geiste den Fallwinkel und die Fallrichtung dieser lose angelehnten Steighilfe.

Es ist mir klar, dass ich den Abstieg wagen muss, denn hier heroben ist es äußerst gefährlich und ich bin mir auch nicht sicher, wie lange die Konstruktion auf der ich mich befinde, halten würde.

So oder so bin ich einer großen Gefahr ausgesetzt.

Also bewege ich mich im Sitzen weiter, indem ich eine Pobacke nach der anderen bewege und mich auf diese Weise ganz vorsichtig weiterhantle. Aufzustehen getraue ich mich nicht, mir würde mit Sicherheit schwindelig werden beim Anblick der gähnenden Tiefe.

Die rettende Leiter befindet sich auf der äußersten Schmalseite der Sitzbretter und ich habe Angst, dass sich, nach Erreichen der halben Wegstrecke, das Gleichgewicht durch die veränderte Sitzposition verschiebt und die Bretter zum Kippen kommen. Das würde mit ziemlicher Sicherheit das Aus meines Vorhabens bedeuten, noch bevor die rettende Leiter erreicht werden kann.

Ich merke, wie mir heiß wird, der Puls in die Höhe schnellt, sich Schweißperlen auf der Stirn bilden und ich ärgerlich werde ob des Umstandes, in so eine prekäre Situation überhaupt geraten zu sein.

Alles hilft nichts – ich muss weitermachen, wenn ich festen Boden, also Sicherheit, unter meinen Füßen haben will.

Herzklopfen stellt sich ein, was sich in Raserei steigert, eine Beengtheit ist da und große Angst vor dem Versagen.

Von meinem unfreiwilligen Hochsitz aus halte ich fieberhaft Ausschau nach einem menschlichen Wesen, das ich hätte bitten können, die angelehnte Leiter festzuhalten, wenn ich sie betrete.

Da ist aber niemand weit und breit! Was soll ich also tun? Hier im Ungewissen sitzen bleiben oder die wackelige Leiter benützen, die ebenfalls eine Rettung mit ungewissem Ausgang darstellt!

Sekunden werden zu Minuten – Minuten zu Stunden – eine Ewigkeit, wie mir schien!

Inzwischen ist es bereits dämmerig geworden, bald wird die Dunkelheit hereinbrechen – dann, ja, dann wird an ein Sich-Weiterbewegen nicht mehr zu denken sein. Dann werde ich wohl bis zum nächsten Morgen auf diesem Gerüst ausharren müssen.

Die große Unbekannte dieser Vorstellung ist, ob das klapprige Gerüst bis zum Morgen standhalten wird.

Wie immer, wenn ich in einer ausweglosen Situation bin, beginne ich zu beten: Diesmal den Rosenkranz. Mir fällt in diesem Zusammenhang ein, dass ich seit meinem 12. Lebensjahr dem Rosenkranzverein angehöre. Ich kann mich noch sehr genau an die betreffende Religionsstunde während meiner Hauptschulzeit erinnern, als uns der Religionslehrer dazu ermunterte, diesem Verein beizutreten und eine Unterschrift zu leisten. Grundvoraussetzung dafür war das Versprechen, sich zu verpflichten, jeden Tag einen Teil (ein Gesätzchen) dieses Gebetes zu beten. Dieses Versprechen habe ich auch drei Jahrzehnte lang, mit kurzen Unterbrechungen dazwischen, Abend für Abend vor dem Einschlafen befolgt.

Nun, da ich zu beten anfangen will, fällt mir der Inhalt dieses Gebetes nicht mehr ein. Fieberhaft gehe ich im Geiste die biblischen Szenen aus dem Leben Jesus durch – ich bringe ein sinnvolles Gebet nicht zusammen. Das ist doch nicht möglich, dass mir der Text dieses sehr geläufigen Gebetes aus meinem Gedächtnis verschwunden ist. Anscheinend hat mich aber mein Erinnerungsvermögen völlig im Stich gelassen! Beinahe 40 Jahre lang habe ich Tag für Tag den Rosenkranz gebetet und nun war mir der Inhalt dieses Gebetes völlig entfallen! Es ist zum Verzweifeln!

Mein Gedanke ist: „Der Herrgott wird wohl auch mit einem Vaterunser zufrieden sein!" Auch dieses Gebet kenne ich gut, weil ich es jahraus, jahrein jeden Morgen am Beginn der ersten Unterrichtsstunde mit meinen Schülern gebetet habe. Das Vaterunser war für mich schon immer das sinnvollste Gebet.

Als ich dieses Gebet beendet habe, bemächtigt sich meiner eine große Zuversicht und eine angenehme innere Ruhe breitet sich aus.

Ich ahne, dass es für mich eine Rettung geben wird.

Langsam wird mir kalt auf dem unbequemen Hochsitz, ein leichter Wind kommt auf, der das Gerüst immer bedenklicher zum Schwingen bringt. Wenn sich dieser Zustand noch steigert, dann könnte alles blitzschnell gehen! Nun bin ich auf das Ärgste gefasst, die Nerven liegen blank, mein Puls rast – ich habe Todesangst!

Nebel ziehen auf, die Waldgrenze ist nur mehr erschwert zu erkennen, hin und wieder vernehme ich ein Käuzchen – sonst nichts. Mir kommt es so vor, als würde ich mein eigenes Herz schlagen hören.

Da – ein matter Lichtschein! Bestimmt der Lichtkegel einer Taschenlampe. Das Licht wird immer wieder ein- und ausgeknipst und es tastet sich sprunghaft vorwärts, immer weiter in meine Richtung. Zaghafte Hoffnung keimt auf, als ich im Aufflackern des Scheins die dunkle Silhouette eines Menschen ausmachen kann. Um wen es sich handelt, ist nicht erkennbar, aber die Gestalt scheint etwas zu suchen, weil die Lichtquelle am Wiesengrund nach vorne und wieder zurück wandert. Nun ist es wohl höchst an der Zeit, mich bemerkbar zu machen. Es handelt sich um meine letzte Chance, eventuell heil aus dieser Misere zu gelangen.

Als die Lichtquelle verhältnismäßig nahe am Gerüst ist, nehme ich all meinen Mut zusammen und krächzte heiser ein „Hallo?!" Mehr bringe ich nicht heraus, weil die Kehle trocken und wie zugeschnürt ist.

Die Gestalt muss meine Äußerung aber trotzdem vernommen haben, denn sie bleibt ruckartig stehen und hält in ihrem Tun einen Moment inne. Alsbald tastet sich der Lichtkegel entlang der Gerüststeher und Querbretter und beleuchtet mich – armes Häufchen Elend.

Alles Weitere geht relativ rasch. Eine kräftige Männerstimme fragt mich, wer ich sei und was ich denn um Himmelswillen da oben zu suchen habe. Ich kann natürlich nicht genug aussagekräftig antworten, weil mir der Hergang meines Erlebnisses selber ein Rätsel ist. Meinem unklaren Gestammel wird wenig Beachtung geschenkt, stattdessen bekomme ich klare Anweisungen, wie ich zu verfahren habe!

Der Schritt für Schritt Anweisung dieses Engels in Menschengestalt verdanke ich, dass ich noch vor der nächsten Morgendämmerung Boden unter meinen Füßen spüre. Das ist dann auch ein glückseliges Gefühl! Dem Himmel und dem beherzten Eingreifen dieses Retters sei Dank.

Traum: „Ein Kinobesuch mit Folgen"

Mit meinem Mann besuche ich ein Freiluftkino, ähnlich im Aussehen wie die Opernarena in Verona. Die Sitze sind ebenso angeordnet. Ich sitze auf einer Stufe und warte auf meinen Mann, der gerade die Kinokarten besorgt.

Inzwischen nähert sich eine Horde Jugendlicher und umstellt mich bedrohlich. Sie beschimpfen mich unflätig, ich sitze wie gelähmt und kann mich nicht verbal und auch körperlich nicht gegen diese Menge wehren. Sie erkennen wohl meine Angst und die nicht vorhandene Gegenwehr. Das stachelt sie nur noch ärger an. Einer beginnt mich zu schubsen, einige andere folgen seinem Beispiel, indem sie mir Ohrfeigen verabreichen. Obwohl ich bereits am Boden liege, treten sie auf mich ein.

Ich versuche meinen Kopf zu schützen, dabei rutsche ich über die Stufen abwärts und schlage mehrmals auf den Steinstufen auf. Blut quillt aus Nase und Mund und ich habe entsetzliche Kopfschmerzen. Ich weine und flehe die Bande an, doch von mir abzulassen. Sie setzen ihr schändliches Spiel fort, bis mein Mann kommt. Dann lassen sie so schnell von mir ab, so schnell sie aufgetaucht waren.

Mein Mann hat beim Erwerb der Kinokarten auch zwei Gutscheine mitbekommen, die je einen Preis darstellen. Gegen Vorlage eines dieser Gutscheine erhält er einen bauchigen, weißen Gegenstand, ähnlich einer Lampe oder einer Ballonflasche ausgehändigt.

Dieser Gegenstand wird an mir befestigt und ist fortan mein ständiger Begleiter.

Ich sehe mich kurz in einem Krankenhaus liegen, der Glasbehälter ist mittels einer Leitung mit meinem Kopf verbunden. Auch später zu Hause sehe ich diesen weißen Ballon immer in unmittelbarer Nähe meines Bettes stehen.

Mein Zuhause entspricht in diesem Traum nicht der Realität. Plötzlich wohne ich gegenüber im Obergeschoss des Nachbarhauses und kann von dort aus unser reales Haus sehen und beobachten, wer dort ein und aus geht.

Unverhofft kündigt sich Besuch an. Ein Polizeibeamter aus Kärnten, den ich vor Jahren während eines Kuraufenthaltes kennengelernt habe, ist gerade dienstlich in meiner Gegend unterwegs. Er ist mit Kollegen aus Fellach kommend, im Motorradkonvoi unterwegs und sollte in Bälde vor unserem Haus eintreffen.

Ich habe ihn schon lange nicht mehr gesehen und bin neugierig, wie er denn in Motorradadjustierung aussieht und kann mir fast bildlich vorstellen, wie lässig er sich gibt im Kreise seiner Kollegen.

Vor kurzem hat mir jemand zugetragen, dass er und meine Tante sich seit einiger Zeit liebevoll zugewandt sind, obwohl er glücklich liiert ist, Jahrgang 1949, während meine Tante (Jahrgang 1926) um einiges älter und verwitwet ist. Trotz dieses Altersunterschiedes seien sie sehr verliebt ineinander, wie mir versichert wurde. Nicht nur der Polizist, auch die Tante sind auf dem Weg zu mir.

Ich habe vor, sie freundlich zu bewirten, obwohl ich ans Bett gefesselt bin. Natürlich macht mich der Umstand sehr unglücklich, dass ich mich nicht von der Stelle bewegen kann. Auch der Ballon stellt ein Hindernis dar, aufzustehen.

Alsbald höre ich die Stimmen der Besucher und ich freue mich besonders auf den männlichen Gast. Meine Tochter unterhält sich mit den beiden. Ich kann deutlich ihre Stimmen ausnehmen und dem Inhalt des Gespräches folgen. Die Zeit vergeht im Nu und ich werde immer unruhiger, weil sich niemand an mein Bett bequemt. Die Besucher verabschiedeten sich tatsächlich, ohne mich gesehen zu haben. Traurig höre ich die Geräusche ihrer sich entfernenden Schritte. Ich bin wütend und aufgebracht vor allem wegen meiner Tante, weil ich vermute, dass sie es war, die ein Wiedersehen mit dem Polizeibeamten verhindert hatte.

Erwähnen will ich, dass ich zu meiner Tante schon von Kindheit an ein zwiespältiges Verhältnis habe. Auf alle Fälle hat sie es wieder einmal zustande gebracht, dass ich mich zurückgesetzt fühle.

Traum: „Das Fenster in die Urzeit"

Ich bin in der Weststeiermark aufgewachsen und aufgrund meiner schulischen Ausbildung nach Tirol geschickt worden. Obzwar ich schon 40 Jahre im Westen Österreichs lebe, vergesse ich nie die steirischen Wurzeln, besuche immer gerne die grüne Mark und mir ist beim Passieren der Landesgrenze in dieses schöne Bundesland immer eigenartig dabei zumute.

Die Luft riecht anders, die Menschen dort sind derber im Ausdruck, lauter und offenherziger.

Im Traum bewohne ich mit meiner Familie ein Blockhaus moderner Bauart in Burgegg, einem kleinen Weiler meiner Heimatgemeinde DL. Vom Fenster aus kann ich die Burg Deutschlandsberg erblicken und die hügelige Landschaft dieser Gegend. Plötzlich scheint mir, als ob ich ein Vogel wäre und aus seiner Perspektive heraus diese Gegend überfliege und betrachte. Das geschieht mit einer Leichtigkeit und unglaublicher Wendigkeit.

Die Oberfläche dieser Gegend ist seltsamerweise noch heiß und weich – erst im Erstarrungsprozess begriffen. Ich bin scheinbar in die Urzeit zurückversetzt. Überall brodelt es und heißer Dampf steigt auf. Es riecht intensiv nach Schwefel. Verschieden große Glutnester sind hier und da auszumachen. Einige Stellen sind gerade dabei sich zu verfestigen – die Oberfläche der Erde beginnt allmählich eine Kruste zu bilden. Es ist ein schaurig schöner Anblick, dieses Geschehen von der Vogelperspektive aus zu beobachten. Ich bin sehr aufgeregt, auch weil die sich ständig verändernde Landschaft mit ihren hellen und dunklen Flecken (Glutnester) aussieht wie das Fell eines riesigen Geparden. Dementsprechend feierlich ist mir zumute, zumal ich ahne, dass niemals ein anderer Mensch dieses einmalige Spektakel live miterlebt hat. Dabei kommt es mir eben vor, als würden die dunklen, bereits erstarrten Oberflächenteile die braunen punktuellen Fellflecken einer überdimensionalen Wildkatze in der Savanne darstellen. Das ist atemberaubend schön. Ich kann mich an der Pracht dieses einmaligen Naturschauspieles kaum satt sehen und gleite elegant in sicherer Höhe über die gerade entstehende Hügellandschaft der Weststeiermark.

Dabei male ich mir noch aus, dass später einmal niemand meiner Erlebnisgeschichte Glauben schenken würde.

Traum: „Müllers Sack"

Im Traum besitzt meine Tante ein futuristisches, in einen Hang in Burgegg gebautes Haus. Mein Mann und ich sind zu einer Besichtigung dieses Bauwerkes eingeladen. Es ist wirklich toll ausgestaltet, wobei viele Elemente mit Holz und Glas ausgestattet sind. Terrassen mit wunderbarer Aussicht sind vorhanden und im Inneren des Gebäudes hängen interessante Gemälde an den Wänden, die sofort mein Interesse erregen. Während alle Geladenen auf der Terrasse bei Kuchen und Kaffee sitzen, besichtige ich jedes einzelne dieser unglaublichen Kunstwerke. Ich habe gar nicht gewusst, dass sich meine Tante mit Kunst beschäftigt. Sie muss aber eine Kunstkennerin sein, die Auswahl der Werke dokumentiert diese Eigenschaft.

Die Gänge sind sehr schmal – ich bewege mich in einem Rollstuhl so recht und schlecht vorwärts. Warum ich in diesem Gefährt sitze, kann ich mir nicht erklären. Ich stelle nur verwundert fest, dass es mir nicht gelingt, aufzustehen.

Eigentlich habe ich ja vorgehabt, nach dem Besuch bei der Tante den Serpentinenweg in die nahe Stadt zu Fuß zurückzulegen und nun das! Wie kann ich nun in die „City" zurückkehren?

Bald herrscht allgemeiner Aufbruch und schlussendlich sind nur noch mein Mann und ich als letzte Gäste da. Das ist mir unendlich peinlich, auch deshalb, weil alle Hinauseilenden mich und mein Gefährt neugierig mustern. Diese Blicke drücken Mitgefühl, Betroffenheit, aber manchmal auch eine gewisse Art von Hochnäsigkeit, Arroganz und Häme aus.

Wieder fühle ich mich sehr unwohl und verzagt.

Panik überfällt mich, weil ich mich nicht weiterbewegen kann. Ich fühle mich erstarrt, nicht bewegungsfähig und bitte meinen Mann, es ähnlich einem Müller mit einem schweren Sack anzugehen. Er solle mich, wie ein Müller seinen Sack trägt, fortschaffen. Dies solle rasch geschehen, denn ich will weg aus diesem Haus.

Sosehr ich meinen Mann auch darum bitte, mich weg zu transportieren, so sehr regt sich in ihm Widerstand, meinem Wunsch Folge zu leisten. Ich bin außer mir vor Angst, Wut und Fassungslosigkeit. Später macht sich Resignation breit. Es ist nicht zu ändern – ich muss da bleiben, wo ich bin. Da gibt es niemanden, der mich wegbringt. Wo ist mein Retter in der Not?

Traum: „Langlauf!"

In meinem Traum sehe ich eine herrliche Winterlandschaft mit genug Schnee – so viel liegt auf den Wiesen und Äckern ringsum, dass eine Loipe von meinem Wohnort (ca. 14 km westlich von Innsbruck) zu einem nahe gelegenen Weiler gespurt werden kann.

Die Direktion der hiesigen Hauptschule plant gerade einen Lehrersporttag. Im Vorfeld dieses Ereignisses soll sich jeder Lehrer für eine Sportart eintragen. Für mich ist klar – ich werde mich der Langlaufgruppe anschließen. Vorsichtshalber deponiere ich schon am Vortag meine Langlaufausrüstung und die entsprechende Kleidung in der Lehrergarderobe. Meiner älteren Tochter (sie unterrichtet in unserer Nachbargemeinde) wird ebenfalls erlaubt, mitzutun. Wir essen gemeinsam und bald darauf brechen die ersten Sportler auf. Fast auf Kommando gleichzeitig sind alle Teilnehmer bis auf uns zwei auf der Loipe. Irgendwie ist es mir nicht möglich, meine Sportausrüstung zusammenzutragen und ich ersuche meine Tochter, das für mich zu erledigen. Das dauert mir zu lang – ich bin schon sehr ungeduldig und mache ihr große Vorwürfe, weil sie meiner Meinung nach Schuld trägt an unserer Verzögerung, auf die Piste zu gelangen. Es dauert unendlich lange, bis wir am Start stehen. Ich freue mich so sehr auf dieses Unternehmen, weil der Tag so herrlich ist: azurblauer Himmel, eine toll gespurte Loipe, das Glitzern der Schneekristalle am Boden und auf den mit Schnee bedeckten Baumzweigen. Unwillkürlich kommt mir der Vergleich mit einem kitschigen Postkartenmotiv in den Sinn.

Der nächste Schreck lässt aber nicht lange auf sich warten! Nun will ich meine Kollegen mit zügigen Ausfallschritten einholen, komme aber partout nicht vom Fleck! Meine linke Körperseite befindet sich einfach nicht im Einklang mit der rechten. Da ist kein Gleichklang in den Bewegungen. So ein herrlicher Tag und nun das! Diese plötzliche Bewegungseinschränkung macht mich tieftraurig! Somit ist der Sporttag für mich gelaufen!

Traum: „Südtiroler Tage"

In diesem Traum besitze ich eine gemütlich eingerichtete Wohnung auf einer Burg in Südtirol. Da gibt es viele Kostbarkeiten, wertvolle Kunstgegenstände. Ein besonders wertvolles, schmiedeeisernes Kreuz aus dem 16. Jahrhundert, dessen dargestellte Rosen vergoldet sind, hängt an der weiß getünchten Wand. Eine gotische Madonna mit Jesuskind steht in einer Nische. Die Stube ist mit Holz getäfelt, ein uriger Eichentisch steht in der Ecke. Die Wanduhr tickt unaufhörlich. Dann und wann zur vollen und halben Stunde ist ein schönes Glockenspiel zu hören. Von der Stube gelangt man auf eine Steinterrasse, die in eine karge Wiese übergeht. Viele Steine liegen herum. Umfriedet ist dieser Innenhof von einer Steinmauer, in die Zinnen und Schießscharten eingearbeitet sind. Die Scharten geben einen herrlichen Blick auf die darunter liegenden Häuser, die wie Vogelnester aussehen, frei.

Ich sehe mich auf einer im Freien stehenden Liege gebettet. Meine Berufskollegin A. kommt auf Besuch, weil sie in der Nähe an einem Religionsseminar teilgenommen hat. Sie erzählt mir von einem sympathischen Priesteranwärter und lobt seine angenehme Ausstrahlung in den höchsten Tönen. Ich denke mir, dass sie sich wohl ein wenig in ihn verschaut hat. Ich gebe ihr den Rat, sich ein wenig um ihn zu kümmern, vielleicht schlage er ja einen weltlichen Weg ein.

Traum: „Korruption auf Kuba"

Mein Mann und ich befinden uns auf einer äußerst modern ausgestatteten Segelyacht. Da gibt es auch Internetzugang.

Ich sitze vor dem Bildschirm und plötzlich kommt ein SOS/ Ruf von einer nicht weit entfernt ankernden Yacht. Ein österreichisches Mädchen soll anscheinend über Bord gegangen sein und kämpfe vor einem Riff mit Haien um sein Leben. Die Beschreibung des Mädchens trifft haargenau auf unsere jüngere Tochter zu. Als ich das registriere, höre ich mein Blut pulsieren, mir wird heiß und ich schreie wohl so laut auf, dass mein vor sich hindösender Mann erschrocken aufwacht. Fieberhaft überlegen wir, was wir in dieser Situation am besten machen sollen. Inzwischen versuche ich, meine Tochter telefonisch zu erreichen. Als ich nur die Mailbox erreiche, werde ich noch nervöser. Auch ein Mail an die hiesige Polizei in englischer Sprache mit der Bitte um Hilfe und Unterstützung schicke ich ab. Doch es kommt keine Antwort und die Minuten vergehen quälend langsam. Mein Ansinnen, Hilfe über die österreichische Botschaft zu erhalten, geht ins Leere. Nun ist guter Rat teuer! Da kommt mir ein hochrangiger Polizeibeamter aus einer Bezirksstadt in Kärnten in den Sinn. Den rufe ich in meiner Not an und schildere das Vorgefallene. Er beruhigt mich vorerst und verspricht zu helfen, so gut er könne. Ausrichten kann er leider auch nicht wirklich etwas in dieser Angelegenheit.

Es bleibt mir wohl nichts anderes übrig, ich muss versuchen, so schnell wie möglich an den Ort des Geschehens zu gelangen. Gedacht – getan! Schon von Weitem können wir mittels eines Fernglases das besagte Riff – von Suchtrupps hell erleuchtet – ausmachen. Da sind Rettungsboote und Polizeiboote vor Ort. Es geschieht also doch etwas. Nur – was geschieht mit unserer Tochter in Wirklichkeit? Lebt sie noch?

Ich bin vor Ungewissheit und Angst wie gelähmt, kann nicht mehr klar denken. Die Unglücksstelle ist abgeriegelt, unsere Yacht wird nicht in die Nähe gelassen. Via Internet bekomme ich inzwischen

Antwort, dass meine Tochter verletzt in ein Hospital gebracht wurde. Anscheinend hat sie vor dem Unfall Drogen genommen, die eine Art Bewusstseinserweiterung ausgelöst haben und aufgrund dieses Zustandes sei sie über Bord gegangen.

Diese Behauptung scheint mir unglaubhaft. Meine Tochter hat nie etwas mit Drogen zu tun gehabt. Nun kommen aber doch Zweifel in mir auf. Hat sie diese selbst eingenommen oder wurden sie ihr gewaltsam eingeflößt? Wo ist sie nun? Weiters wird in einem weiteren kurzen Statement mitgeteilt, dass der Handel mit oder Konsum von Drogen auf Kuba streng geahndet werde und mit langem Gefängnisaufenthalt als Strafe zu rechnen sei. Auf meine erneute Anfrage betreffend des Aufenthaltsortes meiner Tochter wird mir mitgeteilt, man habe sie in ein Gefängniskrankenhaus gebracht und man könne sie nur mittels einer sehr hohen Summe auslösen. So einen hohen, mehrstelligen Bargeldbetrag haben wir nicht und mein Mann ist auch nicht bereit, so viel Geld locker zu machen, wo doch der Ausgang des Geschehens seiner Meinung nach ungewiss ist. Diese harte Reaktion meines Mannes wundert mich schon, denn in der Realität ist er überhaupt nicht geizig. Auf diese für mich unglaubliche Reaktion angesprochen, meint er aber, er werde diese Art der Korruption nicht unterstützen, auch wenn es dabei um seine Tochter gehe.

Es liegt also ganz allein an mir, genug Geld für die Freilassung meiner Tochter aufzubringen. Fürs Erste rufe ich alle Verwandten und Bekannten an, mit der Bitte um finanzielle Unterstützung in diesem Notfall. Die Ausflüchte, die ich da zu hören bekomme, sind einzigartig.

Noch dazu kommt inzwischen die Meldung, dass sich in den Unterschenkel meiner Tochter ein Friedfisch eingenistet hat, d. h. ein Fisch hat in die vom Hai verursachte Wunde gelaicht, aus dem Laich haben sich Fischembryonen im Unterschenkel entwickelt, die schnell wachsen und ihre Nahrung aus dem Blut der Tochter beziehen, was sie wiederum schwächt. Diese Metamorphose gehe schnell vonstatten – eine Horrorvorstellung. Die junge Frau musste sofort operiert und von diesem Parasiten befreit werden, der ihr ja das bisschen Lebenskraft, das sie nach der Haiattacke noch besaß, raubte.

Also ist noch mehr Geld vonnöten:

a) für die Befreiung aus Militärgewahrsam
b) für die Operation am Bein.

Ich bin bereit, alles zu geben, was ich besitze, meine ererbten Grundstücke und meinen Anteil am Wohnhaus. Es ist aber so schwer, all dies zu Geld zu machen, vor allem wird dieser Vorgang lange Zeit in Anspruch nehmen und die Zeit drängt.

Am Festland angekommen, veranlasse ich meinen Mann, kubanischen Rum für die Rettungsmannschaft als Dank zu organisieren.

Dann bleibt mein Mann bei der Yacht und ich mache mich auf den abenteuerlichen Weg per Taxi zum Militärspital. Ich frage mich mit meinem schlechten Englisch zu den Ärzten durch. Die können oder wollen mir keine Auskunft über den Gesundheitszustand meiner Tochter geben. Auf mein Ansinnen, sie sehen zu wollen, reagieren sie ärgerlich und meinen, heute komme der Präsident zum Militärstützpunkt und den könne ich meine Bitte vortragen.

So lange will ich nicht warten, denn mir wurde mit Nachdruck geraten, 30 Euro sofort zu hinterlegen, anderenfalls werde meine Tochter von hier weggebracht werden und ich bekomme sie lange nicht mehr zu Gesicht.

Drogenkonsum – oder der Besitz von Drogen seien auf Kuba verboten und dafür könne man mit dem Tode bestraft werden. So seien hier eben die Gesetze und man müsse sie respektieren und einhalten.

Eine philippinische Krankenschwester ist anwesend und die bitte ich um Hilfe. Sie lächelt wohl lieblich, aber helfen kann oder will sie mir nicht. Auch als ich sie auf Knien anflehe und meine, ob sie mich denn nicht verstehen könne, wo sie doch selber sicherlich auch Kinder habe, bleibt sie hart und verweigert ihre Hilfe.

Zufällig ist da ein Pfleger namens Martin, der meine Tochter aus Studienzeiten kennt. Ihm klage ich mein Leid. Er erfährt erst durch mich, dass seine ehemalige Studienkollegin in diesem Krankenhaus untergebracht ist. Martin ist sofort bereit, die 30 Euro zu begleichen. Somit darf sie noch eine Zeit lang an diesem Ort bleiben, bis endlich entschieden wird, wie es weitergehen werde.

Nun ist der Präsident meine letzte Rettung, meine Tochter doch noch zu Gesicht zu bekommen. Doch wann ist dieser da? Wann wird er auf diesem Stützpunkt landen, wann diesem Militärspital einen Besuch abstatten?

Gleichzeitig bemerke ich die Unruhe im Haus – alles deutet darauf hin, dass der hohe Politiker bald eintreffen werde. Die Hektik der Vorbereitung ist deutlich seh- und spürbar. Allem Anschein nach werde er per Schnellboot am Militärhafen, der am Spital angrenzt, ankommen, denn das Empfangskomitee steht bereits in Position und der rote Teppich ist ausgerollt.

Innerlich formuliere ich inzwischen meine Bitte an den Präsidenten, damit ich dann gewappnet bin, wenn ich an die Reihe komme, mein Bittgesuch vorzutragen.

Plötzlich kommt Bewegung in das Geschehen. Ein Helikopter ist in der Ferne zu hören und wirklich – alsbald befindet sich dieser über unseren Köpfen und schickt sich an, auf einem Schiffsdeck zu landen.

Bald schreitet der Präsident das Ehrenspalier ab und nach der Begrüßung mit dem Empfangskomitee begibt er sich mit anderen hochrangigen Politikern, die ich nicht kenne, ins Haupthaus des Militärspitals. Ich will mich natürlich zwischen all die Menschen begeben, die sich dem Präsidenten anschließen, doch irgendwie ist da immer jemand, der mich ins Abseits drängt. Es ist mir unmöglich, ins Haupthaus zu gelangen. Als ich nach langer Zeit doch irgendwie vor der Eingangstüre des Haupthauses gelange, ist der Eingang verschlossen. Mein Sturmläuten wird nicht beachtet, das Anliegen kann ich somit wohl begraben. Der Wunsch, meine Tochter in die Arme zu schließen, oder sie von hier mit nach Hause zu bringen ist in weite Ferne gerückt!

Traum: „Fliegerhorst Salzburg"

Die Hecktüre eines Rettungswagens wird geöffnet, eine Rampe herausgeschoben. Auf dieser werde ich, in einem Spitalsbett liegend, hinaufgehievt und in den Wagen befördert. Dort begrüßt mich ein junger, freundlicher Sanitäter mit Nickelbrille. Das Auto bewegt sich mit Höllentempo weiter, leider kann ich die vorbeiflitzenden Häuser und Bäume keiner bestimmten Gegend zuordnen. Auf meine Frage, wohin wir denn fahren, meint der junge Begleiter, ich werde nach Salzburg zum Fliegerhorst des Bundesheeres gebracht. Dort werde ich in einen Scanner kommen und untersucht. Dann geht alles sehr schnell. Wir bleiben in einer Schleuse stehen, ich werde samt Bett aus dem Rettungsauto gebracht, der Sanitäter schiebt mich kurz ins Freie, wo es sehr kalt ist.

Von dort geht es unterirdisch in eine Art Tunell, bis ich mit dem Bett in einen hell erleuchteten Raum geschoben werde. Eine grün gekleidete Schwester und ein Arzt mit Brille beugen sich über mein Gesicht und leuchten mir mehrmals mit einer Stablampe in die Augen und überprüfen die Reaktion der Handinnenseiten und der Fußsohlen mittels eines Reizes mit einem Stab.

Ich werde gefragt, ob ich das spüre und wie ich heiße. Anscheinend sind die Beiden mit dem Ergebnis meiner Antworten zufrieden und lassen mich wieder in Ruhe. Bald jedoch kommen zwei weiß gewandete Pfleger, die mich entkleiden und auf eine eiskalte Unterlage legen, auf der ich erbärmlich friere und am ganzen Körper zu zittern beginne.

Ich merke, wie sich diese Unterlage mit mir weiterbewegt in ein rundes Rohr, welches sich ebenfalls in Bewegung befindet. Dieses Ding muss ein Magnet-Resonanz-Tomograph sein, weiß ich von Bildern, die ich irgendwann einmal gesehen habe. Irgendwie ist es in dieser Röhre sehr eng und eigentlich habe ich Angst hier, auch weil es so kalt ist und niemand in der Nähe zu sein schient. Ich fühle mich einsam und verlassen wie so oft in meinem Leben. Dieses unangenehme Prozedere dauert, wie mir scheint, eine Ewigkeit.

So schnell ich in diese Röhre hineingeschoben wurde, so rasch wurde ich wieder hinausbefördert und der junge Mann von vorher nimmt mich wieder samt Bett in Empfang. Wieder kommen wir zu der anfangs erwähnten Schleuse. Am Rande angelehnt steht überraschenderweise der aus dem Balkan stammende Geistliche meines Wohnortes, dessen Art ich nicht besonders mag. Es ist mir peinlich, dass er mich in diesem jämmerlichen Zustand und noch dazu, im Bett liegend, zu sehen bekommt. Irgendwie reagiere ich auf seine uncharmante Äußerung sehr milde. Mir ist Vorgefallenes in der Vergangenheit interessanterweise unwichtig geworden.

Im Moment finde ich mich gnädig gestimmt und beginne einen freundlichen Smalltalk mit ihm, was mich eigentlich sehr verwundert.

Nun geht die „Fahrt im Bett" weiter zum Rettungswagen. Der Sanitäter gibt dem Beifahrer ein paar ausgefüllte Zettel und eine Kurzinfo wird ausgetauscht, die ich jedoch nicht verstehe. Hernach setzt sich das Auto in Bewegung, diesmal aber in gemächlicher Geschwindigkeit, wie mir scheint.

Der Fahrer meint, er müsse noch kurz am Flughafen in Innsbruck Halt machen. Während er sich nach unserer Ankunft schnellen Schrittes entfernt, um etwas zu erledigen, werde ich samt Bett in eine Art Café geschoben. Ich wundere mich, dass man hier mit Bett an einen Tisch geschoben werden darf. Bald merke ich, dass dieser Raum gerade umgestaltet wird. Ein HTL-Lehrer ist dabei, Wände zu vermessen für neues Mobiliar. Er erkennt mich und wechselt einige Worte mit mir. Während mein Begleiter einen Kaffee trinkt, kommt ein Arzt und Therapeut in hellgrünem Outfit des Weges. Er ermutigt mich aufzusitzen. Die Finger seiner Hand umklammern ein Brett, auf dem ein Blatt Papier befestigt ist. Mit den sich darauf befindlichen Geschicklichkeitsübungen solle ich mich während der Zeit des Wartens beschäftigen. Da sind Zahlen aufsteigend nach ihrer Größe zu ordnen, das mag ich gar nicht. Zu zeichnen ist auch, das empfinde ich als sehr angenehm. Während ich mit dem Ausfüllen des Vordrucks beschäftigt bin, verwickle ich den Grüngewandeten in ein Gespräch und finde im Zuge dessen heraus, dass er sich Don nennt. Diesen Vornamen assoziierte ich alsbald mit der Oper „Don Carlos" von Verdi. Da muss er herzlich lachen. Don hat übrigens eine Glatze geschoren und trägt eine zarte Goldrandbrille und weiß auf alle meine Fragen eine Antwort, was sehr beruhigend auf mich wirkt und ihn sehr interessant für mich macht.

Leider wird er zu schnell mittels eines Piepsers abberufen und ich bin mir eine Zeit lang selber in diesen, gerade neu ausgestalteten Räumen des Cafés, überlassen. So kann ich das Treiben rundherum genau beobachten. Ich höre, was der Tischler mit seinen Gesellen bespricht, was die Kellnerin mit ihren Gästen redet und beobachte genau die Kaffeehausgäste. Weil mein Bett nun neben dem Eingangsbereich geparkt ist, müssen die Eintretenden an ihm vorbeigehen. Einige schimpfen laut über dieses Hindernis und störende Mobiliar. Anderen ist es egal, dass sich hierher anscheinend ein Bett verirrt hat. Manche übersehen schlichtweg diese Besonderheit in einem Café und steuern ohne zu zögern einen freien Tisch an.

Der Großteil der eintretenden Gäste nimmt aber schon Notiz von mir, nur einige sehen verstohlen zur Seite und entfernen sich schneller als notwendig aus meinem Blickfeld.

Eine mir bekannte Familie kommt auch des Weges. Das in einem Maxi Cosy mitgebrachte Baby schreit erbärmlich und muss dringend trocken gelegt werden. Diese Prozedur geschieht auf einem Tisch, der neben mir im Eingangsbereich aufgestellt ist. Dabei pinkelt der Knabe seinen Großvater an, was ringsum großes Gelächter bei den Zusehern auslöst.

Nach geraumer Zeit erscheint der Sanitäter, befördert mich wieder ins Rettungsauto und nun geht es schleunigst zur nahen Klinik.

Traum: „Die Entführung"

Unsere Kurzurlaubsreise führt meinen Mann und mich nach Südtirol/Italien. Mit dabei ist auch unsere jüngere Tochter. Wir sind in einem silbernen Citroën Berlingo älteren Baujahres unterwegs. Ich glaube schon bei unserer Fahrt über den Brenner einen weißen Van mit italienischem Kennzeichen im Rückspiegel wahrzunehmen.

Dieses Auto verfolgt uns beharrlich, auch dann noch, als wir in die Auffahrt unseres Feriendomizils, eines kleinen Hotels, einbiegen. Mein Mann parkt das Auto in der hoteleigenen Garage und wir sind mit dem Ausladen des Gepäcks beschäftigt, als ich merke, dass auf unserer Heckscheibe ein runder Gegenstand mit einer Antenne (vermutlich ein Sender), befestigt ist. Mein Mann versichert, dieses Ding noch nie gesehen zu haben, geschweige es dort montiert zu haben, auch glaubt er, dass dieses unbekannte Gerät vor unserer Abreise noch nicht an unserem Auto angebracht war.

Nun haben wir mit dem Einchecken zu tun, sodass wir vorerst dieser Merkwürdigkeit nicht weiter nachgehen.

Später klingelt das Zimmertelefon und eine Männerstimme mit italienischem Akzent fragt, ob wir denn unsere Tochter nicht vermissen. In dem Moment erst fällt uns auf, dass sie schon seit geraumer Zeit nicht mehr zugegen ist. Nun bekomme ich es aber mit der Angst zu tun. Wo ist das Mädchen? Seltsamerweise ist mein Handy auch verschwunden. Ich musste es wohl im Auto liegen gelassen haben. Also mache ich mich auf den Weg in die Tiefgarage und siehe da, ich habe Recht, denn das Gerät liegt auf dem Boden vor dem Auto. Schnellen Schrittes will ich es an mich bringen und als ich mich danach bücke, vernehme ich den Befehl einer schrillen Frauenstimme: „Stopp!" Der Begleiter der blonden Lady zückt eine Art Pistole, mit der er in Richtung Mobiltelefon zielt. Ein Laserstrahl daraus verwandelte mein noch ziemlich neues Handygehäuse in eine flüssige Kunststoffmasse. Unglaublich! Es zerschmilzt tatsächlich vor meinen Augen. Ein zischender Laut, Rauch und ätzender Geruch begleiten das unheimliche Szenario in der dunklen Tiefgarage. Ich bin starr vor Schreck. Schleunigst verlassen die blonde Lady und ihr dunkelhaariger Begleiter in einer schwarzen Limousine den Ort des Geschehens.

Auf dem Rücksitz glaube ich, einen kleinen Jungen gesehen zu haben. Mein Mann und ich verständigen bald darauf die Carabinieri. Die erklären uns, dass jenes sonderbare Ding auf unserer Heckscheibe ein Peilsender sei. Nun ist gewiss, dass wir schon von Österreich aus verfolgt wurden. Die Tochter bleibt verschwunden und Lösegeldforderungen werden bis dato nicht gestellt.

Es heißt, wir müssten warten und Geduld aufbringen, die Polizei habe einen Verdacht, wer hinter der Entführung stecken könne. Mein Mann will inzwischen in Meran eine Verkaufsausstellung der dortigen Wirtschaftskammer besuchen, die in einem Einkaufszentrum abgehalten wird. Während er sich dort umsieht, komme ich mit einem älteren Ehepaar ins Gespräch, das mehrere Schuhgeschäfte in der Region besitzt. Es erzählt mir, dass der Sohn eines großen Verlagshauses auf die schiefe Bahn geraten ist und sich auf unehrenhafte Art große Summen von Geld beschafft, indem er Geschäftsleute erpresst. Ich erzähle unsere Geschichte über die Entführung und sie meinen, diese Sache trage die Handschrift dieses missratenen Sohnes.

Diese Information spiele ich der Polizei zu und die Beamten sind eher ungehalten über mein „Wissen" und meinen, ich solle mich nicht in die laufenden Ermittlungen einmischen. Weil es bis jetzt noch immer kein Lebenszeichen von unserer Tochter gibt, sind wir sehr beunruhigt.

Irgendwie habe ich das ungute Gefühl, dass dieses erwähnte ältere Ehepaar mit der Tat in unmittelbarem Zusammenhang steht, weiß aber weder Namen noch Aufenthaltsort der Beiden. Außer Vermutungen habe ich nichts in der Hand und die Carabinieri sind auch nicht wirklich kooperativ. Was ist zu tun in solch einer Situation? Ich will auf eigene Gefahr handeln, weil ich überzeugt bin, in der Garage der Wahrheit ein Stück näher zu kommen.

Italiener sind kinderlieb! Vielleicht kann ich über den Jungen am Rücksitz des verdächtigen Autos etwas bewirken. Dazu besorge ich in einem Spielwarengeschäft eine Ritterrüstung für Kinder bis zehn Jahre. Diese Spielzeugschachtel verwahre ich im von außen einsehbaren Laderaum unseres Auto, lege eine Schaumstoffmatte auf die Ladefläche, mich darauf und bedeckte meinen Körper mit einer mitgebrachten Wolldecke. Derart zugedeckt will ich in Warteposition verbringen. Natürlich schlottere ich vor Angst, aber meine Tochter muss ich wieder heil zurückbekommen! Ehrlich gesagt bin ich vom laschen Arbeitstempo der Carabinieri enttäuscht und vom Erfolg ihrer Arbeit wenig überzeugt...

(Ob und wie die Geschichte weitergeht und es ein Ende des Traumes gibt, weiß ich nicht, jedenfalls fehlt mir die Erinnerung daran)

Traum: „Klassentreffen auf Kuba"

Ich bin auf Erholung und sehe mich auf einem Hotelbett liegen. Meine ältere Tochter ist im Zimmer anwesend. Es klopft an der Zimmertüre. Meine Tochter öffnet diese und spricht mit einer weiblichen Person, deren Stimme ich nicht zuordnen kann. Danach fragt mich meine Tochter, ob ich eine Frau Dr. Elisabeth Fritz kennen würde. Ich verneine, erinnere mich aber, dass ich einst eine Schülerin mit diesem Namen in Deutsch unterrichtet habe. Ich freue mich insgeheim, dass dieses schon immer sehr feinfühlende Mädchen anscheinend beruflich die medizinische Laufbahn eingeschlagen hat. Inzwischen erfährt meine Tochter, dass ehemalige Schüler ihr schon vor längerer Zeit geplantes Klassentreffen kurzfristig nach Kuba in eben jene Hotelanlage, in der ich mich zu der

Zeit befinde, verlegt haben. Von diesem Vorhaben weiß ich aber bis zu diesem Zeitpunkt nichts. Wie erstaunt und erfreut bin ich, als die Tür meines Zimmers von Zeit zu Zeit in kurzen Intervallen aufgeht und ein Schüler nach dem anderen eintritt. Jeder lässt mir lange genug Zeit zum Raten, wer sich hinter der jeweiligen Person befindet.

Beiden Seiten macht es Spaß, sich nach so vielen Jahren gegenseitig heranzutasten. Jedes Mal gibt es ein großes Hallo, wenn jemand erkannt wird und eine Anekdote aus vergangenen Schulzeiten zum Besten gegeben wird.

Zum Schluss bin ich sehr stolz, die meisten erkannt zu haben. Es ist sehr berührend, dass ehemalige Schüler keine Kosten und Mühen gescheut haben, ihr Klassentreffen in so großer Entfernung von ihrer Heimat abzuhalten. Da will ich mich im Gegenzug erkenntlich zeigen und organisiere telefonisch mit der Geschäftsleitung des Hotels ein exquisites Eisessen auf einer der Terrassen.

Die ehemaligen Schüler sind in dieser großen Hotelanlage sehr verstreut untergebracht und es ist daher schwer, ihnen den Ort und Termin des Eisessens bekanntzugeben. Die Folge sind einige Missverständnisse und Verhinderungen. Auch Zank entwickelt sich leider dabei. Einige wollen früher als vorgesehen abreisen, weil eine Hoteldurchsage Kämpfe rund um die Hotelanlage ankündigt und die Anlage zur eigenen Sicherheit in der nächsten Zeit nicht verlassen werden solle. So will ich wenigstens vor dem allgemeinen Aufbruch alle zur Verabschiedung in mein kleines Hotelzimmer einladen. Getränke und Snacks sind vorrätig und zu meinem Erstaunen finden sich auch alle ehemaligen Schüler, die an diesem Klassentreffen teilnehmen, in meinem Zimmer ein. Es ist zwar sehr beengt, trotzdem gibt es sehr nette Gespräche und trotz dieser Durchsage herrscht eine gute Stimmung. Viele bringen Blumen oder Kleinigkeiten mit, sodass bald keine freie Stellfläche im Zimmer vorhanden ist. Draußen hören wir Schüsse und so verdunkeln wir die Fenster, damit kein Sichtkontakt von außen besteht.

Blitzartig schlägt die Stimmung um und einige bedauern, in dieses Land mit Unruhen nur wegen eines Klassentreffens gekommen zu sein.

Sie machen sich Sorgen, unbeschadet von diesem Hotelkomplex wegzukommen. Heimweh macht sich breit und ich habe ein sehr schlechtes Gewissen, weil ich ja in meiner Funktion als ehemaliger Klassenvorstand eigentlich der Auslöser für diese waghalsige Aktion bin.

Vorwürfe bringen uns in dem Moment nicht weiter. Zu allererst muss beraten werden, wie man am besten aus diesem Schlamassel entkommen kann. Wir einigen uns, dass wir das Ende der Schießereien abwarten werden und dann mit der Hotelleitung gemeinsam eine Lösung finden wollen und dass keiner entgegen unserer Abmachung handeln werde. Eine weitere Option sei dann noch die nahe liegende Missionsstation, in der sich europäische Geistliche befinden, die sicher auch Rat wissen, von hier heil wegzukommen...

(Der Traum endet hier abrupt, ein Ausgang der Geschichte ist mir nicht erinnerlich.)

Mögliche Erklärungen zu diesen Tiefschlafträumen – Bezug zur Realität

Das Jahr vor meiner Hirnblutung war durch relativ häufige Reisetätigkeit geprägt: Im Feber hielten wir uns eine Woche lang in einem Sportressort am Gardasee auf. Ein Besuch des mittelalterlichen Teils von Verona und der Opernarena standen ebenfalls auf dem Programm. Im Herbst kamen wir erneut nach Südtirol, diesmal besichtigten wir die mittelalterliche Stadt Glurns, auch Meran wurde erkundet. Das erklärt wahrscheinlich die Schauplätze in meinen Träumen.

Warum Kuba vorkommt, obwohl ich noch nie dort war, erkläre ich so, dass wir im Herbst an einem Vortrag über Kuba mit wunderbaren Bildern teilnahmen und ich große Sehnsucht hatte, dieses Land zu bereisen. Aus diesem Grund besorgte ich mir bereits einige Reisekataloge zum Schmökern darin.

Das weststeirische Hügelland liebe ich sehr, zum einen weil meine Wurzeln dort verankert sind, zum andern, weil wir in den letzten Jahren unsere Sommerferien immer im Thermenland der Südsteiermark verbrachten und diese Gegend liebend gerne mit dem Mountainbike erkundeten.

Der Evolutionstraum spielt sich in der Gegend meiner Heimatstadt in der Weststeiermark ab und ergab sich inhaltlich wahrscheinlich deshalb, weil ich Biologie und Umweltkunde unterrichtete und da ist laut Lehrplan auch die Entstehung der Erde den Schülern verständlich zu machen. Dieses Unterrichtsfach mochte ich immer sehr gerne unterrichten und habe mit Wonne und Überzeugung viele Anschauungsmaterialien (Filme, Wandtafeln, Folien etc.) im Unterricht eingesetzt.

Salzburg kommt ebenfalls vor. Da war ich im Juli zum Abschied mit meiner Abschlussklasse. Wir besichtigten die Altstadt und die würdige Zeugnisverteilung zelebrierte ich mit dieser letzten meiner Klassen als Klassenvorstand im Barocksaal des Schlosses Mirabell.

Ein Klassentreffen mit ehemaligen Schülern gab es ebenfalls im Herbst vor dem Initialereignis meines gesundheitlichen Einbruches, das allerdings nicht auf Kuba, sondern in einem Dorfgasthaus unseres Ortes.

Fliegerhorst: Zuletzt wurde ich drei Wochen vor der Hirnblutung in einem Flugzeug befördert. Dabei handelte es sich um einen Flug nach Wien.

Mein neues schwarzes Klapphandy spielt in einer der Geschichten eine Rolle – es wurde für mich während der heftigen Vernichtungskopfschmerzen zum Lebensretter.

In meinen Träumen hatte ich oftmals entsetzliche Angst, vor allem um meine jüngere Tochter. Diese war zur Zeit meines Tiefschlafes in Ungarn beschäftigt, also weit weg von meinem Zuhause.

Durchgangssyndrom mit Angstträumen

Viel später, als ich dazu in der Lage war, habe ich einer Klinikpsychologin über meine teilweisen Ängste während des Tiefschlafes erzählt und nach einem möglichen Grund dazu befragt. Sie erklärte mir, dass es sich dabei um ein Durchgangssyndrom mit Angstträumen handeln könnte.

Meine Familie, vor allem mein Mann und meine ältere Tochter haben mich während des Tiefschlafes regelmäßig jeden Tag besucht, mit mir geredet, obwohl ich es höchst wahrscheinlich nicht mitbekommen würde, was auch der Fall war. Beide hatten sehr große Angst um mich, vorerst, ob ich die Operation überleben würde und dann, ob bleibende Schäden zurückblieben und wenn ja, in welchem Ausmaß.

Die Realität, also was während meines 3 ½ Wochen lang andauernden Tiefschlafes passierte, kann ich natürlich nicht selber beschreiben, aber es steht fest, dass ich oft wegen meiner Angstträume Stress hatte. Vielleicht war das auch der Grund, warum man, wie vorgesehen, nach zwei Wochen Schlaf den Beatmungsschlauch nicht entfernen konnte. Anscheinend war ich unter Stress und ich musste deshalb erneut in künstlichen Tiefschlaf versetzt werden.

Bei der Ankündigung eines Arztes, dass ich aus dem Tiefschlaf geholt würde, war meine Familie voller Hoffnung, dass sich doch vieles zum Guten wenden würde. Dementsprechend aufgeregt und später niedergeschlagen reagierte vor allem mein Mann, als er beim nächsten Besuch sehen musste, dass ich erneut an der Beatmungsmaschine angehängt war und mein Körper intensiv mit Medikamenten versorgt wurde. Anscheinend waren die Bemühungen der Ärzte, den Beatmungsschlauch entfernen zu wollen, zu verfrüht, weil ich so gestresst reagierte und das Atmen nicht selbstständig übernahm. Dieser Zustand sollte noch 1 ½ Wochen dauern, bevor der nächste Versuch einer eigenständigen Atmung gestartet wurde. Diesmal war der Bericht erstattende Arzt auf der Intensivstation schon vorsichtiger mit seinen Prognosen.

Auch diesmal gab es permanente Schwierigkeiten, den Beatmungsschlauch zu entfernen und es wurde in Erwägung gezogen, einen Luftröhrenschnitt zu machen, weil ich nicht richtig mitatmete. Letztendlich befolgte ich anscheinend doch die verbalen Anweisungen des Arztes beim Mitatmen und der Schlauch konnte entfernt werden. Darüber war mein Mann sehr erfreut. Jetzt galt es aber zu sehen, inwieweit ich in meinen Funktionen geschädigt war und es sollte für mich selber und meine Familie eine Zeit der Bestürzung, Ohnmacht, Resignation, aber auch Freude und Zuversicht werden.

Aufwachen aus dem Tiefschlaf

Das Prozedere des Weckens habe ich nicht wirklich mitbekommen, zumindest kann ich mich nicht detailgenau daran erinnern. Ich weiß nur, dass mir eine weibliche Person mitteilte, dass ich sehr schwer erkrankt sei und mich zur Zeit auf der Intensivstation der Neurologie in Innsbruck befände. Dieser Satz hallte lange in mir nach und ich war schon voll Angst, zumal ich bemerkte, dass ich mich nicht auf die rechte Körperseite drehen konnte, weil ich mein linkes Bein nicht bewegen konnte. Das war schon eigenartig. Die rechte Seite ist normalerweise meine Lieblingsschlafstellung und nun war mir diese verwehrt, was Unbehagen in mir auslöste. Als nächstes fiel mir auf, dass ich nicht in der Lage war, meinen linken Arm in die von mir gewünschte Position zu bringen. Er schien sehr schwer zu sein und fiel einfach, dem Gesetz der Erdanziehung folgend, herunter. Kurzum, es stand fest, dass meine linke Körperseite lahm war. Das löste vorerst große Ungläubigkeit und dann Entsetzen in mir aus. Den rechten Arm und das rechte Bein konnte ich wie immer bewegen, auch abwinkeln oder aufheben. Fortan machte ich alles mit Rechts, weil mir ja auch nichts anderes übrigblieb.

Ich konnte mich auch daran erinnern, dass ich am Wohnzimmertisch gesessen war und so fürchterliche Kopfschmerzen hatte. Nun betastete ich mit der rechten Hand vorsichtig meinen Kopf und bemerkte, dass da ein kleiner Fortsatz ertastbar war, das fühlte sich wie ein dicker Nylonfaden an. Ich zupfte ganz vorsichtig daran, er saß fest und es war unangenehm, sodass ich meinen Kopf weiter erkundete und merkte, dass eine Seite fast kahlgeschoren war, inzwischen war die Oberfläche stachelig, was darauf schließen ließ, dass eine Rasur vor einiger Zeit stattgefunden haben musste, weil der Haarnachwuchs bereits fühlbar war.

Auf der linken Seite des Kopfes waren die Haare halblang. Sie fühlten sich strähnig, fettig, verfilzt an. Wie entsetzlich musste ich also aussehen! Aufgrund meiner Kurzsichtigkeit und weil die Brille nicht auf meiner Nase saß, konnte ich meine Umgebung nur sehr verschwommen ausmachen. Da waren piepsende Töne zu hören und viele Stimmen, vorwiegend weibliche. Es roch nach Krankenhaus, und den Anweisungen der Stimmen nach zu schließen waren noch einige andere Patienten in diesem Raum zu versorgen. Es hörte sich an, als sei es ein großer Raum mit vielen Betten. Von Zeit zu Zeit war ein intensives Kommen und Gehen zu vernehmen, auch wurden öfters Stühle zurechtgerückt, was ich als sehr unangenehm empfand. Überhaupt war jeder stärkere Laut für mich unangenehm. Helligkeit tat besonders weh. Immer wieder wurde an meinem Bettlaken gezupft, mir in die Augen geleuchtet oder an dem rechten Fußrücken gekitzelt. Wahrscheinlich geschah dasselbe auch an der linken Fußsohle, das habe ich aber anfangs nicht gespürt. Rechts oben befand sich ein Monitor, der immer wieder piepsende Töne von sich gab. Oft war eine weibliche Person (Stimme) an meinem Bett, die irgendetwas richtete, etwas brachte oder wegräumte. Ich war plötzlich nicht mehr allein, wäre es aber manchmal gerne gewesen.

Ich merkte, dass ich die ganze Zeit über sehr müde war.

Oft ging die Realität in eine Phantasie, in ein Traumgeschehen über, insofern, dass ich einmal meinte, schwanger zu sein. Ich habe gefühlt, wie mein Bauch rund war und mir schon voller Freude ausgemalt, wie ich das dann anstellen würde, wenn das Kind erst da sei. Anscheinend war zu der Zeit dieses Traumes gerade mein Mann zu Besuch, denn ich musste ihm wohl vom bevorstehenden „freudigen Ereignis" erzählt haben, weil ich seine Reaktion noch in Erinnerung habe. Er meinte, das könne nicht sein, weil ich bereits im Klimakterium sei und wenn, dann wäre er nicht der Vater. Das alles beunruhigte mich sehr, weil er sehr lachen musste über meine Worte – ich aber meinte es ernst. Überhaupt nahm er mich in dieser Zeit nicht für voll. Vieles, was ich sagte, wurde belächelt oder schlichtweg verneint. Wenn er mich fragte, wer ich sei, wie ich hieße und wie alt ich sei, dann brachte mich diese Fragerei zur Weißglut. Er behandelte mich wie ein Kleinkind. Es kam mir so vor, als ob irgend etwas nicht stimmte. Entweder war meine Darstellung der Dinge richtig oder seine. Meist beließ ich es, weil eine Streiterei vor so vielen Anwesenden bzw. Mithörern nicht zielführend war. Ich schluckte meinen Kummer hinunter und spielte die mir zugeteilte Rolle des „Hascherls" mit.

Ein anderes Mal bat ich meinen Mann darum, mich unter allen Umständen mit nach Hause zu nehmen. Ich hatte das Gefühl, dass ich schon lange genug hier sei. Dieser Bitte musste wohl der Traum „Müllers Sack" vorangegangen sein. Er meinte lachend, wie er das denn anstellen sollte, mich aus der Intensivstation hinauszubefördern. Meine Vorstellung, wie das möglich wäre, war, mich zu schultern, wie das ein Müller mit seinem Getreidesack macht. Ich war ziemlich enttäuscht, als mein Mann mir diesen Wunsch schlichtweg ablehnte und allein von dannen zog – mich wieder zurücklassend.

Oft prüfte er mich regelrecht ab. Ich musste Geburtsdaten nennen und rechnen, vorzugsweise zusammenzählen, was mir sehr lächerlich erschien. Beim Zusammenzählen machte ich viele Fehler, muss zu meiner Entschuldigung aber sagen, dass ich nie ein Rechengenie war und die erhöhte Fehlerquote sicherlich bei Gesundheit auch gegeben gewesen wäre.

Heute weiß ich natürlich, dass mein Mann nicht die Absicht hatte, mich mit diesen Gedächtnisübungen zu provozieren – für ihn war es ganz wichtig zu wissen, wie sich meine geistigen Fähigkeiten nach dem Initialereignis verändert hatten.

Ungefähr um Mitternacht wachte ich einmal auf, weil ich Durst hatte und unbedingt wissen musste, in welcher Richtung mein Wohnort liegt. Ein Pfleger machte Licht und beantwortete leise meine Frage. Er beschrieb detailgenau die Lage der Intensivstation, gab die Namen der Straße bekannt, die man vom Zimmer aus sieht. Nun erinnerte ich mich auch, dass gleich in der Nähe das Kino war, das ich gerne besuchte.

Das gab mir dann schon ein gutes Gefühl, weil ich merkte, dass man mich ernst nahm und meine Fragen nicht abtat, sondern sich damit auseinander setzte.

Ich fühlte mich wieder im Leben angekommen.

Eines Morgens kam eine fröhliche Schwester des Weges und meinte, dass sie mir einen tollen Haarschnitt verpassen würde. Meine Haare seien fettig, blutverklebt und verfilzt. Man wollte mich also gesellschaftsfähig machen! Sie „fackelte" nicht lange herum, breitete unter meinem Kopf eine Nylonunterlage aus, die sie an den Enden einrollte, wusch danach mit einem gut duftenden Shampoon meine Haare, was eine Wohltat war. Sie hätte ewig so weitermachen können. Nach dem Föhnen holte sie ein Haarschneidegerät, stellte die Länge auf 2 cm ein und rasierte den gesamten Kopf.

Beim Geräusch der Maschine lief in mir der Film über die Rasuren der armen Frauen in Auschwitz ab. So ähnlich, nur noch viel schlimmer, musste es sich damals vor dem Gang in die Gaskammern abgespielt haben. Frauen wurden ihres Haarschmuckes, ihrer Würde beraubt. Mich an den Besuch des KZ Auschwitz erinnernd, sah ich die Berge von Frauenhaar vor mir, hörte die entsetzten und verzweifelten Stimmen der malträtierten Frauen, wenn sie kahlgeschoren auch noch von ihren Kindern getrennt wurden, sah das unendliche Elend und große Trauer bzw. Selbstmitleid überkamen mich. Nun ahnte ich, dass sich mein Leben sehr ändern würde und nichts mehr so sein würde wie früher.

Nach der Prozedur befühlte ich mit den Fingern der rechten Hand meinen stacheligen Kopf – der Nylonfaden war zwar gekürzt worden, aber er stand aus der Schädeldecke hervor.

Das Ergebnis der Frisör-Aktion löste freudiges Erstaunen bei den Schwestern der Station aus. Da mir während meines Aufenthaltes auch Haare an der Oberlippe und am Kinn vereinzelt wuchsen und sich niemand die Zeit zum Zupfen genommen hatte, rasierte mir die Schwester diese auch gleich energisch weg. Ich war sehr deprimiert, weil ich nicht einmal in der Lage war, solche intimen Arbeiten selbst zu verrichten. Ich war nicht nur körperlich, sondern auch seelisch sehr verletzt, weil ich ahnte, dass ich fortan lange keine Intimsphäre für mich geltend machen konnte. Diese Abhängigkeit von meiner Familie, den Ärzten, dem Pflege – und bald Therapeutenpersonal würde mich über lange Zeit begleiten.

Ich glaube, dass mir auf meinen Wunsch hin ein winzig kleiner Taschenspiegel gereicht wurde. Darauf sah ich aber nur einen kleinen Ausschnitt meines Gesichtes und war entsetzt. Eine blasse, fremde Frau mit großen Hautporen und ohne Haare blickte mir entgegen. Erschrocken gab ich den Spiegel zurück.

So sah ich nun also aus, furchtbar! Ich fand mich zwar relativ jung aussehend bezüglich der ungewohnten kurzen Haare, aber in den Augen war ein verzweifelter Ausdruck zu erkennen. Auch glaubte ich an den Mundwinkeln rechts und links tiefe Falten zu bemerken.

Kein Wunder, hatte ich doch schon lange Zeit keine Gesichtscreme benützt und auch schon ewig kein Gesichtspeeling vorgenommen. Das sollte ich schleunigst ändern, ging es mir durch den Kopf – als ob ich nicht andere Sorgen hatte in jener Zeit!

Wenn ich mit der Zunge über meine Zähne glitt, spürte ich, dass da eine ungewohnte Lücke vorhanden war. Das kam mir schon sehr eigenartig vor, zumal ich vor kurzem eine große Zahnsanierung hatte und auf Grund dieser der Meinung war, nun längere Zeit Ruhe vor dem Zahnarzt zu haben. Später bekam ich den Grund für diesen Defekt erklärt. Auf der linken Seite des Unterkiefers hing der Beatmungsschlauch während des Tiefschlafes. Beim Luftpumpen bewegte er sich und dieses Vibrieren hatte höchstwahrscheinlich meinen Zahn gelockert und zum Ausfall der Plombe beim ersten Biss in ein Stück Schwarzbrot geführt.

Noch etwas irritierte mich, wenn ich mit der Zunge meine Mundhöhle erforschte. Sie war verhältnismäßig trocken und die Zunge selbst war mit einem relativ harten Belag behaftet. Das fand ich ungewöhnlich und unangenehm.

Eine Schwester erkannte meine Besorgnis und brachte mir eine Zahnbürste und ein nierenförmiges Behältnis zum Ausspucken beim Zähneputzen. Auch einen Becher Wasser stellte sie bereit mit der Bitte, ich möge zuerst ohne Creme den dicken Zungenbelag von der Zunge bürsten. Das war für mich eine harte Probe, diese Arbeit nur mit der rechten Hand zu vollführen, zumal die Schwester das Nierenbecken und das Glas Wasser halten musste.

Das Bürsten konnte ich selber mit Rechts durchführen. Jetzt erst sah ich, wie schwer es ist, mit nur einer Hand zurechtzukommen. Die linke Hand auch nur ein Stück zu heben, gelang einfach nicht. Sie folgte meinem Befehl einfach nicht, obwohl ich die einzelnen Finger nach und nach bald bewegen konnte, aber viel langsamer, also zeitverzögert zur rechten Hand. Um die linke Hand zu trainieren, überreichte mir eine Schwester einen Gummiball mit Noppen mit der Bitte, diesen immer wieder in die linke Hand zu nehmen und ihn zu drücken und zu bewegen, was ich auch eifrig tat. Leider war ich so ungelenk, dass er öfter auf dem Boden landete als in meiner Hand. Da hatten die Schwestern ihre liebe Not mit mir, weil sie bald nicht mehr damit nachkamen, den Ball aufzuheben. Ich selbst war ja ans Bett gefesselt und sie hatten wirklich auch sonst alle Hände voll zu tun, weil es sich auf einer Intensivstation nun einmal fast ausschließlich um hilfsbedürftige Patienten handelt, die Rundumbetreuung benötigen. Eine Schwester kam dann auf die gute Idee, diesen Noppenball mit einem Gummiband an das Gitter meines Bettes anzubinden. Damit war ihr und mir geholfen und ich brauchte nicht immer mit einem schlechten Gewissen diesbezüglich um Hilfe bitten.

Die Einnahme des Essens war auch ein heikles Unternehmen, weil ich vorerst nicht imstande war, allein zu essen. Jemand musste größere Stücke zerteilen und mir mit dem Löffel Bissen für Bissen verabreichen. Getränke bekam ich in einer Schnabeltasse oder einem Glas mit Röhrchen verabreicht und trotzdem war das Bettzeug oft nass und beschmutzt, weil das Essen mir an den Mundwinkeln herab lief. Ich hatte mich nicht unter Kontrolle und diese Erkenntnis machte mich sehr weinerlich.

Überhaupt weinte ich in dieser Zeit sehr häufig. Ein lautes Wort, ein unbedachter Vorwurf in meine Richtung oder ein Bemühen meinerseits, das nicht Erfolg zeigte, brachte mich schon aus der Fassung und die Tränen liefen unaufhörlich.

Immer wurde begütigend auf mich eingeredet und fast alle meinten, ich müsse eben Geduld haben, sodass ich dieses Wort schon gar nicht mehr hören konnte! Ich entwickelte eine regelrechte Aversion dagegen. Was wussten die Gesunden schon von den Beschwernissen eines Menschen, der sich in so einer Position wie ich befand. Ich haderte mit dem Schicksal und fragte mich immer wieder, was ich denn Böses angestellt hatte, dass mir so etwas widerfahren musste, noch dazu, da ich mich noch im Arbeitsprozess befand und nicht vorhatte, vor meinem 60. Lebensjahr in

Pension zu gehen. Nur, wie ich in dem Zustand je wieder unterrichten würde können, das war mir schon ein Rätsel! Ich konnte ja nicht einmal selber aufstehen und aufs Klosett gehen. Die Sorge um meine Ausscheidungen wurde mir während des Aufenthaltes in der Intensivstation abgenommen, weil Urin in einen Katheter abgegeben wurde; Was mit den anderen Exkrementen passierte, weiß ich nicht mehr so genau. ich vermute aber, dass ich eine Windelhose trug, jedenfalls wurde mir nie die Leibschüssel gereicht.

Ich bin mit über sechs Dioptrien stark kurzsichtig und kann ohne Behelfsmittel alles nur verschwommen wahrnehmen. Die erste Zeit nach dem Aufwachen habe ich meine Umgebung also nur verschwommen wahrgenommen. Da beugten sich viele Menschen über mein Gesicht, bald konnte ich sie an ihren unterschiedlichen Stimmen erkennen und voneinander unterscheiden. Es ist überhaupt ein interessantes Phänomen, dass, sobald der Sehsinn eingeschränkt ist, der Gehörsinn und ebenfalls der Geruchssinn besonders stark in den Vordergrund treten.

Oft erkannte ich die verschiedenen Schwestern auch an ihren unterschiedlichen Schrittmelodien.

Die Morgentoilette war etwas Besonderes, weil verschiedene Düfte damit verbunden waren und ich auch die „Katzenwäsche", die sich im Bett abspielte, als sehr angenehm empfand. Anschließend wurde ich von zwei Schwestern in einen Rollstuhl befördert, damit sie das Bett neu beziehen konnten. Dieser Vorgang war sehr schmerzlich, weil ich merkte, dass ich mich auf der linken Seite überhaupt nicht bewegen konnte. Das ging jedes Mal so vonstatten, dass das Kopfteil meines Intensivbettes aufrecht gestellt wurde. Nun sollte ich mithilfe einer Schwester nach vorne rücken, sodass ich mittig des Bettes in Sitzposition kam und meine Beine mussten nur mehr seitlich gemeinsam aus dem Bett gestellt werden. Nachdem mir Hausschuhe angezogen wurden und der Rollstuhl neben dem Bett geparkt war, griffen mir 2 Schwestern unter die Achseln und im Nu war ich in das Gefährt gehievt. Nicht nur für das Pflegepersonal ist dies ein anstrengender Akt, auch für den Patienten, obwohl er ja fast nichts dazu beitragen muss/kann, aber innerlich passiert viel. Entweder man musste die Hilfe annehmen lernen oder man würde verzweifeln. Ich entschied mich für Ersteres, wenn dies auch sehr schwer zu verkraften war und ich oft traurig war oder weinen musste.

Während meines Aufenthaltes auf der Intensivstation sah ich, was Schwestern und Pflegepersonal in diesen Berufen leisten müssen, dass sie oft an ihre Grenzen stoßen und sich stets geduldig, freundlich und kompetent gaben, obwohl sich Patienten oft ungehalten und wenig kooperativ ihnen gegenüber verhielten.

Schmunzeln muss ich nachträglich über die Episode meines ersten Ausganges aus der Intensivstation.

Meine Tochter war in einer Mittagspause auf Besuch und sollte mich während des Aufbettens auf einer fahrbaren Art Liege, dick eingepackt, nach draußen führen. An diesem Tag war wirklich sehr viel los auf der Intensivstation. Mehrere schwer lädierte Patienten mussten versorgt werden und da war es nicht verwunderlich, dass die Schwestern einmal etwas Luft bekommen wollten, um mein Bett in Ruhe richten zu können.

Meine Tochter verließ also mit mir die geschlossene Abteilung der Intensivstation, das erste Mal, dass ich nach Wochen hinauskommen hatte dürfen. Schnellen Schrittes bog sie mit dem starren Gefährt um die Ecke und den Gang entlang, dass mir gleich wegen des Tempos schwindelig wurde. Seitlich an den Wänden bemerkte ich graue Skulpturen, die ich schrecklich empfand. Ich weiß noch, dass ich mich wunderte, dass solche öden Kunstwerke in den Gängen präsentiert wurden, in denen meist schwer Kranke befördert werden. Da gehörten doch bunte Malereien angebracht, die die notgedrungen niedergeschlagene Stimmung aufzuhellen vermögen.

Immer wieder kamen wir an Personen vorbei, die, wie es mir vorkam, recht neugierig meinen kahl geschorenen Kopf anstarrten. Das war sehr unangenehm für mich und ich war es außerdem nicht gewohnt, mich von meiner Tochter in so einem Gefährt herumkarren zu lassen, ohne dass ich die Richtung bestimmen konnte. Dazu kam noch, dass mir schön langsam auf meinem Kopf zu kalt war – es fehlte ja seit einiger Zeit das schützende Haarkleid. Die Sitzposition war auch unbequem und ich hatte bereits nach so kurzer Strecke, ohne noch das Freie erreicht zu haben, genug vom ersten Ausgang und bat, ins schützende Bett der Intensivstation gebracht zu werden. Ich merkte schon, dass meine Tochter unwirsch darauf reagierte, sie meinte es sicherlich gut mit mir und wollte mir etwas Abwechslung vom tristen Alltag bieten und somit den Ausgang noch etwas hinauszögern.

Beharrlich setzte ich nach kurzem heftigen Diskurs durch, dass sie den Retourweg mit dem Gefährt und mir einschlug und daher früher als erwartet auf der Station eintraf. Dort war man auch nicht gerade erfreut darüber, dass ich schon wieder da war. Inzwischen war mein Intensivbett weggebracht worden und es schien während meiner Abwesenheit eine Bettentauschaktion stattgefunden zu haben. Nachdem eilig für mich ein Bett hergerichtet wurde und ich darin gebettet worden war, schien für mich die momentane Welt relativ in Ordnung zu sein.

Eines Morgens bemerkte ich, dass ich Halsschmerzen hatte und nur krächzend auf die Fragen einer Schwester antworten konnte. Sie meinte, das wundere sie nicht, denn ich habe die ganze Nacht durchgeredet. Scheinbar hatte ich schon am Abend davor in dem Dialekt meiner Kindheit begonnen zu reden, denn mein Mann war zu dieser Zeit zu Besuch und bestätigte dieses unglaubliche Phänomen. Er erzählte mir etwas später, ich habe durchgeredet und das in einer fast unverständlichen schnellen, steirischen Mundart. Manche Wörter kannte er nicht, auch nicht von meinem Sprachvokabular her und er kannte mich immerhin fast 40 Jahre lang. Er konnte sich das nur so erklären, dass ein frühkindlicher Speicher meines Gehirns zu der Zeit geöffnet sein musste. Inhaltlich musste es sich dabei wohl um Begebenheiten aus meiner Kindheit handeln, als ich ungefähr 7 Jahre alt war – und das in weststeirischem Dialekt. So hatte er mich noch nie reden gehört.

In dieser Zeit musste es auch gewesen sein, dass ich einmal verwundert auf die seltsame Bekleidung meines Mannes aufmerksam machte. Man muss sich das vorstellen: Er besuchte mich in einer weißen Schürze! Viel später erklärte mir mein Mann, dass er sich vor den Besuchen in der Intensivstation als Hygienemaßnahme eine spezielle Kleidung überziehen musste.

Meine ältere Tochter kam regelmäßig in ihren Mittagspausen zu Besuch. Kurz nach meinem Aufwachen erzählte sie mir, dass sie auf Geheiß meines Mannes die Telefonnummer meines langjährigen, besten Freundes hatte ausfindig machen müssen. Es war meinem Mann anscheinend ein großes Bedürfnis, dass mein Freund über meine schwere Erkrankung Bescheid wissen sollte. Dieses Vorhaben stellte sich aber als ziemlich schwierig heraus, weil mein Freund ebenfalls wie ich verheiratet ist und seine Frau jeden telefonischen Kontakt in meine Richtung mit Argusaugen überwachte. Die Telefonnummer wäre in meinem Handy gespeichert gewesen. Leider kannte niemand den Aktivierungscode meines Mobiltelefons und ich selbst war ja nicht „geschäftstüchtig" zu der Zeit. Dass alle Namen und Telefonnummern in meinem Adressbuch vermerkt waren, kam niemandem in den Sinn, oder meine Lieben fanden in der Hektik des Geschehens dieses Büchlein einfach nicht.

Bekannt war allerdings der Firmenname des Arbeitgebers meines besten Freundes. Es war ein Leichtes, die Telefonnummer über Internet herauszufinden. Meine Tochter kontaktierte also telefonisch diese Firma und war mit der Chefsekretärin verbunden. Sie wurde gebeten, meinen Freund ans Telefon zu holen. Die Dame war sehr unwirsch, kein Wunder, arbeitete sie ja mit der Gattin meines Freundes eng zusammen und wusste sicherlich über diese nicht normgerechte Verbindung. Als ihr aber mitgeteilt wurde, es ginge dabei um Leben oder Tod, stellte sie doch gnädigerweise die gewünschte Verbindung her. Von nun an war meine Tochter mit Josef telefonisch verbunden und erzählte ihm jedes Mal von Fortschritten oder Einschnitten meiner Befindlichkeiten.

Als ich nach dem Aufwachen diese Episode erfuhr, durchströmte mich ein großes Glücksgefühl meinem Mann gegenüber, weil so ein Akt einfach von einer derartigen Größe zeugt, wie ich sie sicherlich in gleichem Fall, aber umgekehrt, nicht aufbringen hätte können.

Der nächste Schock folgte bald darauf! Hinter meinem Rücken wurde ausgemacht, dass mich mein bester Freund, der in Wien wohnt, in der Klinik in Tirol besuchen würde. Der Termin stand fest. Es sollte der 23. Dezember sein, für den bereits von meiner Familie ein Okay an die Besatzung der Intensivstation gegeben wurde, die Türen für diesen Spezialbesuch zu öffnen. Bislang wurde nur die engste Familie vorgelassen.

Sosehr ich meinen Freund schätzte, sosehr beunruhigte mich die bevorstehende Ankunft. In diesem jämmerlichen Zustand sollte ich ihm entgegentreten? Im Rollstuhl und fast kahl geschoren und eines vernünftigen Gespräches noch gar nicht mächtig! Wie unglücklich war ich in jener Zeit!

Es blieb mir nichts anderes übrig, als mich den Gegebenheiten zu fügen. Eine telefonische Absage meinerseits war nicht möglich, weil ich nicht in der Lage war, mein Handy zu bedienen, außerdem durfte in der Intensivstation nicht telefoniert werden.

Das Treffen in der Intensivstation war für mich eigenartig befremdend und berührend zugleich. Ich war gerade mit dem Mittagessen fertig und saß im Rollstuhl neben einem Tisch, als ich vernahm, dass jemand leise meinen abgekürzten Vornamen nannte. Und dabei konnte es sich nur um eine Person handeln! Und tatsächlich – hier stand Josef, leibhaftig vor mir. Wie war ich in diesem Moment aufgeregt. Ich bekam gar nicht richtig mit, ob wir uns die

Hände schüttelten oder ob es auch eine Umarmung gab, zu sehr schämte ich mich über mein Aussehen und meine Erbärmlichkeit. Auch aufrichtige Freude und Dankbarkeit gesellten sich zu diesen Empfindungen – Freude darüber, dass Josef auch an mich denkt, wenn es mir schlecht ging und sich auf den weiten Weg macht, mich zu besuchen. Sicherlich musste er sich im Vorfeld dieses Treffens auch einigen Vorwürfen seiner Gattin stellen.

Es machte schon froh im Herzen, Menschen zu kennen, die einem wohl gesonnen sind und keine Mühen scheuen, einen Kontakt aufrecht zu halten.

Bald nach dieser Episode vernahm ich von einer Schwester, dass ich auf die Normalstation der Schlaganfalleinheit verlegt würde, weil ein Notfallpatient mit schweren Kopfverletzungen mein Intensivbett benötigen würde.

Subjektive Schilderung des Ehemannes rund um das Initialereignis

28. November 2007 zur Mittagsszeit:

Ich hatte die Idee, den schönen Blumenstrauß, den ich meiner Gattin zum 34. Hochzeitstag am 26. November überreicht hatte, zu fotografieren. Dazu stellten wir uns gemeinsam mit dem Strauß auf und ich machte ein Foto von uns beiden.

Später Nachmittag des 28. November:

Besorgung kleiner Einkäufe im nahen Lebensmittelmarkt. Bei der Übergabe dieser an meine Frau überreichte sie mir eine Tasse Kaffee und ein süßes Gebäck und ich meinte noch: „Du solltest deinen Mann nicht so verwöhnen!" Anschließend begab ich mich in mein Büro, um die anfallenden Buchhaltungsarbeiten zu erledigen.

19:15 Uhr: Besuch des Tankstellenlokals zum Zwecke eines kl. Umtrunkes.

Die von mir erwarteten Bekannten waren nicht anwesend, deshalb entschied ich, mir nur einen Kaffee in mein Büro mitzunehmen, wo ich meine Arbeiten fortsetzte.

Kurz *nach 20:00 Uhr* erhielt ich einen dramatisch klingenden Anruf meiner Frau, in dem sie bat, sofort zu kommen, da sie so schreckliche Kopfschmerzen habe. Am Ton ihrer Stimme erkannte ich sofort, dass es sich um einen Notfall handeln müsse.

Nachdem ich alles liegen und stehen gelassen hatte, stürmte ich im Laufschritt in unser Wohnzimmer, wo ich meine Frau bereits auf dem Sofa mit schmerzverzerrtem Gesicht liegend vorfand. Auf meine Fragen erhielt ich nur unverständliches Gemurmel. In diesem Moment war mir die Dramatik dieser Situation klar. Ich hatte rasch zu handeln und den Notarzt zu verständigen, denn hier konnte ich nicht wirklich helfen. In meiner Aufregung fiel mir die Telefonnummer der Rettung nicht ein und ich musste erst verzweifelt im Telefonbuch blättern.

Schlussendlich klappte die Verbindung mit der Rettungsstelle, ich schilderte das Vorgefallene und lieferte eine Wegbeschreibung für die Einsatzkräfte. Nun wandte ich mich erneut meiner Frau zu, die sich gerade übergab und diesen Zustand verhindern wollte, um das Ledersofa zu schonen. Ich ermunterte sie, den Mund zu öffnen und das Erbrechen zuzulassen. Mit dem Finger räumte ich Resterbrochenes aus dem Mundraum, um ein Ersticken zu verhindern. Nun begann ich die Schockbekämpfung mit gutem Zuspruch, dass die Rettung auf dem Wege sei.

Damit Sanitäter die Wohnung unbehindert betreten konnten, öffnete ich die Haustüre einen Spalt weit und klemmte einen Schuh dazwischen, um ein Zufallen zu verhindern. Die Wartezeit verbrachte ich bei Berta mit gutem Zureden.

Etwa eine Viertelstunde nach meinem Hilferuf betraten Sanitäter

die Wohnung und befragten mich nach dem Geschehen. Um unge-
hindert die Körperfunktionen messen und Leitungen legen zu kön-
nen, baten sie, die Ober- und Unterbekleidung der Patientin auf-
schneiden zu dürfen, was ich selbstverständlich erlaubte. Kurze Zeit
später traf ein Notarzt mit ungarischem Akzent ein. Dem erklärte
ich erneut die Situation, damit er handeln und die notwendigen
Maßnahmen treffen konnte.

Meine Frau wurde auf eine Trage verladen und zum Rettungsauto
gebracht.

Als ich alleine war, versuchte ich beide Töchter zu verständigen,
konnte sie aber vorerst nicht erreichen.

Es wurde mir ganz schwer ums Herz, als ich die am Wohnzimmer-
tisch noch brennende Kerze auslöschte und die zuletzt von meiner
Frau korrigierten Schulhefte in der Schultasche verstaute.

Nun war es an der Zeit, das Erbrochene aufzuwischen und die
Decken vom Sofa abzuziehen und zu reinigen.

Inzwischen erschien die ältere Tochter, die nach meiner Schilderung
meinte, dass sicherlich nur eine kurzzeitige Beobachtung notwendig
sei. Sie packte deshalb nur notdürftig Toilettenartikel und Nacht-
wäsche in eine Tasche, die wir in der Klinik vorbeibringen wollten.

22:00 Uhr: In der Notfallambulanz wurde uns erklärt, dass meine
Frau in die Intensivstation der Kopfklinik gebracht worden war. In
einem Vorraum warteten wir auf die Möglichkeit eine Auskunft
betreffend den Zustand der Patientin. Der Chef der Intensivstati-
on erklärte uns am Computer Art, Ursache und Auswirkungen der
Erkrankung. Bei den Schilderungen der Auswirkungen war es mir
nicht mehr möglich, mich auf den Beinen zu halten. Ich wurde selbst
auf einen Patientenstuhl verfrachtet. Der Arzt erklärte, dass es sich
um eine genetisch bedingte, sehr seltene Krankheit handelt und
zeichnete auf einem Stück Papier den Verlauf dieses Krankheitsbil-
des auf. Dabei ließ er uns wissen, dass nur ca. 50% der Patienten die
ersten Tage nach dem Ereignis überleben, die Überlebenden größ-

tenteils mit schweren Behinderungen zu rechnen haben und nur ein kleiner Teil diese Krankheit relativ heil übersteht, wobei die Innsbrucker Universitätsklinik im Vergleich mit anderen Institutionen bessere Ergebnisse in der Behandlung aufweisen könne.

Beim Verlassen der Intensivstation erhaschte ich noch einen kurzen Blick auf meine Frau, als sie gerade in den Patientenaufzug gebracht wurde.

Das Zurückkommen in die leere Wohnung gestaltete sich für mich sehr traurig, weil ich feststellte, dass mich jeder Gegenstand dort schmerzlich an sie erinnerte.

<u>*Nacht*</u>*: Kaum Schlaf, mehrmals wachte ich schweißgebadet auf und musste Wäsche und Bettzeug wechseln. In meinen Gedanken war es mir wichtig festzustellen, dass ich mit meiner Partnerin keine offenen Probleme oder Disharmonien hatte.*

<u>*Der Tag danach:*</u> *Ich versuchte zumindest in meinem beruflichen Bereich eine Normalität zu leben, was natürlich nicht leicht war. Die Nachricht über das nächtliche Geschehen hatte sich im Dorf wie ein Lauffeuer herumgesprochen. Aus der Nachbarschaft wurde mir mehrfach Hilfestellung angeboten, doch ich glaubte, diese Situation selbst meistern zu können.*

<u>*Tägliche Besuchszeiten in der Intensivstation:*</u> *Die nächsten Tage und Wochen waren damit strukturiert, dass meine Kinder und ich täglich von 13:00 bis 14:30 Uhr und von 20:00 bis 21:00 Uhr in der Intensivstation am Bett unserer lieben Angehörigen zugegen waren. In dieser Zeit war der Anblick meiner Frau, die an den lebensrettend bzw. stabilisierenden Maschinen angeschlossen war, beunruhigend. Der Mittelstreifen des Kopfes war kahl geschoren, im hinteren Teil des Schädels war ein Abgangsschlauch des Hirnwassers gesetzt. Am oberen Teil des Brustkorbes war ein Verteiler angenäht, an dem viele Schläuche angeschlossen waren. Hinter dem Bett stand ein Medikamentenbaum mit riesigen Tuben, die den Körper fortwährend mit den notwendigen Medikamenten versorgten. Der oberhalb*

des Bettes angebrachte Bildschirm mit der Aufzeichnung der Körperfunktionen gab bei Abweichung der Norm warnende Signale ab. Dies sorgte bei uns Angehörigen stets für Beunruhigung. Während der Mittagszeit klärte uns der diensthabende Arzt über die Situation der Patientin und die Behandlungsmaßnahmen auf.

Vom Chef der Intensivstation kannten wir in etwa den Verlauf und die Behandlungsmaßnahmen. Die bereits angekündigten Gefäßkrämpfe erfolgten und mit ihnen gingen mehrere gefürchtete Schlaganfälle einher.

Später erklärte uns ein diensthabender Arzt, dass die Schlaganfälle glücklicherweise als relativ glimpflich bezeichnet werden können.

Er sprach von Problemen, eventuell eine Nähnadel nicht mehr exakt einfädeln zu können. Diese Ankündigung machte uns glücklich, denn mit dieser Beeinträchtigung würde meine Gattin zukünftig relativ gut leben können.

Hoffnungsfroh erwarteten wir das Aufwachen aus dem künstlichen Tiefschlaf. Es sollte anders kommen, denn am nächsten Tag wurde neuerlich eine Tiefschlafphase eingeleitet. Was war passiert? Berta reagierte derart gestresst, dass eine Entnahme des Beatmungsschlauches nicht möglich war. Verbunden damit waren unsererseits große Ängste vor weiteren Hirnkrämpfen und Schlaganfällen.

Tage später wurde neuerlich ein Versuch gestartet, unser liebes Familienmitglied aus dem Tiefschlaf zu holen. Sofern dieser Versuch fehlgeschlagen wäre, hätte ein Luftröhrenschnitt vorgenommen werden müssen. Dieser zweite Versuch war von Erfolg gekrönt. Eigenartig war, dass meine Frau die rechte Seite bewegte, wogegen die linke Körperhälfte taub zu sein schien. Damit meine Frau mit der rechten Hand die versorgenden Schläuche nicht entfernen konnte, wurde diese kurzerhand am Bett mit einem Tuch vorübergehend am Gitter des Bettes angebunden. In dieser Aufwachphase redete meine Frau durchgehend und in gleicher Tonhöhe über Vorkommnisse aus ihrer Kindheit in einem von mir noch nie gehörten steirischen Dialekt.

Meiner Interpretation nach muss es sich dabei um Geschehnisse und Begebenheiten aus ihrem familiären Umfeld gehandelt haben, als sie ca. sieben bis zehn Jahre alt war. Dies war insofern sonderbar für mich, weil ich meine Partnerin seit 37 Jahren kenne und niemals einen derart extremen Dialekt bei ihr vernommen hatte. Mir kam es vor, als ob ein Kindheitsspeicher in ihrem Gehirn für kurze Zeit geöffnet gewesen wäre.

Nach dieser Phase begannen meine Kinder und ich Fragen zu stellen, um zu überprüfen, inwieweit das Erinnerungsvermögen der vor uns Liegenden vorhanden war.

Erschrocken stellten wir fest, dass Berta sich wohl an vieles erinnern konnte, doch ihre nächsten Angehörigen erwähnte sie nicht in dem Maße, wie diese das erwartet hätten. Einen Tag später waren unsere Befürchtungen grundlos, weil die Erkrankte doch wieder in der Lage war, Emotionen zu zeigen und zu unserer großen Freude links die Zehen und die linke Hand ein wenig bewegte. Dieser Umstand gab uns Hoffnung, dass die Lähmung der linken Seite doch nur vorübergehend sein würde.

Weitere Ängste unsererseits bestanden darin, dass Berta aufgrund der Blutung keine Farben unterscheiden würde können. Diese Sorge bestätigte sich Gott sei Dank nicht, weil sie sich über die vorgeschriebene weiße Schürze der Besucher mir gegenüber lustig machte. Diese nannte sie „Schlachterschürze", also konnte sie die Farbe Weiß erkennen.

Nächtens wachte ich mehrmals auf in der Sorge, dass meine Frau nicht genügend Flüssigkeit bekommen würde. Ich wusste ja, wie wichtig nächtliches Trinken für sie normalerweise war. Das ging so weit, dass ich kurz davor stand, zu mitternächtlicher Stunde in der Intensivstation anzurufen, um eine Schwester zu bitten, meiner Frau ja genug Flüssigkeit zu verabreichen. Heute weiß ich, dass dies lächerlich klingt, aber damals erschien mir dies in meinen Ängsten sehr wichtig zu sein.

Im Aufwachraum der Intensivstation bat mich meine Frau, ich solle sie auf der Stelle mit nach Hause nehmen. Ich versuchte ihr klar zu machen, dass dies nicht möglich sei. Auf meine Ablehnung hin war sie schwer zu besänftigen und meinte, ich solle sie Huckepack und wie ein Müller seinen Sack schultert, transportieren. („Müller's Sack").

Aufenthalt in der Schlaganfalleinheit

Ich kam in ein Zimmer, das bereits mit zwei Patientinnen belegt war. Unverzüglich folgte der übliche Austausch der jeweiligen Krankengeschichte, wobei ich feststellte, dass es mich am härtesten erwischt hatte, denn beide Damen konnten sich selbstständig fortbewegen und waren relativ autonom. Ich dagegen war weiterhin vorwiegend vom Pflegepersonal abhängig.

Nachdem der Katheter entfernt war, hieß es, wie vor dem Initialereignis die Ausscheidungen loszuwerden, was lange Zeit für mich zu einem Problem ausartete.

Meistens wurde mir eine Leibschüssel untergeschoben, was ich sehr unwürdig empfand, zumal diese Arbeit auch junge, nette männliche Pfleger verrichteten. Mein Gott, wie oft ich mich in jener Zeit schämen musste und konnte doch nichts an meinem Zustand ändern und dem Personal Arbeit abnehmen. Ich wurde gehegt und gepflegt wie ein Baby. Mir kam das damals so vor, wie bei einem „Mensch ärgere dich nicht"-Spiel, wo es auch heißt, wenn der eigene Spielkegel aus dem Spielfeld geworfen wird: Zurück an den Start.

Was konnte ich also tun, um meine Situation zu verbessern? Ich entschloss mich, jeden Tag mehr mit dem Ball zu üben und alles zu befolgen, was zu meiner Genesung nützlich sein könnte.

Bald erschien eine Ergotherapeutin und machte mit mir im Bett Gymnastik, deren Übungsschritte ich dann immer und immer wie-

derholte, bis ich erschöpft und schweißgebadet ins Kissen zurück-
fiel.

Einschlafen und Durchschlafen gelang mir nur selten, zumal es
nicht mehr möglich war, die über Jahre praktizierte Einschlafposi-
tion einzunehmen.

Mich in die rechte Seitenlage zu begeben, war unmöglich geworden. Dazu hätte ich das linke Bein über das rechte legen müssen,
was nicht gelang. Den linken Arm auf die schmale linke Körperseite zu positionieren, war ebenfalls ein Ding der Unmöglichkeit.
So blieb mir also nichts anderes übrig, als auf dem Rücken oder in
linker Seitenlage zu schlafen, wobei der linke Arm dann schmerzte. Um es mir etwas angenehmer zu machen, rollten Schwestern
eine Decke der Länge nach zusammen, damit ich mich daran im
Bett anlehnen konnte und eine Seite entlastet wurde. Oft mussten
mich die Schwestern drehen, weil ich einfach nicht dazu imstande
war, aus eigener Kraft von einer Seite auf die andere zu gelangen.
Oft war es mir peinlich, wenn ich um Hilfe läuten musste. Nie
waren Schwestern oder Pfleger aber deswegen ungehalten oder
unhöflich.

Bald nach meiner Übersiedlung in die Normalstation wurde mir
der störende „Nylonfaden" vom Schädel entfernt und ich konnte
mich das erste Mal unter Aufsicht duschen. Dazu wurde ich auf
einen Spezialsessel aus Plastik gesetzt, eine Schwester stellte die
Wärme des Wassers ein und ließ das warme Wasser über meinen sich in Sitzposition befindlichen Körper laufen. Ein herrliches
Gefühl war das. Gleichzeitig wusch sie mir den Kopf. Ich wurde
abgetrocknet, die Haarstoppeln geföhnt und anschließend durfte ich selbstständig das erste Mal allein im Bad die Zähne putzen.
Zwei Schwestern zogen mich unter den Achseln hoch, sodass ich
endlich in den Badezimmerspiegel sehen konnte! Eine fremde,
blasse, kahlköpfige Frau mit großen, ernsten Augen blickte mir
entgegen! Ich hatte Mitleid mit ihr.

Von nun an wollte ich nicht mehr die Leibschüssel gereicht bekommen, ich wollte in das WC gebracht und selbstständig werden.

Dieses Unterfangen war aber für das Personal zeitaufwändig, weil ich immer zwei Personen zum Hinbringen und zwei Personen zum Wegbringen benötigte. Die Aktion mit Leibschüssel wäre für die Pflegepersonen einfacher zu handhaben gewesen.

Anfangs wurde ich im Rollstuhl von A nach B gebracht, bald beharrte ich darauf, dass mich zwei Pfleger in mühseliger Arbeit mehr ziehend als stützend ins Bad bzw. WC brachten. Dort wurde ich in Sitzposition gebracht, verrichtete die anfallenden Arbeiten mit der rechten Hand, die linke war ja nach wie vor nicht zu gebrauchen, was jedes Mal sehr anstrengend, gleich einem Marathon war. Nach solch einem „Ausflug" war ich jedes Mal sehr erschöpft und froh, wieder im Bett zu liegen. Zwei Krankenschwestern auf dieser Station waren einmal meine Schülerinnen, was einerseits gut war, andererseits kam ich in peinliche Situationen, weil es nicht angenehm ist, sich nackt zu präsentieren. Von meiner Rolle als Lehrerin musste ich mich wohl ein für alle Mal verabschieden. Nun war ich Patientin und diese zwei ehemaligen Schülerinnen für mich verantwortlich. Ein schmerzhaftes Umdenken, Loslassen und Annehmen der neuen Situation setzte zögerlich ein und war mit zeitweiliger Resignation und Traurigkeit, ja oft Mutlosigkeit verbunden. Das Pflegeteam dieser Krankenstation bemühte sich redlich, mir den Aufenthalt so erträglich wie möglich zu machen, trotzdem war für mich die ungeschützte Intimsphäre ein großes Problem. Vor jedem Gang ins Bad oder vor der Benützung der Toilette musste ich um Hilfe klingeln. Da konnte es schon vorkommen, eine halbe Stunde lang warten zu müssen, weil die Schwestern ja sehr viele in ihrer Bewegung eingeschränkte Patienten zu versorgen hatten und meistens morgens und abends gab es naturgemäß Engpässe an Helfern, die mich aus dem Bett hieven konnten und mich ans Wunschziel brachten.

Dort verrichtete ich mit der rechten Hand, so gut es ging, meine

Arbeiten und hernach musste ich an der Notfallklingel ziehen, damit der Holdienst mich wieder zurück ins Bett verfrachten konnte.

Anfangs war beim Duschen und Zähneputzen eine Ergotherapeutin anwesend, die versuchte mir beizubringen, wie Arbeiten unter Miteinbeziehung der lahmen linken Hand am effizientesten auszuführen sind.

Das An- und Auskleiden des Nachtgewandes stellte für mich ein fast unüberwindbares Hindernis dar und besonders Schwester R. gab sich große Mühe, mir die einzelnen Arbeitsschritte näher zu bringen. Wichtig war, dass ich stets mit dem linken Ärmel oder Hosenbein begann. Vorerst war es sehr schwierig, die linke und rechte Seite eines Kleidungsstückes auszumachen. Der Grund dazu war mein defekt gewordenes Wahrnehmungsvermögen. Das räumliche Vorstellungsvermögen war durch die Blutung beeinträchtigt. Bestand ein Kleidungsstück aus einer Knopfleiste, so musste ich mich sehr lange mit Zu- und Aufknöpfen beschäftigen, weil ich sicherlich das eine oder andere Knopfloch übersah. Oft kam es vor, dass ich deshalb wütend wurde, wenn mir bei abermaligem Knöpfversuch ein zufriedenstellendes Ergebnis verwehrt war und ich trotz allen Wollens die Ergotherapeutin um Hilfe bitten musste. Einen Büstenhalter richtig herum anzuziehen, erforderte Höchstleistung und war mit Schwitzen und manchmal Fluchen verbunden.

Überhaupt konnte ich das Wort Geduld nicht mehr hören. Und Geduld brauchte ich zuhauf jetzt und noch unendlich lange Zeit! All diese selbstverständlichen Dinge mussten wieder eingeübt und automatisiert werden. Oft gab es Tränen, weil die Fortschritte so langsam waren oder die linke Schulter sehr schmerzte bei den Bewegungen, die notwendig waren.

Die linke Hand war überhaupt mein Problem. Sie wollte sich einfach nicht heben lassen, geschweige denn funktionieren.

Ich bekam einen Therapie-Wochenplan, nachdem sich eine Physiotherapeutin mit mir und meiner Krankengeschichte genau auseinandergesetzt hatte.

Fast jeden Tag wurde ich vom Zimmer abgeholt und in ein Therapiezimmer gebracht. Dort lag ich auf einem verstellbaren Bett und versuchte die mir entgegengehaltenen bunten Gegenstände mit der linken Hand zu ergreifen oder zu fangen. Jeder noch so kleine Fortschritt in der Bewegung wurde mit Lob honoriert und das machte mich richtiggehend glücklich und in mir wurde der Wille weiterzumachen, sicherlich in dieser Zeit entfacht. Positiv war natürlich auch die liebe und ermunternde Art der holländischen Physiotherapeutin. Jeder Übungsdurchgang war intensiv, sodass ich anschließend durch und durch verschwitzt und fertig war, trotzdem hat das für mich so gepasst. Ich war froh, etwas für mein Fortkommen beizutragen und war voll motiviert und auch dankbar, wenn der Bewegungsraum meines linken Armes von Mal zu Mal vergrößert war. Wenn ich zu viel übte, schmerzte der Arm, und schön langsam lernte ich das In-mich-Hineinhorchen, wann ich aufhören sollte oder weitertrainieren konnte.

Die Übungen, die mir beigebracht wurden, absolvierte ich auch in der trainingsfreien Zeit im Bett so oft es ging. Ich wollte einfach so rasch als möglich autonom werden.

Um meine Gedächtnisleistung zu trainieren, arbeitete eine Ergotherapeutin mit Texten. Dabei musste ich den Text u. a. laut vorlesen, sollte mir den Inhalt merken, weil danach durch Ausfüllen eines Vordruckes diesem Inhalt gemäß das Leseverständnis überprüft werden sollte.

Schon beim Versuch des Vorlesens kam der nächste große Schock: Ich konnte alles links von einer imaginär gezogenen Mittellinie Stehende nicht lesen, weil ich es nicht sehen konnte! Das war so furchtbar. War ich blind geworden? Warum passierte das mir als Deutschlehrerin? Wenn das so war, dann würde ich doch nie mehr unterrichten können! Mein Leben war für mich in diesem Moment vorbei. Was sollte ich noch hier auf dieser Welt?

Diese und ähnliche dunkle Gedanken gingen mir durch den Kopf, dabei spürte ich meinen Pulsschlag rasen, merkte, wie mir der Schweiß aus allen Poren drang, mir war schlecht. Nur mit Mühe war ich zu beruhigen und ein Arzt erklärte mir, wie es dazu kommen konnte. Dabei würde es sich um eine Sehbahnläsion, um einen halbseitigen Gesichtsfeldausfall des linken Auges handeln, der hauptsächlich durch die Blutung zu erklären sei. Etwa 10% der Hemianopsien betreffen lediglich obere oder untere Quadranten des Gesichtsfeldes. Zudem können Hemianopsien mit einer zentralen, macularen Aussparung einhergehen. Ihr Nachweis ist wegen der meist geringen Größe (etwa 1°) zwar schwierig, ihre Bedeutung für die Identifikation aber erheblich. Aufschluss über den Grad der Schädigung bekam man durch eine Perimetrie (Gesichtsfeldmessung). Außerdem war noch ein visueller Neglect gegeben, bei der eine Störung der Aufmerksamkeitszuwendung zu einer Seite (in meinem Fall die linken Seite) vorliegt, und zwar aufgrund der Schädigung des Gehirns der Gegenseite.

ERSTES JAHR

Banale Arbeitsabläufe werden zur Herausforderung

Die Ergotherapeutin bemühte sich sehr um mein Fortkommen und gab mir übers Wochenende Übungszettel zum Ausfüllen, weil ich merkte, dass ich in meinen Denkabläufen sehr langsam geworden war und besonders das räumliche Wahrnehmen schwer angeschlagen war. Diese Einsicht machte mich zeitweise mutlos und ich wollte durch Einüben dieser verloren gegangenen Fähigkeiten meine Defizite so schnell als möglich minimieren.

Diese Phase fiel in die Weihnachtsferien, sodass mich meine Arbeitskollegin und Freundin Andrea sehr oft in die Klinik besuchen kam. Sie war unermüdlich, mit mir Lückentexte zu vervollständigen, die Menüfolge der Woche festzulegen, mit mir lesen zu üben oder das Gehen zu erlernen. Sie war es auch, die mir einen Spiralblock brachte mit dem Hinweis, ich solle mir alles notieren, was sich zuträgt. Auch meinte ich damals noch, dass ich diesen Spiralblock gut nützen könnte, weil es ja sein könnte, dass ich über mein Erlebtes ein Buch schreiben würde, nicht ahnend, dass ich dieses Vorhaben wirklich einmal in die Tat umsetzen würde. Zur damaligen Zeit war das Vorhaben bezüglich des Spiralblockes natürlich ein gutgemeinter Ratschlag. Tatsächlich aber hatte ich enorme Schwierigkeiten beim Lesen, geschweige denn beim Schreiben. Ich stellte mit Schrecken fest, dass ich nicht mehr in der Lage war so zu schreiben, wie ich es gewohnt war. Meist setzte ich die Buchstabenfolge rechts gerückt oder mittig auf einem Blatt Papier an. Damals wusste ich einfach den Grund dafür nicht, erst viel später wurde mir dies auf meinen Wunsch hin erklärt. Das Schreiben machte mir keinen Spaß und leider notierte ich mir die Gedanken, die ich damals hatte, nicht. Nachträglich betrachte ich diesen Umstand als großen Fehler, weil ich mir beim Verfassen dieser Seiten einfach leichter getan hätte.

Schreiben und Lesen arteten zur Qual aus und auch die ersten Gehversuche waren eine Katastrophe. Das spielte sich vorerst insofern ab, dass ich darauf bestand, die Morgentoilette im Bad und nicht im Bett zu verrichten. Dazu wurde das Bettgitter entfernt, die zusammengerollte und als Stütze dienende Decke entfernt, ich winkelte mein rechtes, heiles Bein an, das lahme legte ich händisch auf das abgewinkelte, sodass ich mich vorerst in Seitenlage befand.

Dann half mir vorerst eine Schwester die Beine über den Bettrand zu bringen und in dieser Position aufzusitzen, dabei musste der Oberkörper mitgedreht werden. In der ersten Zeit wurde neben dem Bett ein Rollstuhl postiert und ich nach kurzem Stehversuch in diesen hineingeleitet. Später bat ich, ohne Rollstuhl ins Bad gebracht zu werden, d.h., nach kurzem Stehversuch nahmen mich zwei Schwestern unter den Armen und gaben mir Anweisungen und Takt, ein Bein vor das andere zu stellen und mit dem linken Bein möglichst schön abzurollen. Das linke Bein folgte anfangs diesen Anweisungen überhaupt nicht. Es war so schwach und hatte die Tendenz einzuknicken, sodass ich mein Gewicht eben auf die rechte, gesunde Seite verlagerte. Bad und WC befanden sich im Krankenzimmer, sodass nur eine kurze Strecke zu bewältigen war, diese hatte es aber in sich! Nach jeder bewältigten Strecke war ich total geschafft, erschöpft und froh, wieder im Bett landen zu dürfen, um mich für ein neues Abenteuer zu erholen. Da kam es dann schon vor, dass ich danach still und heimlich in den Kopfpolster hineinweinte, weil ich mir so schwach und alleingelassen vorkam und nicht wusste, wie das denn weitergehen würde.

Die anderen beiden Damen im Krankenzimmer waren sehr nett, hatten weit weniger dramatische Krankheitsverläufe als ich. Für sie war das ebenfalls schlimm genug – sie konnten sich aber wenigstens selber bewegen und waren nicht immer auf fremde

Hilfe angewiesen. Und so kam ich auf die Idee, auch auf Biegen und Brechen selbstständig zu werden. So wartete ich eine günstige Stunde ab, wo die beiden Damen nicht im Zimmer waren und wollte versuchen, alleine zu gehen.

Tiefe Verzweiflung

Ich befand, dass die Gunst der Stunde nun da war, um ohne Hilfe anzufordern, auf die Toilette zu kommen. Ich malte mir diese Situation so schön aus, wenn ich den Schwestern stolz erklären würde, fortan alleine meine Wege gehen zu können.

Es schien alles wunderbar zu funktionieren. Mit Schwung kam ich unter Zuhilfenahme des Hebebalkens über dem Bett zum Sitzen, drehte mich elegant in die Seitenlage, ließ die Beine aus dem Bett baumeln und rastete ein wenig. Nun kam der schwierige Teil der Übung. Ich musste versuchen, meinen Oberkörper aufzurichten und das Körpergewicht auf beide Beine gleichmäßig zu verteilen. Mit der rechten Hand stützte ich mich hinter meinem Gesäß ab, richtete dabei langsam meinen Körper auf und wollte mich ein wenig mit den Beinen von der Bettkante wegbewegen und eine Standposition einnehmen. Als ich im Begriff war, das Körpergewicht auf die Beine zu verlagern, knickte vor allem das linke Bein ein, es gelang mir nicht mehr, das Gewicht auf das rechte Bein zu verlagern, ich rutschte von der runden Matratzenkante ab und fand mich plötzlich erschrocken und zitternd am Boden wieder.

Die Angestellte, die das Essgeschirr abholen wollte, fand mich, ein Häufchen Elend, in dieser prekären Lage und betätigte sofort den Notfallknopf. Gleich war eine Schwester da und erkundigte sich nach dem Vorfall und ob ich mich verletzt hätte. Reuig erzählte ich von meinem sehnlichsten Wunsch, wieder gehen zu können und wie ich zu Fall gekommen war. Natürlich war die Schwester nicht erfreut über meinen Alleingang und musste den Vorfall weitermelden. Ein Arzt führte ein intensives Gespräch mit mir, Gott sei Dank war nichts passiert.

Alles war mir höchst peinlich und ich nahm mir vor, wirklich aufzupassen und das Pflegepersonal nicht erneut herauszufordern. Sie hatten ja die Verantwortung über mich, also sollte ich das auch berücksichtigen so lange ich auf dieser Station war.

Nach diesem Vorfall wurde sehr oft nach mir gesehen, von nun an verhielt ich mich aber wirklich vorbildlich, auch etwas geduldiger, weil ich das Pflegepersonal nicht mehr vor den Kopf stoßen wollte, zumal es sich sehr intensiv um mich und mein Fortkommen bemühte. Der Schreck saß mir natürlich in den Knochen und mein Selbstwertgefühl war wieder einmal ins Bodenlose gefallen. Dieses Gefühl, für nichts mehr gut zu sein, nichts mehr bewegen zu können, steigerte sich nach dem unverhofften Besuch meiner Kusine aus der Steiermark. Diese ist Direktorin eines privaten, kirchlichen Gymnasiums in Graz und nahm an einem Seminar in der Nähe von Innsbruck teil. Weil sie von meiner Erkrankung gehört hatte, wollte sie den beruflichen Auftrag mit einem Besuch auf der Schlaganfalleinheit der Universitätsklinik verbinden. Ich habe mich sehr gefreut, sie zu sehen, allerdings wäre mir lieber gewesen, dass dies unter anderen Umständen über die Bühne gegangen wäre. Zu der Zeit war auch meine Freundin Andrea anwesend und ich war stolz, wenigstens mit deren Hilfe meine Kusine zum Fahrstuhl begleiten zu können. Dabei musste mich meine Freundin mehr ziehen als begleiten. Als mein Besuch verabschiedet war, fiel ich in ein tiefes, schwarzes Loch! Ich fühlte zum ersten Mal bewusst, wie es wirklich um mich stand. Welches Leben stand mir bevor? Wie sollte es weitergehen? Mir graute einfach vor der ungewissen Zukunft. Was hatte mein Mann noch von mir? In meinen Beruf würde ich so wohl nie mehr zurückkehren können. Wie sollte ich für andere Verantwortung tragen können, wenn ich es nicht einmal für mich selbst kann! Ich wollte einfach nicht mehr so weitermachen – wofür kämpfen, wenn doch nichts weiterging. Ich wollte einfach nicht mehr und weinte – weinte – weinte ohne Ende!

In meiner großen Not rief ich meinen Mann an und bat, er möge ganz schnell kommen, ich wolle so nicht mehr weitermachen! Es war früher Nachmittag und er musste im Geschäft sein. Gott sei Dank war er auch kurz darauf bei mir und ich konnte mich ordentlich ausweinen. Was hat er denn alles ausstehen müssen in jener Zeit! Zurückblickend war ich ganz schön anstrengend, voller Ungeduld, Bitterkeit und auch Ungerechtigkeit, weil ich mit meinem Schicksal haderte und mit der geänderten Lebenssituation nicht zurechtkam. Da war tiefe Verzweiflung auch darüber, weil ich merkte, dass meine geistige Kapazität begrenzt war, das Denken und Handeln sehr verlangsamt und Lesen so schwierig geworden war. Die einfachsten Dinge wurden zur großen Herausforderung. So konnte ich nicht mehr mit dem Handy telefonieren. Mir fiel der Code zum Aktivieren des Gerätes nicht mehr ein. Meiner Tochter gab ich den Auftrag, in den Anmeldeunterlagen des Mobilfunkbetreibers nachzulesen und gegebenenfalls einen anderen, leichter zu merkenden Code einzugeben, damit das Handy für mich benützbar war. Das geschah dann auch, aber ich musste erst wieder lernen, mit einem Mobiltelefon umzugehen. Auch merkte ich mit Entsetzen, dass ich die kleinen Buchstaben und Ziffern auf dem Display fast nicht lesen konnte. Das trug natürlich nicht gerade dazu bei, dass ich mich wohl fühlte. Mit einer Psychologin, die ich ersuchte, bei mir vorbei zu kommen, konnte ich über meine Ängste und das Gefühl der Wertlosigkeit sprechen. Ein Thema war dabei auch, dass ich immer wieder von meinem Mann und meinen Töchtern geprüft wurde; sie wollten ja wissen, ob mein lädiertes Gehirn wieder richtig arbeitet. Ständig bekam ich suggeriert, im Oberstock nicht ganz in Ordnung zu sein. Deshalb war ich stets auf der Hut, mich behaupten zu müssen. Das war mühselig und deprimierend.

Die selbstständige Einnahme der Mahlzeiten war anfangs sehr schwierig zu bewältigen. Vorerst durfte ich im Bett bei ausgezogenem Stellbrett essen, was nicht einfach war, weil ich durch das Aufsitzen auf wackeliger Matratze mit dem Halten des Gleichgewichtes zu tun hatte. In Balance zu bleiben und die lahme linke Hand ins Essgeschehen mit einzubeziehen, stellte eine Höchstleistung dar, weil sie stets absank und ich das Essbesteck meist nicht mehr festhalten konnte.

Interessant war zu beobachten, dass links am Tellerrand Essen übrig blieb, oder dass ich es unabsichtlich über den linken Tellerrand hinausschob. Wenn es Roten Rübensalat gab, dann war der Teller samt Inhalt und auch das Bettzeug rot gesprenkelt. Erklären lässt sich dieses Verhalten durch den Wahrnehmungsdefekt und die Teilblindheit. Trotzdem war ich schon froh, dass bald keine Schwester mehr beim Essen anwesend sein musste, um mich zu füttern. Anfangs wurden mir Semmeln oder Brot vom Pflegepersonal durchgeschnitten, auch Fleisch fein säuberlich zerkleinert, was schon hilfreich war. Die Butter aufs Brot zu streichen ohne Zuhilfenahme der linken Hand zum Festhalten des Gebäcks war schon sehr gewöhnungsbedürftig, aber auch das gelang von Mal zu Mal besser und geschwinder.

Nach einigen Tagen durfte ich bereits außerhalb des Bettes zu Mittag und zu Abend essen, das war schon komfortabler, weil einfach mehr Bewegungsfreiheit als im Bett gegeben ist. Außerdem war die Mahlzeit „außerhalb" eine willkommene Abwechslung im Krankenhausalltag. In der Zwischenzeit wurde das Bett frisch gerichtet, was wohltuend war. Danach ließ sich der erschöpfte Körper angenehm zum Mittagsschlaf zurücklehnen, bevor die Besucher ins Zimmer strömten.

Eine Zimmerkollegin bekam sehr viel Besuch, was manchmal schon grenzwertig und störend war. Ich bekam in unserem Zimmer eher selten außerhalb meiner engsten Familie Besuch, was auch daher rührte, dass meine Familie von Anfang an nur sehr wenigen Leuten die Erlaubnis erteilte, bis zu mir vorzudringen. Im Speziellen waren das der engste Familienkreis, mein Freund Josef, meine Freundin Andrea, meine Kusine Gerti und noch einige wenige Arbeitskolleginnen. Besonders gefreut habe ich mich in dieser Zeit über den

Besuch einer ehemaligen Arbeitskollegin, die schon seit langem in einer anderen Gemeinde unterrichtete.

Allerdings war ich schon sehr enttäuscht, dass sich eine andere Kollegin, mit der ich vor meiner Erkrankung viel Zeit verbracht hatte, kaum meldete und leider beruflich und privat zu beschäftigt war, mich zu besuchen. Andererseits denke ich verteidigend, wird es für einen gesunden Menschen schwer sein, sich in die Lage einer so schwer Erkrankten zu versetzen. Da bestehen sicher Berührungsängste, Ängste, wie sich richtig zu verhalten oder worüber man sprechen sollte miteinander, weil sich die Interessen ja in kürzester Zeit grundlegend beim Kranken verändert haben.

Als wertvoll erwiesen sich vor allem die Besuche meiner Freundin Andrea, weil sie keine Scheu kannte, keine Berührungsängste zu haben schien. Außerdem war sie sehr streng mit mir, was mir nur recht war, weil mich das weiterbrachte, vor allem beim Gehenlernen. Sie machte mich stets aufmerksam, dass ich den linken Fuß richtig abrollen müsse. Ein Schleifenlassen kam nicht in Frage. Wenn sich dieses einstellte, weil ich schon ermüdet war, forderte sie mich auf, noch eine Runde mit ihr durch die Gänge der Station zu drehen. Dabei zählte sie laut den Takt mit: rechts, links, rechts, links,… Somit tat ich mich leichter, weil ich die Schrittfolge wieder wie ein kleines Kind einüben und automatisieren musste. Ihre Unerbittlichkeit zeigte sich auch beim Ausfüllen von Arbeitsblättern zur Förderung der kognitiven Gedächtnisleistung des Gehirns. Auch da ließ sie nicht locker, bis ich den Arbeitsauftrag verstand und ausführen konnte. Sie zeigte unendliche Geduld und ich war ganz sicherlich keine angenehme Patientin, weil ich öfters aufbrausend reagierte, wenn etwas nicht schnell genug funktionierte, wie ich mir das vorstellte.

Trotzdem, denke ich, war uns beiden geholfen. Meine Freundin ist alleinstehend und unternimmt gerne in ihrer freien Zeit Reisen in ferne Länder. Die Weihnachtsferien nach meiner Erkrankung verbrachte sie ausnahmsweise zu Hause in Tirol und nutzte die freien

Tage für tägliche Besuche in der Klinik. Mir kam ihr außerordentliches Bemühen um mich damals sehr zugute und ich bin Andrea sehr dankbar, weil sie da war, als ich sie brauchte.

Manchmal kam es mir vor, als würde ich mich selbst beobachten. Wenn ich mir, wie so oft, schwer tat beim Einsetzen von Wörtern in einen Lückentext, erinnerte ich mich an von mir erarbeitete Tests für meine Schüler. Das war doch noch nicht lange her und nun war ich bei den einfachsten Texten überfordert, sie überhaupt zu kapieren, geschweige denn, mir ihren Inhalt zu merken, sodass es mir sehr schwer fiel, ihn zu merken und für die Aufgabenstellung anzuwenden.

Ich musste mir eingestehen, dass sich meine Hirnkapazität verändert hatte. Das war eine bittere Erkenntnis und von der Hoffnung begleitet, meine Hirnleistung möge sich nicht noch verschlechtern.

Ich habe schon erwähnt, dass ich nach dem Erwachen aus dem Tiefschlaf festgestellt hatte, dass sich durch die ständige Vibration des Beatmungsschlauches eine Zahnplombe gelockert hatte und später durch den Biss in ein Schwarzbrot herausgefallen war. Seither waren die Ränder dieser „Zahnruine" scharfkantig und meine Zunge kreiste ständig über diese ungewohnte Stelle im Mund. Das war sehr unangenehm und ich bat, mir die Plombe noch während meines Aufenthaltes in der Klinik richten zu lassen. Es wurde ein Termin in der Zahnklinik vereinbart und der Freund meiner Tochter bot sich an, mich zum zuständigen Zahnarzt dieser Abteilung zu begleiten. Ihn wollte ich unbedingt mithaben, weil er Zahntechniker von Beruf ist und von Zähnen etwas versteht. Mir war das Richten dieses Zahnes sehr wichtig, weil ich mich kurz vor der Aneurysmablutung einer umfangreichen Zahnsanierung unterzogen hatte und einfach den Zustand der Ganzheit im Mund nicht missen wollte.

Kurz vor dem Zahnarzttermin kam mich Andreas, der Freund meiner älteren Tochter, mit dem Rollstuhl abholen. Vor ihm brauchte ich mich wegen meiner Fastglatze nicht zu schämen, weil er mich schon vorher besucht hatte.

Rasanten Schrittes brachte er mich zum Aufzug und von dort ins Freie, weil die Zahnklinik in einem anderen Gebäude, also außerhalb der Kopfklinik, untergebracht ist. Natürlich hätte er auch den unterirdischen Gang benützen können, denn die einzelnen Gebäude der Universitätsklinik sind mittels Gängen miteinander verbunden. Leider kannte er sich bei diesen Gepflogenheiten, das unterirdische Gangsystem zu benützen, nicht aus und so blieb uns nichts anderes übrig, als den Weg im Freien zu wählen. Jener Tag war bitter kalt und ich fror erbärmlich, weil ich keine Mütze auf meinem fast kahlen Schädel trug. Wenigstens war ich das erste Mal nach der Blutung in Zivilkleidung unterwegs und nicht im Pyjama. Da fühlte ich mich gleich besser und dem Leben zugekehrt. Es war für mich sehr befremdlich, im Freien das pulsierende Leben mitzubekommen. Menschen waren beschäftigt von A nach B zu gelangen, manche lachten, andere hatten einen gehetzten Gesichtsausdruck. Das Leben war während meiner Abwesenheit weitergegangen, als ob nichts geschehen wäre.

Aber mir war in der Zwischenzeit so viel passiert, nichts war mehr so wie vorher – für mich! Inzwischen hatte ich meinen Kampf mit dem Tod gewonnen. Mit welchen Folgeerscheinungen ich rechnen würde müssen, wusste ich zu der Zeit nur bruchstückhaft. Es galt, Terrain für Terrain zurückzuerobern.

Im Moment war ich mit Andreas auf dem Weg zum Zahnarzt und hatte ein mulmiges Gefühl, was da auf mich zukommen würde, weil vor kurzem eine Stentimplantation in meinem Kopf vorgenommen worden war.

Würde ich die Erschütterungen des Bohrers vertragen? Würde ich ruhig im Zahnarztstuhl sitzen können? Würde mir schwindlig werden? Mutete ich mir zuviel zu? Sollte ich die Sanierung später machen lassen? Ich bin nicht für das Aufschieben anstehender

Probleme, mag alles gleich erledigt haben und überhaupt fehlte es mir an Geduld.

Diese Eigenschaft fehlt ja vielen Schlaganfallpatienten, hatte ich inzwischen irgendwo gelesen.

Ein junger Assistenzarzt besah sich meine Zahnruine und hörte sich die Schilderung von Andreas an. Es wurde ein Provisorium vorgenommen mit der Bitte, das dann später, wenn mein Allgemeinzustand ein besserer ist, von meinem Zahnarzt richten zu lassen. Immerhin war die Lücke geschlossen und meine Zunge musste nicht mehr über scharfkantige Stellen gleiten. Das ganze Prozedere dauerte nicht lange und ich wurde wieder in meine Abteilung gebracht und sank erschöpft in das Bett. Dieser erste Ausflug war doch anstrengender, als ich gedacht hatte. Die Eindrücke und meine Empfindungen darüber gingen mir noch lange im Kopf herum.

Mit meinem Hautbild war Andrea nicht zufrieden und so rückte sie eines Tages mit einer Peelingcreme an. Das Gesichtspeeling fand im Krankenbett statt, dabei wurden auch Ellbogen und Knie diesbezüglich mitbehandelt. Gleichzeitig verrichtete sie bei mir die Maniküre und Pediküre, zupfte die Augenbrauen in Fasson und entfernte den inzwischen wild wuchernden Damenbart, über dessen Vorhandensein ich mich schon seit geraumer Zeit ärgerte, aber nicht die Kraft fand, ihn selber zu entfernen.

Stets erzählte sie mir bei diesen Verschönerungs- bzw. Behübschungsaktionen, was sich an der Hauptschule so zutrug, sodass ich am Laufenden blieb. Dabei erzählte ich ihr die Geschichte von der Krankmeldung, die sich mein damaliger Chef leistete, als ich am nächsten Tag meiner Aneurysmablutung nicht zum Unterricht erschienen war. Er war damals trotz der Schilderung über den Ernst der Lage richtiggehend darauf versessen, eine Krankmeldung zu erhalten. Zu der Zeit war fraglich, ob ich die Operation überleben würde, geschweige, wie lange ich im Krankenstand sein würde.

Mein Vorgesetzter kontaktierte meinen armen Mann immer wieder und hörte nicht auf, diese Krankmeldung zu fordern. Mein verzweifelter Mann erzählte unserer Hausärztin von diesem Ansinnen, worauf diese fuchsteufelswild wurde und meinte, der solle ihr nur kommen! Sie meinte, bei solch einer Krankheit würde sie keine Krankmeldung ausfüllen.

Mein damaliger Chef kam dann doch zu seiner für ihn so wichtigen Krankmeldung, indem er zu meinem anderen männlichen Hausarzt in unserem Ort ging und diese von ihm forderte. Jener Arzt befolgte den Wunsch und stellte diesen „Wisch" für die Dienstbehörde aus, dann war mein Chef zufrieden, weil er ja erreicht hatte, was er wollte. Ihm war immer wichtig, dass der Dienstweg eingehalten wurde – kam da, was kommen musste! Es war für ihn unerheblich, dass mein Mann andere Sorgen hatte zu der Zeit als die Einhaltung eines Dienstweges! Damals war gar nicht sicher, ob ich durchkommen würde und wenn, mit welchen Einschränkungen zu rechnen war.

Andrea war ganz außer sich, als ich ihr vom Verhalten unseres gemeinsamen Vorgesetzten erzählte, das mir erst von meinem Mann viel später, erst als ich dem Inhalt eines Gespräches folgen konnte, mitgeteilt wurde.

In der Schlaganfallabteilung des Krankenhauses regten mich viele Dinge, die von „außen" kamen, auf. Nur bekam ich bald mit, dass ich nichts dagegen unternehmen konnte, weil ich ja nicht eigenständig handeln konnte, wie ich wollte. Ich war nun einmal auf Hilfe angewiesen. Wenn ich mich wenigstens selbstständig bewegen hätte können, aber nicht einmal das gelang! So war ich oft sehr traurig und der Höhepunkt dieser Mutlosigkeit und Schwermütigkeit ereignete sich kurz nach dem Besuch meiner Kusine. Während sie da war, nahm ich all meinen Mut und meine Kraft zusammen und gab mich betont locker, spielte die Folgen der Erkrankung herunter.

Ich wollte mich einfach nicht vor ihr schwach präsentieren, vielleicht auch deshalb, weil sie eine starke Frau ist, die mit beiden Beinen im Leben steht. So empfand ich mich vor meiner Erkrankung auch, aber nun war ich so „elend" beisammen und der Ausgang war ungewiss. Als meine Freundin und Kusine ihren Besuch beendet hatten, ließ ich mich total hängen. Ich kam mir so klein und wertlos vor und wollte nicht mehr weiterkämpfen. Die Situation stellte sich für mich ausweglos dar, weil positive Zukunftsaussichten eher fraglich erschienen. Nach dem Gespräch mit der Psychologin hatte ich eine Tablette mehr zu schlucken. Im Beipacktext dieses Medikamentes steht, dass es ein Mittel gegen Depression in Begleitung von Angstzuständen sei und der enthaltene Wirkstoff Sertralin zu einer Normalisierung biochemischer Vorgänge im Gehirn führt, die bei Depression gestört seien.

Anfangs war ich ganz außer mir, fortan diese Tablette zu schlucken, weil ich der Meinung war, davon könne ich abhängig und ruhiggestellt werden.

Ich bat um den Beipacktext und las da ganz unangenehme Begleiterscheinungen, die ich einfach nicht guthieß. Einem Arzt erzählte ich meine Bedenken bezüglich der Einnahme dieses Medikamentes und wies darauf hin, dass ich kürzlich während des Tiefschlafes mit so vielen „Giften" vollgepumpt worden war, dass ich nun vorsichtig sein wollte mit der Einnahme von Medikamenten und nur die verabreicht bekommen wollte, die mein Körper unbedingt zum Funktionieren braucht. Ein Arzt klärte mich über die vorübergehende Notwendigkeit der Einnahme dieses Antidepressivums auf und meinte auch, dass ich davon nicht süchtig werden würde. Ich hätte sehr viel Schweres erlebt, auch eine Psychose und dieses Medikament werde mir helfen, über die schlimme Zeit besser hinweg zu kommen.

Seine Erklärungen waren für mich nachvollziehbar und er tat das so einfühlsam, dass ich von der Notwendigkeit der Einnahme überzeugt wurde und fortan morgens eine Tablette einnahm.

Nachträglich möchte ich erwähnen, dass sich mein Gemützustand wesentlich verbesserte und die von mir befürchtete übersteigerte Müdigkeit nicht eintrat. Ich habe mir auch erklären lassen, dass gegenwärtige Mittel gegen Depression weniger Nebenwirkungen aufweisen als in der Vergangenheit, falls sie genau auf die Art der Erkrankung abgestimmt werden.

Aufenthalt in der Stroke Unit (Schlaganfalleinheit) aus der Sicht des Ehemannes

Bei meinem ersten Besuch empfand ich es als erfreuliches Zeichen, dass meine Frau in ein Gespräch mit ihrer Bettnachbarin verstrickt war.

Erste wackelige Gehversuche zwischen zwei Helfern oder eingehängt an eine kräftige Person erfolgten. Dabei bemerkte ich, dass bereits sehr kurze Strecken enorme Kraftanstrengungen erforderten und der Helfer eher die Funktion des Ziehens oder Stützens inne hatte.

Wir äußerten den Wunsch, mit meiner Frau telefonisch verbunden zu sein und schlugen vor, ihr Handy von zu Hause mitzubringen. Sie meinte, wir müssten ihr altes mitbringen, denn ihr zuletzt verwendetes sei bei der Entführung der Tochter (siehe Bericht über Träume während des Tiefschlafes) zerstört worden.

Ganz erstaunt war sie, als wir ihr später beide Handys präsentierten. Aufgrund ihrer linksseitigen Beeinträchtigung war es ihr ohnehin nicht möglich, das Klapphandy zu benützen. Eine andere Schwierigkeit ergab sich, weil meiner Frau der Pincode entfallen war und erst ein neuer von der Tochter eingegeben werden musste, bevor das Mobiltelefon überhaupt verwendbar war.

Das Weihnachtsfest in der Klinik war für uns Angehörige eine ambivalente Angelegenheit. Freud und Leid lagen in letzter Zeit so nah beisammen. Ich merkte, dass ich meiner Frau große Freude bereitete, wenn ich frische Ananasstückchen mitbrachte.

Ein paar Tage später bekam ich am frühen Vormittag einen verzweifelten Anruf, indem meine Frau mir mitteilte, dass sie nicht mehr weiterwisse und weiterwolle und ich möge so schnell wie möglich vorbeischauen.

Im ersten Moment versuchte ich sie zu beruhigen und versprach mein baldiges Erscheinen. Mit ermunternden Worten gelang es mir, sie zu beruhigen und Hoffnung für die Zukunft zu vermitteln.

Von meinem Mann erfuhr ich, dass ich im Anschluss an den Aufenthalt auf der Stroke Unit (Schlaganfallabteilung) der Universitätsklinik Innsbruck an das öffentliches Krankenhaus Hochzirl in die Abteilung für Neurologie verlegt werde. Dieses Krankenhaus liegt sehr idyllisch in einem Wald nahe Innsbruck und ist von meinem Wohnort in zehnminütiger Autofahrt erreichbar, also sehr günstig für Familienbesuche. Erwähnen möchte ich noch, dass unsere Nachbarin dort seit vielen Jahren als Chefin der Therapeuten tätig ist und Fürsprecherin war, dass ich für eine bestimmte neurologische Station dieses Krankenhauses vorgemerkt wurde. Meine Familie versprach sich sehr viele Fortschritte durch die dort angebotenen Therapien und war dementsprechend traurig, weil der Aufnahmetermin sich öfters aufgrund der begrenzten Plätze verschob. Mir selber war alles recht, ich empfand mich gut aufgehoben an der Uniklinik in Innsbruck, vielleicht auch deshalb, weil ich ein wenig Angst hatte vor einer neuen Umgebung mit anderen Therapeuten und Therapien, neuen Ärzten und anderem Pflegepersonal. Alles Neue war für mich mit Angst und Schlaflosigkeit verbunden. Ich brauchte immer lange Zeit, mich auf eine neue Situation einzustellen.

Dieses Krankenhaus kannte ich von Erzählungen, hatte aber eine ganz andere Vorstellung von der Realität. Ich glaubte immer, dort wären nur sehr alte und senile Menschen auf der letzten Station ihres Lebens untergebracht. Heute schäme ich mich dieses eher abfälligen Gedankengutes. Als ich noch gesund war, hätte ich mir niemals gedacht, einmal dorthin kommen zu wollen, geschweige denn die Aufnahme dort zu erbitten.

So war es dann aber auch. Meine ältere Tochter hatte im Vorfeld mehrmals mit dem Stationsarzt dort telefoniert, meine gesundheitliche Verfassung geschildert und gebeten, mich so bald wie möglich aufzunehmen und am 9. Jänner 2008 nach 19 Tagen Aufenthalt in der Stroke Unit der Universitätsklinik für Neurologie Innsbruck war es so weit, nachdem ich mich von allen lieb gewordenen Ärzten, Schwestern, Therapeuten und Zimmergenossinnen der Schlaganfalleinheit in Innsbruck verabschiedet hatte. Meine Habseligkeiten waren rasch von einer Pflegehelferin in einer Tasche verstaut und samt dieser wurde ich in einen Rollstuhl gesetzt und zum vor der Klinik wartenden Rettungswagen geschoben. Eine weibliche Einsatzfahrerin nahm mich in Empfang und hievte mich rückwärts ins Gefährt, während eine junge Sanitäterin neben mir im Fond des Autos Platz nahm. Es war ein beißend kalter Jännertag, das spürte ich insofern an den Ohren schmerzlich, weil ich ja fast kahlgeschoren war. Vor dem Desaster trug ich die Haare halblang. So ertappte ich mich manchmal bei der alten gewohnten, raschen Handbewegung, mir die imaginären Haare hinter die Ohren zurückzustreifen, damit sie mir nicht in das Gesicht hingen. Als mir das bewusst wurde, musste ich innerlich schon über diese Geste längst vergangener Angewohnheit lächeln. Andererseits machte mich dieser Umstand auch traurig, weil ich mir sehnsüchtig wünschte, dass meine Haare wieder rasch in ihre ursprüngliche Länge wachsen würden. Inzwischen hatte ich auch die Auskunft erhalten, dass ein Haar ca. 1 cm pro Monat wächst. Also würde ich erst in einem Jahr zum Friseur gehen können, um mir eine Frisur machen zu lassen. Anfügen will ich, dass meinem Mann und den meisten Besuchern meine „Kahlheit" zu gefallen schien. Sie meinten, mir stünden kurze Haare gut, ich hätte die richtige Kopfform dazu.

Ich selber fühlte mich nicht sehr wohl mit diesem Umstand. Ich wollte wieder wie früher sein.

In schnellem Tempo lotste die Lenkerin den Rettungswagen durch die Landeshauptstadt zur Autobahn. Dort näherten wir uns viel zu rasant meinem Wohnort und ich erspähte meine Arbeitsstätte und malte mir aus, dass meine Kollegen und Kolleginnen gerade beim Unterrichten waren. Da war ich schon sehr, sehr traurig, weil ich auch Sehnsucht danach hatte. Dabei fragte ich mich, ob ich überhaupt zukünftig in der Lage sein würde, meiner bisherigen Arbeit als Lehrerin nachkommen zu können.

Wir verließen die Autobahn und bogen in eine Seitenstraße ein, die steil die Straße aufwärts durch Wald führte, bis vor ein Gebäude, das für die nächsten neun Wochen mein Aufenthaltsort sein würde.

Anschlussaufenthalt – Akutnachbehandlung

Neunwöchiger Aufenthalt im öffentlichen Landeskrankenhaus Hochzirl, Abteilung für Neurologische Akutnachbehandlung

Ein mulmiges Gefühl hatte ich schon, als mich die Sanitäterin aus dem Rettungswagen schob und in den Speisesaal brachte, weil gerade Mittagszeit war und das Bett noch vorbereitet werden musste. Da saß ich nun im Rollstuhl mit meiner Reisetasche gleich neben der gläsernen Eingangstüre mit Blick auf einen langen Tisch, an dem die meisten Patienten bereits mit Essen beschäftigt waren, d. h. vielen war eine Hilfe zur Seite gestellt, die sie beim Essen unterstützte. Ich war fast verzweifelt, als ich meine „Leidensgenossen" betrachtete. Meines Erachtens hatten alle ein viel größeres Handicap zu tragen als ich. Gleich aufgefallen war mir eine ca. 30-jährige, hübsche Frau, die gerade gefüttert wurde und in deren Gesicht sich dunkle Augenringe befanden. Sie schien ihre Arme nicht koordinieren zu können und auch die Augen schienen zu schielen. Die Arme bot einen erschütterten Anblick und ich war sehr erschrocken.

Einige schienen sich nicht artikulieren zu können, aber es fiel mir wohltuend auf, wie liebevoll und geduldig das Pflegepersonal mit den Patienten umging. Eine Schwester brachte meine Tasche weg und schob meinen Rollstuhl an einen freien Platz dieses Tisches. Sie fragte mich, was ich essen wolle. Ich durfte mir also ein Menü auswählen und stellte bald fest, dass der Koch in diesem Krankenhaus ein Meister seines Faches war. Ich fand es rührend, dass sich sofort jemand um mich Neuankömmling kümmerte. Gott sei Dank brauchte ich zum Essen keine Hilfe mehr, bis aufs Aufschneiden von Fleisch, weil mein linker Arm noch immer niedersank und nicht synchron mit der rechten Hand zu gebrauchen war. Nach dem Essen wurden die Patienten, die sich nicht alleine fortbewegen konnten, von Pflegern in ihre Zimmer gebracht. Ich durfte noch am Tisch sitzenbleiben, weil eine Schwester mit Unterlagen kam und einiges auszufüllen war. Sie erklärte mir den Hausbrauch und was auf mich zukommen würde, vor allem an möglichen Therapien, aber der exakte auf mich abgestimmte Plan würde zuerst mit den Ärzten besprochen werden.

Nun brachte sie mich in ein Dreibettzimmer. Ich erhielt ein Gitterbett neben dem Fenster zugewiesen und ich stellte fest, dass auch die arme junge Frau, die mir gleich am Anfang aufgefallen war, das Zimmer mit mir teilte. Sie lag gleich neben der Eingangstür, auf der anderen Seite, mir gegenüber lag eine etwa 40-jährige Frau aus dem Tiroler Unterland, die schon annähernd drei Monate lang hier war und nun ihrer Entlassung entgegenfieberte. Auch sie hatte einen Schlaganfall erlitten und konnte anfangs nicht gehen, nach einigen Wochen Therapie verschwand ihre linksseitige Lähmung allmählich und sie war schon recht flott unterwegs, wie ich bewundernd feststellte. Sie war von nun an mein Vorbild, dem ich nacheifern wollte, weil ich auch möglichst rasch aus dem Rollstuhl herauskommen wollte.

Ihre Erzählungen machten mir Mut und ich wollte alles dransetzen bei den Therapien, um gesundheitliche Fortschritte zu erlangen.

Nun lag es also an mir, weiterzukommen – ich war voller guter Vorsätze und konnte es gar nicht mehr erwarten, endlich zu starten.

Erst hatte ich noch ein Erstgespräch mit dem Oberarzt dieser Station, einen sehr sympathischen Arzt, der mir gut erklären konnte, wie es um mich stand und welche Therapien auf mich zukommen würden. Mir hat seine ehrliche und bestimmende Art gut gefallen und nun wusste ich, was von mir verlangt werden würde.

Am nächsten Tag war am Aushang auch mein Therapiewochenplan nachzulesen und schon nach dem Frühstück wurde ich von einer Pflegerin zur Physiotherapie abgeholt. Das ging natürlich nicht so schnell vonstatten, weil ich bei ihr eingehängt war und auf der anderen Seite mich entlang des Handlaufes weiterhangelte. Aber irgendwie kamen wir im Behandlungsraum an, in dem mehrere Matten lagen und sich Massagebetten befanden, auf denen bereits einige Therapeuten mit ihren Klienten beschäftigt waren. Ich war sehr froh darüber, dass sich meine Nachbarin, die Cheftherapeutin, sich anfangs um mich kümmerte. Ich kannte sie vorher nur vom Vorübergehen und Grüßen, nun sollten wir enger zusammenwachsen. Bald war ich von ihrer Art, wie sie mit ihren Klienten umging, sehr angetan. Sie ist der Typ: Raue Schale mit weichem Inneren, also genau die Sorte Mensch, mit der ich schon immer gut auskam! Ihre jahrelange Erfahrung als Therapeutin mit Menschen, die ein ähnliches Handicap aufwiesen wie ich, kamen mir schon sehr zugute. Ich merkte gleich, dass sie eine exzellente Therapeutin war, die mir aber auch allerhand abverlangte. Weil mir mein linker Arm Schmerzen beim Bewegen oder Heben bereitete, wurde anfangs Wert auf Bewegungslockerung des linken Armes gelegt. Das tat anfangs höllisch weh, aber ich wollte keine Schwäche zeigen und biss mir oft auf die Lippen, um nicht loszuheulen. Jeden Tag sollte der Bewegungsradius dieses malträtierten Armes etwas vergrößert werden. Im Nachhinein klingt das recht einfach, ist es aber nicht. Therapeutin und Patient müssen dabei intensiv arbeiten, dass die Bemühungen von Erfolg gekrönt sind. In meinem Fall lag ein Impingementsyndrom (engl. „Zusammenstoß") vor, eine Funktionsbeeinträchtigung und schmerzhafte Beweglichkeit im Bereich des (bei mir linken) Schultergelenks. Beim Heben des Armes nach vorne nach etwa 80°aus der Normalstellung beginnt eine deutliche Steigerung der Schmerzintensität, die dann bei etwa 120° wieder abnimmt. Das Gleiche gilt auch beim Heben des Armes auf die Seite (Abduktion). Typischerweise findet sich neben dem sog. „painful arch" (schmerzhafter Bogen) auch ein Nachtschmerz, sodass ein Liegen auf der schmerzhaften Schulter kaum möglich ist. Über-Kopf-Bewegungen verursachen ebenfalls Schmerzen, wobei diese meist dumpf beginnen und dann im Laufe der Zeit an Intensität zunehmen. (Quelle: www. wikipedia.org)

Neben einer kurzzeitigen konservativen Therapie arbeitete die Therapeutin mit mir an den gestörten Bewegungsmustern. Diese Übungen auf der Matte, am Therapiebett ausgeführt, wiederholte ich so oft es ging auch in meinem Bett während der therapiefreien Zeit. Die Fortschritte waren minimal, aber es wurde mir auch angekündigt, dass eine Heilung sehr lange dauern würde.

Als die Schmerzen sehr unerträglich wurden, kam ein Arzt von auswärts und nahm eine einmalige Infiltration vor. Etwas später wurde meine Schulter mit bunten Tapes versehen und wieder einige Tage später wurde die schmerzhafte Schulter gelasert. Obwohl sich Therapeutin und Patientin die größte Mühe gaben, konnte eine völlige Schmerzlosigkeit der linken Schulter während meines Aufenthaltes in dieser Einrichtung nicht erzielt werden, und es sollte noch ein Jahr dauern, bis der Arm halbwegs schmerzfrei zu gebrauchen war.

In der Physiotherapie wurde auch sehr auf meine Gleichgewichtsstörungen eingegangen, weil es öfters vorkam, dass ich bei abrupten Bewegungen Schwindel verspürte und zeitweise während der Therapie pausieren musste.

Ergotherapie – Physiotherapie – Neuropsychologie

Arbeit mit der Ergotherapeutin:

Weil bei mir ein Neglect-Syndrom, also eine Aufmerksamkeitsstörung diagnostiziert wurde, machte ich im Vorfeld verschiedene Tests mit dem Neuropsychologen und später folgte die Arbeit mit einer Ergotherapeutin.

Zur Erklärung:

Beim Neglect-Syndrom, auch als halbseitige Vernachlässigung bezeichnet, handelt es sich um eine Aufmerksamkeitsstörung infolge Schädigung (Läsion) einer Hirnhälfte. Umweltreize werden verspätet oder gar nicht wahrgenommen. Menschen, deren rechte Gehirnhälfte geschädigt wurde, haben Schwierigkeiten, die der Läsion gegenüberliegende Körperseite wahrzunehmen. Meist ist bei Schlaganfall-Patienten, wie bei mir, die rechte Hirnhälfte betroffen, demzufolge fehlt die Wahrnehmung für die linke Körperseite. Diese Aufmerksamkeitsstörung kann alle Sinne betreffen. Bei mir handelt es sich vorwiegend um den Sehsinn. Das Besondere an dieser Störung ist, dass dem Betroffenen meist die Krankheitseinsicht fehlt, das heißt, er selbst nimmt diese Einschränkung nicht wahr, was bei mir nur bedingt zutraf.

Das Neglect-Syndrom ist einem Gesichtsfeldausfall (Hemianopsie) sehr ähnlich, kann daher auch sehr leicht mit diesem verwechselt werden. (Quelle: Wikipedia 2010)

Vor allem der Neuropsychologe stellte bei mir diese Aufmerksamkeitsstörung in Form von Kombination mehrerer Diagnose-Hilfsmittel fest.

Einige mir noch erinnerliche Aufgaben, die gelöst werden mussten:

Linienhalbierung: Dabei muss der Betroffene horizontale Linien in der Mitte durchstreichen. Ist der Strich statt in der Mitte zu einer Seite verlagert, spricht das für einen Neglect-Betroffenen.

Anhand von Leseaufgaben kann gut festgestellt werden, ob beide Seiten gleichwertig arbeiten. Neglect-Patienten fangen erst von der Mitte an zu lesen.

Beim Schreiben wird eine Seite des Blattes nicht benützt.

So waren zum Beispiel auf einem Blatt die Zahlen von 1 bis 40 an den verschiedenen Stellen verteilt angeordnet und ich sollte sie mit einem Stift aufsteigend verbinden, was mir nur sehr schwer gelang. Manche Zahl, die auf der linken Blattseite angebracht war, sah ich einfach nicht. An dieser Aufgabenstellung verzweifelte ich manchmal. Sie war anfangs nur durch Hilfestellung des Therapeuten möglich.

Hinweisreize können behilflich sein, die Aufmerksamkeit zur vernachlässigten Seite zu richten.

Meine Ergotherapeutin erzielte das mit einem roten, senkrechten Strich am linken Seitenrand, wenn ich einen Text lesen musste.

Ich sollte von gegenübergestellten Bildern, die sich in mehreren Merkmalen voneinander unterschieden, Fehler ankreuzen. Das war für mich anfangs auch ziemlich schwer zu lösen.

Geometrische Figuren nachzuzeichnen war ebenfalls nicht einfach, wobei dies später in einer bestimmten Zeitspanne zu erfolgen hatte. Da kam ich in eine unerträgliche Stresssituation und machte natürlich viele Fehler.

Es gab einige Tests, die auf Zeit zu bearbeiten waren. Da merkte ich bald, dass ich Stress nicht gewachsen war und in meinem Beruf als Lehrerin muss man gut mit Stress umgehen können. Da war ich ja noch meilenweit davon entfernt, nur im geringsten an eine Wiederaufnahme meines Berufes zu denken! Nach solchen „Prüfungen", war ich meistens fix und fertig, schwitzte und merkte, wie der Puls beschleunigt war. Auch stieg dann jedes Mal die Angst in mir hoch, meinem Beruf nicht mehr nachgehen zu können, wenn sich mein Verhalten nicht ändern würde. Nach derlei Einheiten beim Neuropsychologen brauchte ich meist viele Gespräche mit meinem Mann, bis ich mich wieder einigermaßen beruhigt hatte. Auch meine liebe Ergotherapeutin verstand es wunderbar, mich nach solchen Tiefschlägen aufzubauen.

Zeichnen:

Beim räumlichen Neglect ist das innere räumliche Abbild der den Betroffenen umgebenden Welt verlorengegangen. Betroffene Neglect-Patienten zeichnen und malen nur nach einer Seite bzw. sie vernachlässigen eine Seite. Ich bemalte während meiner Therapie eine Buchstütze mit einem blühenden Baum, wobei ich auf der linken Seite gut erkennbar weniger Blüten gegenüber der rechten Seite auftrug und das fiel mir erst auf, als mich die Therapeutin darauf aufmerksam machte. Als ich diesen für mich tragischen Umstand (ich unterrichtete Bildnerische Erziehung) bemerkte, war ich sehr betroffen und um die, wie ich damals meinte, gute Ausrede bemüht, bei der fast blütenlosen Seite des Baumes handle es sich ja logischerweise um die Wetterseite!

Beim Essen werden Speisen hauptsächlich auf einer Tellerseite gegessen, Speisereste der linken Seite schob ich meist unbemerkt über den Tellerrand. Dementsprechend unsauber war der Essplatz rund um den Teller.

Hatte ich im Bett gespeist, so schämte ich mich oft über meine Missgeschicke, die mir passierten und zur Folge hatten, dass das Pflegepersonal öfters das Bettzeug und mein Nachtgewand wechseln musste. Mein Mann musste mehrmals pro Woche meine verunreinigte Nacht- und Unterwäsche gegen saubere austauschen. Er bekam viel zusätzliche Arbeit durch mich aufgehalst. So hat er zu jener Zeit den Umgang mit der Waschmaschine und dem Bügeleisen lernen müssen. Wer hätte sich das gedacht, dass er, der sich in meiner gesunden Zeit gerne bedienen hatte lassen, nun derlei triviale Arbeiten im Haushalt in die Hand nehmen musste wie Kochen, Blumengießen, seine und meine Wäsche waschen und bügeln, Katze füttern, usw.

Vor dem Waschvorgang hat er allerdings die Wäsche nicht nach Farben getrennt und die Waschtemperatur auf die Art der Wäsche abgestimmt, sondern alles bunt gemischt in die Trommel geworfen und generell jede Wäscheladung mit 40° Celsius Temperatur gewaschen. Das fehlende Sortieren nach Farben hatte zur Folge, dass manche vorerst blütenweiße Unterwäsche nun grau geworden war oder einen rosa Schimmer aufwies.

Immerhin roch die gewaschene Kleidung gut und mein sehr empfindlich gewordener Geruchssinn war besänftigt und ich war meinem Mann sehr dankbar, dass er sich so um mein Wohlergehen bemühte.

Überhaupt war er für mich unersetzlich geworden. Er kam auf meine Bitte hin jeden Tag nach der Arbeit zu mir, um mit mir Dinge zu besprechen, um eingehängt das Gehen zu üben, um zu trösten und mich fürs Schlafengehen vorzubereiten. Da entwickelte sich ein eigener Rhythmus, auf den ich gar nicht mehr verzichten wollte. Fiel er einmal aus, so kam dafür eine meiner Töchter, weil mir das „Eingebettetwerden" durch eines meiner Familienmitglieder derart wichtig geworden war.

Meine jüngere Tochter konnte nur sehr selten zu Besuch kommen, weil sie zur Zeit meines Aufenthaltes in den diversen Krankenhäusern in Ungarn arbeitete.

Vordergründig in der Ergotherapie steht die Bewältigung der täglichen Aufgaben. Hierbei muss die geschädigte Seite besondere Berücksichtigung finden.

Dies hatte seinen Anfang bereits beim Anziehen der Kleidung in der Universitätsklinik gefunden. Man kann sich gar nicht vorstellen, wie schwer es ist, einen Büstenhalter richtig herum anzuziehen, weil ja der linke Arm sehr schmerzte und die räumliche Wahrnehmung auch beeinträchtigt war und ist. Am besten gelang das Unternehmen, wenn ich zuerst den BH richtig vor mich hinlegte und dann um meine Mitte mit einer Hand hinhielt. Nun rückte ich das Kleidungsstück so, dass der Verschluss nach vorne gerichtet war. Ihn zu verschließen gelang nicht immer. Wenn es gelang, dann musste ich zuerst in den linken Träger schlüpfte, dann in den rechten. Meist war einer der Träger verwurstelt, dass dann der Busen zwickte und zwackte, weil der Metallteil des Körbchens nicht richtig anlag. Nach so einer misslungenen Aktion war ich oft sehr zornig über meine Tollpatschigkeit und mein Unvermögen, nicht einmal solch einer Situation gewachsen zu sein. Eine zufällig ins Zimmer kommende Schwester bat ich meist, mir aus meiner Not zu helfen.

Auch das Anziehen einer Strumpfhose war Schwerarbeit. Hilfreich war, diese Aktion nach genauem Plan durchzuführen, immer mit dem linken Fußteil und Bein beginnend, dann klappte es nach einiger Zeit. Jeder Handgriff musste geübt werden, d.h., ich musste mir vieles wieder lernen und das dann festigen.

Schuhbänder binden: Was beinahe jedes sechsjährige Kind beherrscht, musste ich wieder mühsam lernen. Die linken Finger wollten anfangs nicht mit den Fingern der rechten Hand koordinieren. Sie arbeiteten zeitverzögert. Wenn ich eine Schleife zuwege gebracht hatte, so war es dann schwierig, diese zu fixieren. Meist entstand ein lockeres Gebinde, das nach ein paar Schritten im Begriffe war sich zu lösen. Dabei wurde ich manchmal richtig zornig, wenn ich immer und immer wieder nachjustieren musste. Geduld war sowieso zu einem Fremdwort für mich geworden. Konnte ich mich schon in gesunden Tagen nicht gerade in Geduld üben, so trieb ich es mit meiner Ungeduld nach dem Desaster oft auf die Spitze, sodass ich außer Rand und Band geriet, wenn mir etwas nicht schnell genug ging und gelang.

Nicht erst jetzt beim Schreiben, sondern schon damals in dieser schrecklichen Zeit der Ungewissheit merkte ich, dass mein Mann mit mir viel ertragen musste. Er war es, dem ich abends meistens vorjammerte, wenn ich mit meinem Vorwärtskommen nicht zufrieden war oder überhaupt nicht mehr weitermachen wollte. In der Nachsorge war das einmal der Fall, als ich aufgeben wollte. Ausschlaggebend war der Besuch meiner Tochter mit ihrem Freund an einem windigen Sonntag im kalten Februar. An jenem Tag hatte ich ziemliche Kopfschmerzen und schon zwei Tabletten eines Schmerzmittels intus, als ich aufgefordert wurde, doch mit meinem Besuch ins Freie mitzugehen. Eigentlich hatte ich dazu nicht recht Lust, aber allein im Zimmer zu bleiben (die anderen zwei Mitpatientinnen waren mit ihren Besuchern unterwegs), das stellte sich für mich als die schlechtere Option dar. Ich wurde also gebeten, mich warm anzuziehen. In meinem Kasten war die Auswahl an tragbarer Zivilkleidung nicht gerade groß und so zog ich mir eine dunkle, sackförmige Goretex-Jacke drüber und fand in deren Tasche auch ein Stirnband für alle Fälle.

Dann wurde ich von meinem Besuch in die Mitte genommen und wir bewegten uns in Richtung Ausgang. Dabei konnte man den Aufzug oder die Stiege benützen. Wir entschieden uns für die Benützung des Liftes, weil mein Gangwerk noch recht unsicher war und ich fast jeden Tag Hüft- oder Knieschmerzen verspürte, wenn ich länger auf den Beinen war.

Schon im Aufzug hatte ich den Mut verloren, den Spaziergang anzutreten. Da war ein Spiegel und als ich mich in ihm betrachtete, war ich sehr erschrocken. Mir sah eine ältliche, spitznasige, schon im Grauwerden begriffene Frau entgegen, die sehr blass war und unendlich unglücklich zu sein schien. Dummerweise handelte es sich ja um mich selber! Die dunkle Gewandung machte das Bild auch nicht fröhlicher. Nun wollte ich keinen Schritt mehr weitergehen und mich so der Öffentlichkeit präsentieren. Ich mochte mich ja selber in diesem Aufzug nicht! Also beharrte ich, auf der Stelle ins Zimmer zurückgebracht zu werden. Die beiden Besucher sahen mich ganz entgeistert an und versuchten mich umzustimmen, was ihnen nicht gelang. Ich wollte allein sein mit mir, mich in meinem Schmerz ergehen, da brauchte es keine Zuhörer und Zuseher! Ich begann zu weinen und meinen Kummer von der Seele zu jammern. Ich merkte schon, dass ich auf Unverständnis gestoßen war und es tat mir leid, mich so gehen zu lassen, besonders vor dem Freund meiner Tochter. Ich denke, ihnen wurde es dann doch zuviel, weil sie sich bald darauf verabschiedeten. Nun konnte ich meine Wunden lecken, mich in Selbstmitleid ergehen und theatralisch ausmalen, was ich abends meinem Mann erzählen würde. Ich habe dann wirklich haltlos in meinen Polster hineingeweint. Gott sei Dank war niemand im Zimmer und bekam meine traurige Verfassung mit. Weil meine Kopfschmerzen nicht nachließen, wurde mir noch eine Schmerztablette verabreicht und dann muss ich wohl eingeschlafen sein.

Jedenfalls war das auch der einzige Abend, an dem ich nicht eingebettet werden musste, weil ich ja schon am Nachmittag im Bett war.

Am nächsten Tag ging es mir sehr schlecht. Ich schämte mich sehr, weil ich mich am Vortag vor meinen Verwandten so gehen lassen hatte. Ich war sehr unzufrieden mit den Gegebenheiten und hatte das dumpfe Gefühl, nichts mehr auf die Reihe bringen zu können. Die Sinnfrage stellte sich mir: „Was im Leben habe ich noch zu erwarten? Würde mich mein Mann aushalten in diesem Zustand, der sich womöglich öfter wiederholen könnte? Ich war so voller Verachtung vor mir, glaubte für nichts zunutze mehr zu sein. Wollte ich so weiterleben? Gerade war ich 55 Jahre alt geworden! Normalerweise war das ein Alter, in dem man die Früchte seines Lebens ernten konnte. Die Zeit von 50 bis 55 Jahren war für mich die schönste meines Lebens gewesen. Die Kinder waren erwachsen und gingen recht brav und anständig ihren Weg. Das Haus war längst bezogen, ich hatte noch 5 Jahre bis zu meiner Pensionierung. Also war bis jetzt alles recht optimal in meinem Leben gelaufen.

Mir fiel aber auch ein, dass ich die letzten Jahre vor meiner Aneurysmablutung oft großen Stress gehabt hatte und einige Aufregungen erleben musste. Da war zum einen mein Perfektionismus, Schule und Privatleben optimal zu leben. Daheim musste das Haus aufgeräumt sein, der Mann wurde täglich warm bekocht und die Vorbereitungen und Korrekturarbeiten für den Unterricht waren mir sehr wichtig und nahmen viel Zeit in Anspruch. Den Schülern wollte ich etwas bieten, ich war sehr ehrgeizig im Weiterbringen der Lehrinhalte. Andererseits gab es in diesen letzten Jahren viele Änderungen im Schulwesen, viel Administratives musste neben dem Unterrichten geleistet werden, dessen Sinnhaftigkeit nicht immer nachvollziehbar war. Statt so viel Zeit mit der Administration zu verbringen, hätte sich der Lehrer vermehrt um den einzelnen Schüler kümmern/bemühen können. Das wäre in meinen Augen wichtiger gewesen, weil die Verhaltensauffälligkeiten einzelner Schüler eklatant im Zunehmen begriffen waren. Wenn etwas vorfiel, dann konnte man sicher sein, dass der unmittelbare Vorgesetzte nicht hinter dem Lehrer stand. Da gab es bei Schwierigkeiten kaum Hilfe von oben. Ich fühlte mich bei Problemen allein gelassen und versuchte Konflikte auf meine Art und Weise selbst zu lösen. Das war manchmal schon sehr demotivierend. Hauptsächlich hängt es von der Leitung einer Schule ab, ob das Betriebsklima für Lehrer und Schüler förderlich ist. In einem positiven Umfeld arbeiten Lehrer engagierter und vermitteln dem Schüler Optimismus. Hektische und unsichere Lehrende sind nicht gerade gute Vorbilder für Heranwachsende.

Stress gab es in den letzten fünf Jahren vor der Hirnblutung auch im privaten Umfeld. Meine gesamte Herkunftsfamilie war in diesem kurzen Zeitraum verstorben. 1995 starb mein Vater an Lungenkrebs. Ihm folgte mein Bruder im 56. Lebensjahr an Bauchspeicheldrüsenkrebs. Drei Jahre später erlag meine Mutter mit 82 Jahren, stark dement, schlussendlich an den Folgen einer Lungenentzündung. Dazwischen waren nicht gerade einfache Erbschaftsverhandlungen zu führen, wobei sich die Entfernung zu meinem Heimatbundesland Steiermark erschwerend auswirkte. Die Erbschaftsverhandlungen waren alles andere als fair abgelaufen und zogen sich insgesamt zehn Jahre hin. Der Tod der Eltern und das Ordnen der Verlassenschaft anschließend daran gingen nicht spurlos an mir vorüber, weil ich zeitweise depressiv verstimmt war aufgrund der Heimtücke und Niederträchtigkeit bezüglich der Verhaltensweise der Erben des Bruders nach dessen raschem und tragischem Tod. Da passierten sehr unschöne Dinge und ich beschloss, den Kontakt zu meiner Verwandtschaft abzubrechen.

Um mit der Situation fertig zu werden, konsultierte ich leider viel zu zögerlich eine professionelle Hilfe. Heute weiß ich, dass man sich nicht scheuen soll, gleich beim Auftreten von Problemen helfen zu lassen.

All diese unliebsamen Vorkommnisse kreisten nun in meinem Kopf herum und ich konnte nachts kein Auge zutun und wälzte mich wohl unruhig im Bett herum. Am nächsten Vormittag war ich so gerädert und niedergeschlagen, dass ich das Gefühl hatte, alles hinwerfen zu wollen. In meiner großen Not verständigte ich schluchzend meinen Mann, der während der Mittagspause gerade auf dem Weg zu einer Schitour war. Wieder bat ich ihn, so schnell wie möglich zu kommen. Er wendete erschrocken das Fahrzeug und kam zu mir und musste sich gewiss wieder viel Schmerzhaftes anhören. Mir war aber danach leichter und ich beschloss, mich von nun an nicht mehr so fallen zu lassen und nun wirklich zu kämpfen. Da gab es doch Patienten, die viel schlimmer als ich dran waren und sich nicht so aufführten wie ich. Ich sollte mich wirklich am Riemen reißen! Das zweite Mal Lebenskrise seit dem Desaster sollte nun das letzte Mal sein.

Ich habe bereits erwähnt, dass in meinem Zimmer eine junge Frau lag, die noch ein schlimmeres gesundheitliches Problem zu bewältigen hatte als ich. Verena, wie ich sie hier nenne, war schon annähernd ein Jahr lang in diesem Tiroler Krankenhaus. Wie ich von ihrer Mutter erfuhr, war sie mit ihrer Familie, Mann und zwei Söhne, in einen Verkehrsunfall in der Nähe von Györ verwickelt. Sie hatten gerade Urlaub in Serbien gemacht und waren auf der Rückreise nach Tirol. Der ältere Sohn mit ungefähr sieben Jahren saß am Beifahrersitz neben seinem Vater, die Mutter mit dem Kleinkind am Rücksitz, als der Zusammenstoß mit einem anderen Auto passierte. Die Schuldfrage spielt hier nicht die wesentliche Rolle, nur, dass beim Aufprall Mutter und Kleinkind aus dem Gefährt geschleudert wurden und schwerverletzt liegen blieben.

Dem Vater und dem Sohn auf den Vordersitzen geschah fast nichts, außer dass sie natürlich einen Schock davontrugen. Die beiden Schwerverletzen kamen nach Györ zur Erstversorgung und aufgrund der Schwere der Verletzungen dann für einige Monate in die neurologische Abteilung des AKH nach Wien, wo man für Fälle mit Schädel-Hirntrauma spezialisiert ist.

Verena war gelähmt, konnte nicht mehr sprechen und war inkontinent geworden. Ob sie auch innere Verletzungen davongetragen hatte, entzieht sich meiner Kenntnis. Sie wurde dann nach einigen Monaten ins Krankenhaus Hochzirl nahe Innsbruck auf die neurologische Station überführt, weil sie hier von ihren Eltern und ihrem Mann mit dem gesunden Sohn öfters besucht werden konnte. Der schwer verletzte Sohn wurde in eine Spezialklinik in der Nähe von München gebracht, wo er auch fast ein Jahr in Behandlung stand. Während dieser Zeit war es der Mutter nicht möglich, diesen Sohn zu Gesicht zu bekommen. Wie viel Schmerz muss in so einer geschundenen Frau vorhanden sein, um mit so einem Schicksal zurechtzukommen? Als mir das durch den Kopf ging, war ich schon beschämt über mein Aufgebenwollen.

Aufgrund ihres langen Aufenthaltes hier im Krankenhaus hatte Verena ihre Bettecke recht wohnlich gestaltet. Da befanden sich einige Stofftiere am Ablagebord hinter ihrem Bett und mehrere Bilder aus glücklichen Tagen waren an der Kante des verkleideten Kabelstranges angeklebt, woran zu sehen war, dass diese junge Frau in gesunden Tagen eine sehr hübsche, glückliche Person gewesen war. Sie wurde fast täglich besucht und vor allem ihre

Mutter brachte meist etwas Selbstgebackenes mit, das mit Lust und Freude auf der Stelle von der Patientin verzehrt wurde. Die Besuchsabende gestalteten sich meist sehr wortreich und laut, sie vermittelten aber großen Zusammenhalt dieser Familie und Wärme zwischen den einzelnen Personen.

Wenn es mir gut ging, sah ich dem Treiben gerne zu und unterhielt mich oft mit diesen Besuchspersonen. Wenn ich deprimiert war, dann verließ ich das Zimmer, um Ruhe zu haben und allein zu sein. Manchmal brauchte ich einfach Stille um mich, da wollte ich meinen Gedanken nachhängen. An meinen besuchsfreien Abenden stahl ich mich meist aus dem Zimmer und begab mich in den Computerraum, den ich laut Ergotherapeutin benutzen durfte. Wenn niemand an dem einzigen Gerät saß, schaltete ich dieses ein und ging die Programme durch, die mir meine Therapeutin empfohlen hatte, so oft wie möglich zu üben. Es war ein eigens für neurologische Fälle entwickeltes Programm, mit verschiedenen Tests, die man je nach persönlicher Schwierigkeitsanforderung einstellen konnte. „Das Labyrinth" zum Beispiel war gut für meine Wahrnehmungsstörung, weil ich meine Augen rasch in alle Richtungen bewegen musste, wenn ich auf Zeit einen bestimmten farbigen Weg aus dem Irrgarten finden wollte.

Oft schoss ich auch Gegenstände ab. Dabei mussten in einer bestimmten Zeit farbige Luftballone zum Platzen gebracht werden. Diese Übung war ebenfalls gut für die Augenbewegungen, um der vorhandenen Quadrantenanopsie (in meinem Fall: Beeinträchtigung/Teilblindheit des linken unteren Gesichtsfeldes) und dem Neglect (Wahrnehmungsstörung) entgegenzuwirken und die beeinträchtigte linke Seite zu fordern.

Manche Tests erforderten, dass man sich gewisse Namen und Orte merken musste und die dann zum Lösen einsetzen sollte. Das war gut für die Konzentration und Merkfähigkeit.

Es waren Strategien zu entwickeln, Abläufe zu durchschauen, wenn verschieden farbige und nach Größen sortierte Ringe auf einen Stab richtig aufgereiht werden sollten. Das war für mich mitunter schwer nachvollziehbar und manchmal nervte es mich, wenn ich nicht imstande war, eine Lösung zu finden.

So hat sich bei mir die Selbstinstruktionstechnik als hilfreich erwiesen, weil damit die Aufmerksamkeit gezielt trainiert werden kann.

Bei diesem Verfahren aus der Verhaltenstherapie soll die Vernachlässigung einer Raumhälfte gemindert werden, indem der Patient sich innerlich bestimmte Formulierungen immer wieder vorsagt und so neue Verhaltensmuster lernt.

Diese Technik wandte ich anfangs und noch heute beim Gehen an.

Mein linkes Bein wollte sich anfangs nicht belasten lassen. Sobald ich mich aus dem Bett hievte und aufstehen wollte, knickte es ein. Es war nicht bereit, die Last des Körpers im Einklang mit dem rechten Bein tragen zu wollen.

Es ging mir beim Gehenlernen alles viel zu langsam. Jetzt war ich fast schon eine Woche hier und ich musste noch immer von A nach B geführt werden. Es war an der Zeit, wieder auszuprobieren, ob ich das Gehen allein schaffen würde. Wenigstens vom Bett zu den Handläufen entlang der Wand wollte ich kommen. An meinem missglückten vormaligen Versuch in der Innsbrucker Klinik dachte ich in diesem Moment gar nicht. Ich war regelrecht von der Idee besessen, auf der Stelle wieder gehen zu können. Ausschlaggebend wird wahrscheinlich auch die kurz vorher stattgefundene Begegnung mit einer Patientin gewesen sein, die ich von der Uniklinik her kannte. Sie war im Pflegedienst eines Seniorenheimes in meiner Nachbargemeinde tätig und erlitt während der Ausübung ihrer Arbeit eine Aneurysmablutung am Hals (Aussackung und Platzen der Halsschlagader). Ein quer verlaufender Schnitt zeugte noch von der vergangenen Operation, die gut vonstatten gegangen war, aber auch sie hatte Lähmungserscheinungen am linken Bein. Wie überrascht war ich, als ich bemerkte, dass sie bereits ohne Hilfestellung fähig war zu gehen. Ihr wollte ich es nachmachen und so startete ich meinen Versuch, als meine Mitpatienten gerade nicht im Raum waren.

Leider waren an jenem Tag die Bettgitter nicht vollkommen vom Bett entfernt, sondern nur heruntergeklappt worden! Bis zum Aufsitzen ging alles gut, auch beide Beine konnte ich auf den Boden seitlich des Bettes stellen. Nun musste ich nur noch probieren selbstständig zu stehen, indem ich mich etwas mit den Oberschenkeln an der vermeintlich runden Bettkante abstützen wollte. Leider hatte ich nicht auf das runde, glatte Gestänge des Bettgitters geachtet, weil ich es höchstwahrscheinlich aufgrund meiner Teilblindheit und Wahrnehmungseinschränkung gar nicht gesehen hatte. Als ich mich hoch aufrichten wollte, um zu stehen, rutschte ich vom Bettgitter ab und fiel mit einem Knall auf den Boden, wo ich liegen blieb, weil ich nicht in der Lage war, mich aus eigener Kraft mit nur einer Hand hochzuziehen. Die Klingel war in dieser Position auch nicht erreichbar, also harrte ich in dieser Bodenlage schlechten Gewissens und voller Selbstvorwürfe der Dinge, die da auf mich zukommen würden, aus. Eine Schwester war auch bald vor Ort und schimpfte laut mit mir und musste diesen Vorfall natürlich weiterleiten. Ein herbeigerufener Arzt befragte und untersuchte mich und meinte, ich müsse höchstwahrscheinlich geröntgt werden. Ich beruhigte alle, dass mir nichts weh täte und versicherte, keinen solchen Selbstversuch in nächster Zeit mehr zu unternehmen. Natürlich tat mir die Hüfte höllisch weh und auch der linke Arm schmerzte. Ich ließ mir absolut nichts anmerken, um die gespannte Situation nicht noch zu verschärfen. Am nächsten Tag sah ich die Bescherung: einen großen blauen Fleck an der Hüfte, der einen Tag später grün, dann bald darauf gelb wurde. Eine Schwester dieser Abteilung verstand sich gut in der Anwendung von homöopathischen Mitteln und brachte mir eine dunkle, dicke Flüssigkeit, mit der ich die Stelle im Bad einreiben konnte. Mir kam auch vor, dass die Stelle bald danach weniger schmerzte und außerdem verbreitete dieses Mittelchen einen wunderbaren Duft, den ich gerne einatmete.

Und so wiederholte ich die Anwendungen öfters als empfohlen und die Schwellung samt wechselnder Farbe war nach einer Woche kaum mehr sichtbar.

Selbstständigkeit durch Nordic-Walking-Stöcke

Weil ich einen dritten Versuch nicht mehr wagen wollte, bat ich meinen Mann, mir für die Unterstützung zum Gehen meine Nordic-Walking-Stöcke mitzubringen. Es stellte sich heraus, dass dies eine sehr gute Idee war, denn von nun an benützte ich einen Stock zum Gehen und war in der Lage, mich selbstständig, also ohne Hilfe des Pflegepersonals, zu bewegen. Das bedeutete ein großes Stück Freiheit für mich. Von nun an war vieles erträglicher für mich geworden. Ich konnte, wann immer ich wollte, das Zimmer verlassen. Zwar war ich anfangs sehr langsam und wackelig und musste auf der zweiten Seite den Handlauf benützen, aber dies stellte für mich eindeutig eine Verbesserung der momentanen Lebensqualität dar. Ich sah wieder Licht am Ende des Tunnels und meine psychische Verfassung war gleich positiver. Nun wollte ich alle Möglichkeiten der Therapie ausschöpfen, um viel von diesem Aufenthalt gesundheitlich zu profitieren. Ich hätte mich so gerne künstlerisch betätigt. Der Umgang mit Farbe ging mir ab und so las ich am Anschlagbrett, dass es auch eine Werkstattgruppe gab. Darunter konnte ich mir nicht viel vorstellen, wollte das aber ausprobieren und fragte meine Ergotherapeutin, ob ich da mittun könne. Sie begrüßte meine Teilnahme und so stand ich eines Tages mit Laubsäge, Holz, Leim und Klemme im Werkraum und war dabei, vorgezeichnete Linien auszusägen. Eine Buchstütze sollte das unfertige Gebilde werden. Ich ließ mir erklären, dass hier vorwiegend Hilfsmittel für die Therapien hergestellt wurden. Es war für mich schon ein eigenartiges Arbeiten mit nur einer Hand im Einsatz. Die linke Hand konnte ich höchst zum Festhalten verwenden, der Arm schmerzte aber sofort, wenn eine Drehbewegung erforderlich war.

Trotzdem war ich mit Eifer dabei, weil etwas im Entstehen begriffen war und das beflügelte immens. Außerdem schätzte ich es sehr, mich mit den Mitpatienten dort „fachmännisch" zu unterhalten und nicht nur über Krankheiten zu reden. In dieser Gruppe waren meist männliche Patienten, die, so erschien es mir im ersten Überblick, nicht zu schwer von ihrer Krankheit betroffen waren.

Weil ich die Buchstützen zu kahl empfand, machte ich den Vorschlag, sie mit einem blühenden Baum zu bemalen, was mir gestattet wurde. Nachdem ich mir die passenden Farben und Pinsel ausgewählt hatte, begann ich mit der Skizzierung des Baumes und malte die einzelnen Teile mit der entsprechenden Farbe aus. Zum Schluss versah ich die noch kahlen und braunen Äste mit grünem Laub in mehreren Farbnuancen und rosaroten Blüten. Als ich glaubte fertig zu sein, rief ich zufrieden die Leiterin dieser Gruppe und erwartete ihr Urteil. Diese betrachtete lange mein Werk und fragte, ob ich wirklich fertig sei. Ich bejahte und wurde unsicher, weil mir ihre Frage nicht logisch erschien. Da sie mein ratloses Gesicht bemerkte, hakte sie nach und fragte, warum ich denn auf der linken Seite keine Blüten gemalt hätte. Nun fiel es mir wie Schuppen von den Augen, nun erst kapierte ich ihr langes Zögern und wurde, glaube ich, tiefrot. Nun bemerkte auch ich die Kahlheit auf der linken Seite meines Gemäldes, dessen Endergebnis durchaus nicht absichtlich entstanden war. Ich hatte die linke Seite nicht wahrgenommen. Meine Wahrnehmungsstörung, der Neglect, vielleicht auch die Teilblindheit trugen Schuld an diesem missglückten Bild und ich war sehr enttäuscht und erschrocken darüber. Das wollte ich aber nicht zeigen und so fiel mir sofort eine Ausrede zu diesem Dilemma ein, indem ich meinte, bei der kahlen Seite handle es sich natürlich um die Wetterseite eines Baumes.

Ich glaubte mich elegant aus der Misere gezogen zu haben, was die Gruppenleiterin sich dachte, weiß ich nicht. Später habe ich diese Geschichte ganz ehrlich meiner lieben Ergotherapeutin U. erzählt und die erklärte mir die Ursachen. Wir beschlossen gemeinsam, dass wir fortan viel und zielgerichtet üben würden, dass sich die Wahrnehmungsstörung der linken Seite verbessere.

Von nun an übten wir viel mit Computerprogrammen, wobei ich meine Aufmerksamkeit verstärkt auf die linken Seite des Desktops richten musste. Oft hatte ich auf Zeit zu arbeiten, d.h., U. stellte die Stoppfunktion ihres Handys ein und nach einer bestimmten, vorher von U. festgelegten Zeit hatte das Ergebnis festzustehen. Dieses Arbeiten auf Zeit brachte und bringt mich oft in Stresssituationen, dabei fange ich an zu schwitzen, das Herz pocht schneller und ich habe das Gefühl, dass sich die Kehle zuschnürt und ich die Arbeit nicht zufriedenstellend schaffen werde . Es schleichen sich dabei natürlich Fehler ein, Schlampigkeitsfehler in erster Linie, aber auch Fehler, die ich in gesunden Zeiten nicht gemacht hätte.

Erwähnen möchte ich, dass mir meine Ergotherapeutin U. während meines Aufenthaltes in diesem Krankenhaus und darüber hinaus sehr ans Herz gewachsen ist. Ich mochte sofort ihre direkte Art und die Bestimmtheit in ihrer Arbeit und das doch Vorhandensein eines großen Einfühlungsvermögens, eine gute Kombination für eine Therapeutin, die sich großteils mit schwer kranken Klienten beschäftigt. Sehr schätzte ich an ihr, dass sie mich zu jener Zeit als vollwertigen Menschen akzeptierte und mich auch so behandelte. Damals war es für mich ganz schlimm, wenn ich merkte, dass ich nicht für voll angesehen wurde, wenn Menschen mir plötzlich nicht mehr in die Augen sahen, sondern über mich hinwegsahen, meinen Gesprächseinwand ignorierten, als ob ich nicht vorhanden wäre. Damit wurde mir das Gefühl des „Nicht-vollwertig-Seins" suggeriert.

Meine Ergotherapeutin wusste natürlich auch, dass mein Wunschziel nach der Nachsorge in diesem Krankenhaus darin bestand, zu Hause alle Arbeiten selbst verrichten zu können und wieder in den Beruf zurückzukehren. Das waren natürlich sehr hochgestochene Ziele, wo ich doch noch nicht selbstständig gehen konnte. U. meinte von Anfang an, dass ich das meiste wieder tun würde können – sie war so voller Optimismus, das tat sehr gut und gab mir Aufwind beim Trainieren und Ausführen der Therapieaufgaben. Ich will behaupten, dass wir ein optimales Duo darstellten, meine Therapeutin und ich als ihre Klientin. Da waren Vertrauen, Sympathie und Verständnis von Anfang an gegeben.

Um zu Hause nach meiner Entlasssung aus dem KH bestehen zu können, wollten wir während einer der nächsten Therapiestunden einen Kuchen nach meiner Wahl backen. Im Vorfeld dazu bat ich meine Tochter, aus meinem Kochbuch das Rezept für einen Schokoladekuchen, den sogenannten Fünfminutenkuchen, herauszuschreiben und mir zu bringen. Für ihn hatte ich mich deshalb entschieden, weil er sehr leicht zuzubereiten war und man nicht großartig die Zutaten abwiegen musste, denn sie werden becherweise berechnet. U. besorgte die Zutaten, wie Mehl und Backpulver, Zucker, etwas Olivenöl, einen Becher Sauerrahm, geriebene Haselnüsse, Benco (gefriergetrocknete Schokoladeraspeln), drei Eier und etwas Milch.

Vor jenem Therapieexperiment in der Küche war ich schon sehr aufgeregt und gespannt, ob ich das Kuchenbacken noch auf die Reihe bringen würde.

Mit einer Schürze adjustiert, machte ich mich vorerst mit den Gegebenheiten der „fremden" Therapieküche vertraut und suchte mir die Utensilien zusammen. In eine passende Plastikrührschüssel schlug ich so recht und schlecht die Eier hinein, was wegen meines malträtierten linken Armes nicht einfach war und so auch einige Schalenreste mitgingen, die ich dann mühsam mit einer Messerspitze herausfischen musste, bevor ich die anderen Zutaten wie einen Becher Öl, einen Becher Kristallzucker und einen Becher Sauerrahm dazumengte. Diese Masse rührte ich mit dem Handmixer in höchster Geschwindigkeitsstufe schaumig-cremig. Inzwischen heizte U. schon mal das Backrohr auf 200°C vor, während ich versuchte, Mehl in einen Becher zu messen. Das schaffte ich so recht und schlecht, aber beim Wegstellen war ich etwas unvorsichtig, oder ich sah links zu wenig, jedenfalls fiel der Becher mit Mehl auf den Boden. Leider waren wir auf diese Menge Mehl angewiesen, weil sich in der Küche kein übriger Mehlvorrat mehr befand. Also kehrte ich das Mehl mit einem Besen auf eine Kehrschaufel und siebte die zusammengekehrte Mehlmenge in die aufgeschlagene Kuchenmasse, fügte noch die geriebenen Haselnüsse, das Backpulver und die Schokoraspeln mit etwas Milch dazu und hob alles unter die Kuchenmasse, die ich in eine vorbereitete, eingefettete und bebröselte Kastenform füllte und ins vorgeheizte Backrohr stellte. Während der Kuchen buk und seinen betörenden Duft verströmte, wusch ich noch die bekleckerten Backbehelfe ab und deckte den Tisch in der Küche für eine Kaffeejause, zu der Patienten geladen waren und auch einige Therapeuten, die gerade dem Duft nachgegangen waren und ihre neugierige Nase in die Therapieküche gesteckt hatten. U. lobte mich überschwänglich und ich hatte seit langem das gute Gefühl, etwas vollbracht und wieder einen Schritt zurück ins normale Leben getan zu haben.

Mein erster Kuchen danach schmeckte nicht nur mir vorzüglich, jedenfalls bekam ich nichts Nachteiliges zu hören. Weil noch ein gutes Stück übergeblieben war, bekamen auch die Therapeuten im Therapieraum etwas von der Leckerei ab.

Um mein Gleichgewicht und die linke Körperseite zu trainieren, wurde ich der Schwimmgruppe zugeteilt; das hatte auch zur Folge, dass ein Tausch zwischen meiner Physiotherapeutin E. und einem männlichen Physiotherapeuten stattfand. Das war für mich anfangs etwas beklemmend, weil ich mich sehr an die Arbeit mit der Therapeutin gewöhnt hatte. Auch mochte ich ihre Art sehr und weil wir nachbarschaftlich verbunden waren, erfuhr ich doch öfters Neuigkeiten aus unserem Dorf, wo ich wohne und das tat gut, weil es mir das Gefühl gab, doch noch einer Gemeinschaft anzugehören, nicht ausgeschlossen zu sein.

Ihr Nachfolger, holländischer Abstammung, hatte auch eine sehr liebe Art und war und ist ein vorzüglicher Therapeut. Ich verstand mich von Anfang an gut mit ihm, auch wenn er viel von mir abverlangte, aber deswegen war ich ja in dieser Institution.

Das Schwimmen war eine neue Erfahrung für mich. Meistens war ich mit meiner Schwimmtrainerin allein im Becken und es war schon sonderbar, wie ich erst ziemlich wackelig die Stufen auf das erhöhte Podest hinaufstieg, indem ich mich am Geländer hochzog, nachdem ich vorher meinen Stützstock (Nordic-Walking-Stock) am Ende des Beckens hingelegt hatte. Es war schön, sich ins Wasser fallen und von ihm tragen zu lassen. Da war kein Unterschied zu einer gesunden Person festzustellen. Die Trainerin gesellte sich meist zu mir ins Wasser und vorerst musste ich Blasübungen auf der Wasseroberfläche machen und mich gleiten lassen. Später durfte ich mich von dem Beckenrand abstoßen und ohne Tempi gleiten lassen, so weit mein Atem unter Wasser hielt. Armtempi waren schmerzhaft, besonders die Bewegung mit dem linken Arm. Aber auch dafür gab es wunderbare Übungen, um diesen Arm zu motivieren, dass er mitmachte.

Ich empfand die Arbeit im Wasser als sehr erfolgreich und angenehm, leider waren mir nur zwei Wochen im Becken gegönnt, weil ein aufgetretener Norovirus jegliche Arbeit im Wasser untersagte. Die hochansteckenden Noroviren verursachen beim Menschen neben anderen Viren Brechdurchfall, umgangssprachlich auch als Magen-Darm-Grippe bezeichnet.

Da sehr viele Patienten, Therapeuten und Pflegepersonal unter Durchfall und Erbrechen litten, war vorerst das Therapieangebot eingeschränkt, in späterer Folge ganz eingestellt worden und auch eine Einschränkung in der Besuchsvorschrift, die später in ein Verbot überging, war gegeben. Das war nicht lustig zu jener Zeit, weil ich in der Zeit nur telefonisch mit meinem Mann verbunden war. Die therapielose Zeit nützte ich insofern, dass ich oft im Computerraum war und die für mich maßgeblichen Übungen durchübte. Auch setzte ich mich abends oft auf den Hometrainer oder Step-

per und radelte oder steppte, was das Zeug hielt, um meine Bein-
muskulatur zu stärken.

Schwestern und Pfleger trugen einen Mundschutz, um sich und
Patienten zu schützen, aber auch aus anderem Grund wurde
uns Patienten, die sich selbst duschen durften, empfohlen, einen
Schutz zu tragen. In den Nassräumen waren überall Hinweise
angebracht, wegen aufgetretener Legionellen Mundschutz zu
verwenden, was ich auch jedes Mal beim Duschen befolgte. Das
war zwar sehr lästig, weil sich bei mir sehr oft das Gummiband
verhedderte und die dünne Zellstoffmaske schief saß, sodass der
Schutz zweifelhaft schien. Legionellen im Warmwasser: Bakterien,
welche als normaler Bestandteil der Mikroflora praktisch überall
in der Natur vorkommen – auch im Trinkwasser. Legionellen fühlen sich im stillen Wasser zwischen 25 und 40°C am wohlsten und
vermehren sich schnell. Wassererwärmer und Wasserspeicher, die
selten gebraucht werden, sind bevorzugte Aufenthaltsorte für
Legionellen und können Krankheiten verursachen, die besonders
durch Einatmen von kleinsten Wassertröpfchen, sog. Aerosolen,
gefährlich werden können, wobei die Bakterien in die Atemwege
gelangen und Lungenentzündung verursachen können. Personen mit einem geschwächten Immunsystem (in Krankenhäusern,
Heimen, sowie ältere Menschen) erkranken häufiger und mit
schwerem Verlauf. (Quelle: Wikipedia) Mit Legionellen belastetes
Trinkwasser kann hingegen anscheinend bedenkenlos getrunken
werden. Selbst da war ich aus Unwissenheit skeptisch und ließ mir
eine Zeit lang von meinem Mann abgefülltes Leitungswasser von
zu Hause bringen.

Anfang Feber durfte meine Zimmerkollegin aus dem Unterinntal
an Wochenenden nach Hause fahren, um sich an eine Normalsitu-
ation zu gewöhnen. Ihre Lähmung aufgrund eines Schlaganfalles
hatte sich sicherlich aufgrund der vorbildlichen Therapien wesentlich gebessert und von ihrem Gangbild aus konnte man kaum
mehr Rückschlüsse auf die schwere Erkrankung ziehen. Sie arbeitete bis zu ihrer Krankheit in einer über die Grenzen Tirols hinaus

bekannten Firma, die Glassteine schleift und vertreibt, die sie mit anderen Angestellten zu sortieren hatte.

Dabei sollte man gutes Augenmaß haben und diese Aufgabenstellung flink bewältigen. Aufgrund ihrer Erkrankung gab es natürlich Koordinierungsschwierigkeiten und Verlangsamungen in den Bewegungen und sie konnte ihre gewohnte Tätigkeit nicht mehr ausüben. Das machte ihr schwer zu schaffen. Gut fand ich es, dass ein Vertreter ihrer Firma zu ihr in die Nachsorge kam und mit ihr die Unterbringung in einer anderen Firmenabteilung besprach.

Nach ihrer Entlassung aus dem Krankenhaus wurde ihr Bett von einer pensionierten Dame belegt, die aufgrund ihres Schlaganfalles nicht mehr sprechen konnte und im Rollstuhl saß. Sie konnte aber ihren Rollstuhl sehr gut bedienen und war fast immer draußen am Gang oder im Aufenthaltsraum, der zugleich Speisesaal war. Eine Logopädin bemühte sich sehr, ihre Sprechfähigkeit wiederherzustellen. Ich hörte sie oft im Therapieraum miteinander üben, wenn sich mein Physiotherapeut mit meinem Arm abquälte. Das war für mich sehr interessant und ich hätte Lust gehabt, mitzuüben, wenn ich mich nicht geschämt hätte.

In unserem Zimmer führte bisher die Unterländerin das Regiment. Sie bediente den Fernseher, weil sie ja am mobilsten war. Als sie weg war, war es meine Aufgabe, den Fernseher ein- und auszuschalten. Das tat ich mit meinem Nordic-Walking-Stock, weil der Fernseher ziemlich erhöht an der Wand angebracht war. Die sprachlose Lady war für frühe Zimmerruhe, nur Verena war fast süchtig nach irgendwelchen trivialen Filmen und hätte auch Lust gehabt, die ganze Nacht lang sich Filme hineinzuziehen. Ich war für strikte Bettruhe, weil meine Tagestherapien sehr anstrengend waren und ich mich bei den Computerprogrammen sehr konzentrieren musste. Natürlich fragte ich die Ladies, ob ich nach den Abendnachrichten das Gerät ausschalten dürfe. Allein Verena sträubte sich oft gegen mein abendliches Ritual. Aber ich musste auch auf mein Fortkommen achten, zumal es oft vorkam, dass sich kurz nach Mitternacht bestialische Düfte durch das Zimmer zogen, das Licht abrupt angeknipst wurde und das Pflegepersonal still und bestimmt Verenas Malheur beseitigte. Verena schien dieser Umstand zu amüsieren, weil ich sie oft während der mitternächtlichen Einlage lauthals lachen hörte. Ich nahm ihr das bestimmt nicht krumm, denn sie war ja unfallbedingt inkontinent geworden und hatte ohnehin eine schwere Last zu tragen. Manchmal dachte ich aber schon sehnsüchtig an mein eigenes Schlafzimmer zu Hause, das jetzt leer stand. Auf einem Balken meines nach oben offenen Zimmers zu Hause hatte ich kurze Zeit vorher 14 lustige Kasperlefiguren aus Holz befestigt und mich stets vor dem Schlafengehen daran erfreut und mir sogar Geschichten ausgedacht. An diese Figuren dachte ich oft und sehnte den Augenblick herbei, wieder selbstständig mein Zimmer erreichen und die Kasperlefiguren sehen zu können. Daraufhin wollte ich trainieren, das war eine Zielvorgabe.

Nach ungefähr zwei Wochen verabschiedete sich die Dame, die nicht sprechen konnte und wurde von ihrem Sohn nach Hause abgeholt, obwohl ihre Sprachfertigkeit noch nicht zufriedenstellend gegeben war. An ihrer Stelle wurde das leerstehende Bett von einer älteren Dame belegt, die vorher wegen einer Komplikation der Herztätigkeit in einem anderen Krankenhaus untergebracht war und sich wegen ihrer Teillähmung therapieren lassen wollte. Sie erhoffte sich viel von ihrem Aufenthalt in diesem Krankenhaus und war meist guter Dinge. Außerdem wohnte sie im selben Dorf wie ich und es ergaben sich natürlich viele intensive Gespräche über unsere Familien und über Leute, die wir gemeinsam kannten. Das war dann sehr kurzweilig für uns und manchmal auch recht lustig im Zimmer. Frau E. hatte ziemlich intensive Therapien zu absolvieren. Manchmal wurden ihre Beine und Arme auf einen Bewegungssimulator geschnallt und sie war sehr stolz, wenn sie sich mithilfe dieses Gerätes ein paar Schritte in aufrechter Position bewegt hatte. Wenn dabei ihre Ellbogen aufgescheuert waren und sie aufgrund der verabreichten Blutverdünner an mehreren Stellen des Körpers wegen der Gurte blutete, so tat das ihrer Begeisterung bezüglich des Geschafften keinen Abbruch. Sie war mit allen Menschen sehr kommunikativ und bekam sehr oft von daheim Besuch. Ihre Familie bedeutete ihr sehr viel und sie war nach Besuchen meist sehr glücklich und voll Zuversicht, was ihre Gesundung betraf. Gerne mochte sie Mehlspeisen, also süße Sachen. Leider war sie auf Diät gesetzt worden aufgrund ihrer Zuckerkrankheit. Wenn sie sah, dass ich einen Faschingskrapfen als Nachspeise erhielt und sie nicht, dann war die Jammerei perfekt. Wir wussten uns zu helfen, denn manchmal tauschten wir einfach unsere Nachspeisen aus. Ich hatte sowieso ein Fruchtjoghurt lieber als einen Kuchen und Frau E. war selig, wenn ein Kuchen ihr Mittagessen abschloss.

Weil mein Schwindel bei Lagewechsel während der Therapien anhielt, kam eines Tages Herr Dr. M. ins Zimmer und bat mich, ich solle mich in der Mitte meines Bettes aufsetzen. Nachdem ich das getan hatte, schubste er mich unvermittelt, sodass ich seitlich auf das Bett fiel. Diesen Vorgang wiederholte er noch einmal und dann fragte er, ob der Schwindel da wäre und ob er anhielte. Ich verneinte, also handelte es sich bei meinem Schwindel um keinen Drehschwindel. Erst danach erfuhr ich den Grund seines seltsamen Verhaltens und Vorgehens. Das war also ein Test gewesen zur Abklärung des so oft auftretenden Schwindels.

Frau E. hatte dieses sonderbare und unmittelbare Vorgehen beobachtet und war ganz entsetzt darüber, dass ich sie danach beruhigen musste und auch erklären musste, warum das in dieser Weise geschehen war.

An manchen Tagen, begab ich mich zur Massage, Lymphdrainage und zum Lasern meiner Schulter in die Kellerräume des Krankenhauses. Am 24. Feber 2008 lag ich gerade in einen Anzug dick verpackt in einem Therapieraum dort und eine Lymphdrainage wurde maschinell an den Beinen vorgenommen. Da wurde der Vorhang des Therapieabteiles schwungvoll weggezogen und die Köpfe meines damaligen Vorgesetzten und seines Stellvertreters erschienen unvermittelt. Ich erschrak sehr, dass sie mich in dieser entlegenen Therapieabteilung aufgestöbert hatten und es blieb mir nichts anderes übrig, aus dieser eingeschränkten Situation heraus ihre Fragen zu beantworten. Offenbar waren sie bereits in meinem verwaisten Zimmer gewesen und hätten dort Frau E. angetroffen, die ihnen bekannt war und hatten sich mit ihr unterhalten. Niemand ahnte, dass das ihr letzter Besuch gewesen war.

Abends klagte Frau E. über Brustschmerzen, eine Internistin untersuchte die Dame und beantragte ihre Verlegung in eine andere Station. Ich versprach Frau E., sie dort besuchen zu kommen. Besucht habe ich sie dann viel später, nämlich im Mai, an ihrem Grab auf dem Friedhof unseres Wohnortes.

Der Tod von Frau E. wurde vor mir lange Zeit geheim gehalten. Natürlich fragte ich nach dem Verbleib dieser Dame, aber immer wurde beteuert, sie sei vorübergehend in der Universitätsklinik und mehr wisse man nicht. Von meinem Mann erfuhr ich auch nicht die Wahrheit, erst eine Bekannte aus einem Nachbarort fragte beiläufig, woran denn die Frau, die in diesem Zimmer war, gestorben sei. Ich fiel aus allen Wolken, als meine Bekannte meinte, sie habe vor Kurzem ein Foto dieser Dame in einer Todesanzeige der örtlichen Tageszeitung gesehen und darum frage sie.

Wochen später habe ich diese traurige Tatsache erfahren und war schockiert darüber, dass die Dame so plötzlich in die Ewigkeit abberufen worden war. Dass mich niemand aufgeklärt hatte, ärgerte mich natürlich im ersten Moment, aber nach genauem Nachdenken war das okay, weil ich zu der Zeit psychisch wegen meiner so plötzlich veränderten Lebensphase doch angegriffen war. Das Unterlassen dieser traurigen Mitteilung geschah einzig und allein aus Rücksichtnahme mir gegenüber.

Die Therapien in dieser Nachsorge schlugen gut an und in mir wurde der Wunsch immer lauter, bald heimgehen zu dürfen. Vorher wurde ich mit der Rettung in die Augenklinik geschickt, um das Gesichtsfeld systematisch mittels Perimetrie vermessen zu lassen.

Ziel der Untersuchung ist es einerseits, die äußeren und inneren Grenzen des Gesichtsfeldes zu bestimmen und andererseits, die Empfindlichkeit des Sehsystems im wahrgenommenen Raum zu bestimmen. Während der Untersuchung werden nacheinander optische Reize an verschiedenen Orten des Raumes präsentiert. Die Wahrnehmung dieser Reize, abhängig von ihrem Ort und ihrer Stärke, wird protokolliert. Um die räumliche Beziehung der Prüforte zu wahren, muss das untersuchte Auge kontinuierlich einen zentralen Punkt fixieren. Aus dem Untersuchungsprotokoll kann anschließend ein schematisches Abbild des Gesichtsfeldes konstruiert werden.

Das Partnerauge muss während des Untersuchungsablaufes verdeckt sein. Die Genauigkeit der Ergebnisse hängt von der Mitarbeit des zu Untersuchenden ab.

Auf dem Ausdruck, der mir mit anderen Unterlagen ausgehändigt wurde, konnte ich gut den Grad des Gesichtsfeldausfalles erkennen. Am meisten war der linke untere Quadrant betroffen, ganz wenige Fehlpunkte waren auf der rechten Seite des Gesichtsfeldes zu erkennen. Seit der ersten Messung kurz nach meinem Erwachen aus dem Tiefschlaf und nun, waren doch erhebliche Verbesserungen sichtbar.

Das erste Mal zu Hause

Ende Feber 2008 durfte ich an einem Samstag nach Hause, d. h, am Morgen wurde mir ein Ausgangsschein ausgestellt. Vor dem Zubettgehen sollte ich wieder im Krankenhaus sein. Meine Tochter kam mich also am Vormittag abholen und ich durfte das erste Mal nach so vielen Wochen nach Hause. Aufgeregt begab ich mich mit meinen Stöcken zum Auto. Zuerst fuhren wir im nächsten Ort zu einem Drogeriemarkt, weil ich ein paar Toiletteartikel erwerben wollte. Schon beim Betreten des Geschäftes hatte ich Probleme mit der rosa Farbgestaltung des Raumes und die engen Gänge, die entgegenkommenden Kunden, die vielen Waren rechts und links der Gänge machten mir zu schaffen. Ich hatte furchtbare Angst und dachte, ich müsste jeden Moment umfallen, weil mir so schwindelig war und der Schweiß aus allen Poren trat. Ich meinte, alle Leute würden nur mich mit meinem Stock beobachten, würden meine Unsicherheit bemerken, bemerken, dass ich anders war als alle anderen. Es kam mir vor wie bei einem Spießrutenlauf. Das erste Mal an der Kassa zu zahlen war ebenfalls ein anstrengendes Unternehmen. Dieser Akt gestaltete sich ganz anders als in gesunden Zeiten, weil ich beim Öffnen der Brieftasche und Suchen nach Geldscheinen und Herausnehmen des Kleingeldes so lange brauchte. Ich war so langsam und unbeholfen,dass sich schon eine kleine Menschenmenge hinter mir bildete, die ungeduldig darauf wartete auch dranzukommen. Da geriet ich fast in Panik, weil ich glaubte, den Bezahlakt nicht durchzustehen. Nun mussten noch die wenigen Toiletteartikel in einer Nylontasche verstaut werden. Das brauchte eine Ewigkeit und ich war wirklich erschöpft und froh, das Geschäft verlassen zu können. Alles gestaltete sich schwieriger als noch vor drei Monaten. Ich hatte einen Vorgeschmack auf die kommenden Alltagsanforderungen bekommen. Von nun an würde ich es um einiges schwerer in der Lebensbewältigung haben, das war mir nach dem ersten Einkauf klar geworden.

Das Einsteigen in das Auto zeigte mir Grenzen auf. Anfangs wurde der Stock verstaut, dann trachtete ich, mich seitlich auf den Beifahrersitz zu setzen, zuerst das linke Bein über den Einstieg zu bewegen und hernach das rechte Bein nachzuziehen. Das war mit großer Anstrengung verbunden und führte zu Erschöpfung. Alles, was so normal scheint im Leben, war auf einmal sehr schwierig geworden und machte mich oft mutlos, wenn die Anstrengung nicht sofort von Erfolg gekrönt war. Überhaupt sollten Schlaganfallpatienten viel Geduld aufweisen. Diese Eigenschaft besaß ich als gesunder Mensch nicht und als erkrankter noch viel weniger. Ungeduld verschlimmert Situationen nur und bringt einen nicht weiter. Das hätte ich damals theoretisch schon gewusst, ich fiel aber immer wieder in alte Verhaltensmuster was zur Folge hatte, dass der Blutdruck nur noch mehr in die Höhe getrieben wurde. Diese Situationen liefen immer ähnlich ab, wenn ich mich über irgend etwas aufregte oder mir wieder einmal eine Tätigkeit zu langsam oder unbeholfen ablief. Dabei merkte ich, wie mir die Röte ins Gesicht stieg, der Schweiß aus den Poren trat, das Herz lauter und schneller schlug und ich förmlich glaubte, das Blut im Hirn pulsieren zu spüren und zu hören. Dabei hatte ich das Gefühl, als ob sich Ameisen in meinem Kopf tummeln würden.

Begleitet waren solche Attacken mit Schwindel und fallweise Übelkeit, was sich erst legte, wenn ich stehen blieb und meinen Blick auf einen Punkt fixierte und etwas abwartete. Dann spürte ich, dass ich ruhiger wurde, der Puls sich allmählich beruhigte und das Blut aus meinem Kopf wich. Hernach war der Zeitpunkt gegeben, die Tätigkeit fortzusetzen oder sich weiter zu bewegen.

Damit ich mit solchen Situationen umgehen konnte, setzte ich für mich Regeln fest, nach deren Anwendung ich mich halbwegs gut und unauffällig in Räumen mit vielen Menschen und Gegenständen bewegen konnte. Anfangs mied ich solche Situationen, in späterer Folge aber suchte ich gerade solche Plätze für mich, um meine Wahrnehmung zu trainieren und war sehr stolz, wenn ich wieder einen kleinen Erfolg erzielen konnte. Erfolg war für mich dann gegeben, wenn ich mich in einer Menschenmenge auch mit meiner Begleitung halbwegs vernünftig unterhalten konnte. Zu jener Zeit wagte ich es nur mit Begleitung unterwegs zu sein. Es war hilfreich, sich einhängen zu können und das Gefühl zu haben, dass da jemand ist im Falle, wenn es mir schlecht ginge.

Es war schon sonderbar und feierlich, zu Hause aus dem Auto zu steigen, mit den Stöcken langsam zur Haustüre zu humpeln und an der Tür zu klingeln. Mein Mann öffnete und nahm mich glück-strahlend in den Arm. Endlich! Zu Hause! Juhu! Mein erster Weg führte mich, wie ich es für mich geplant hatte, zur Treppe, die in das erste Stockwerk mündete. Dabei war ich sehr gerührt, weil mein Mann in der Zeit meiner Abwesenheit die flachen Handläufe vom Tischler in handliche runde abändern ließ, sodass ich mich leichter beim Stiegensteigen tat.

Auch die Dusche hatte er etwas abgeändert, hatte Handgriffe montieren und den Duschkopf absenken lassen und eine Sitzgele-genheit vorbereitet für meinen Empfang. Das machte schon warm im Herzen, weil ich spürte, dass ich geliebt wurde.

Wie mein Mann den Aufenthalt in der Nachsorge und zu Hause erlebte:

Für mich war Hochzirl sehr praktisch, weil ich in einer Viertelstunde dieses Krankenhaus erreichen konnte und täglich über den Verlauf des Tages und die Fortschritte berichtet bekam. Zusätzlich war ich bei der abendlichen Körperpflege behilflich und dieser Besuchsakt endete stets mit dem sogenannten „Einbetten", was folgendermaßen ablief:

Hilfe beim Anziehen des Pyjamas, Waschvorgang, Verfrachtung ins Bett, seitliche Sicherheitsgitter des Bettes hochziehen und Verab-schiedung.

Am Anfang dieser Zeit erlebte ich das zweite Tief meiner Frau, was wir schlussendlich gemeinsam meisterten. Uns beiden taten die Gespräche während der Spazierrunden gut, weil wir dabei viele Ängste bereits im Vorfeld aus dem Weg schaffen und Zukunftspers-pektiven entwickeln konnten.

Das erste Heimkommen meiner Frau erwartete ich mit Freude. Als es dann soweit war und sich meine Frau langsam und unbeholfen mit ihren Nordic-Walking-Stöcken der Haustüre näherte, stiegen mir Tränen der Freude in die Augen, denn dieses erste Nachhause-

kommen nach den traumatischen Erlebnissen der letzten Monate war für mich ein Wunder. Der erste Aufenthalt zu Hause gestaltete sich insofern schwieriger als erwartet, da meine Frau mit der neuen Situation sichtlich überfordert und den früher gewohnten Tätigkeiten nicht gewachsen war. So war sie zum Beispiel nicht imstande, gewohnte Ordnungsabläufe einzuhalten (Chaos im Büro).

Ich fand es von der Klinikleitung gut durchdacht, dass das Nachhausekommen in Etappen erfolgte, damit die Patientin langsam im Alltagsleben Fuß fassen konnte.

Eine Woche später durfte meine Frau sogar zu Hause übernachten, was eigentlich unüblich war und trotzdem eine tolle Erfahrung für uns Angehörige und die Patientin darstellte.

Vor der endgültigen Heimkehr stellte sich die Frage, in welcher Form meine Frau Unterstützung brauchen würde, um den Anforderungen im Haushalt gewachsen zu sein. Zu diesem Zwecke nahm ich mit dem örtlichen Sozialsprengel Kontakt auf und besprach mit der Leitung die kommenden Schritte. Dabei dachte ich an die Bereitstellung einer Heimhilfe für die erste Zeit, die Reinigungsarbeiten und das Kochen übernehmen hätte sollen. Als ich diesen für mich vernünftigen Vorschlag meiner Frau unterbreitete, lehnte sie dieses Ansinnen entrüstet und kategorisch ab. Sie wollte auf alle Fälle diese Arbeiten selber verrichten. Also sollte ihr Wille geschehen, wenn dies überhaupt möglich war. Ich staunte nicht schlecht, dass meine Frau auch bald ein Essen zustande brachte und den Haushalt in der ersten Zeit so recht und schlecht in Stande hielt. Zum Putzen kam unsere bekannte Putzhilfe vierzehntägig.

Doch etwas anderes bereitete mir Sorgen:

Nach der endgültigen Heimkehr wusste ich nicht, ob ich meine Frau alleine im Haus lassen konnte, ob ich meiner Arbeit unbesorgt nachgehen konnte. Was wäre, wenn sie stolperte und hinfiel und niemand Hilfe leisten konnte? Oft hatte ich schon ein mulmiges Gefühl und so behalf ich mir insofern, dass ich Begrenzungen an gefährlichen Stellen errichtete.

Schön langsam kehrte der Alltag in unser Leben ein und ich nahm die Normalität unseres Lebens gerne wieder an.

Entlass in den Alltag

Die Ankündigung, dass ich am 9. März nach Hause dürfe, erfüllte mich einerseits mit großer Freude, andererseits war ich doch etwas beklommen bei dem Gedanken, dass ich von nun an auf mich allein gestellt sein würde und nicht mehr auf die vielen Hilfen zurückgreifen würde können. Würde ich das Alltagsleben meistern können? Ich wusste, dass ich fast den ganzen Tag alleine im Haus sein würde. Konnte ich alleine überhaupt kochen und den Haushalt bewältigen? Ich war ja noch so wackelig auf den Beinen und die Wahrnehmung spielte mir öfters einen Streich. Je näher die Entlassungsstunde heranrückte, desto kleinlauter wurde ich. Hatte ich doch anfangs die mögliche Hilfe durch den Sozialsprengel kategorisch abgelehnt und die Möglichkeit, „Essen auf Rädern", einige Zeit lang anzunehmen, war für mich nicht akzeptabel. Es kamen Momente, da verwünschte ich meinen Stolz und damit meine großspurige Ansage, den Haushalt nach meiner Rückkehr allein zu bewältigen.

Ich war mir nicht mehr sicher, ob ich mein Vorhaben auch durchziehen würde können.

Am Abend vor dem Nachhausegehen übte meine Physiotherapeutin E. mit mir das Gehen ohne Stöcke und gab mir vorher ein sogenanntes Trockentraining, indem sie mir genau erklärte, wie ich den Fuß abrollen sollte und wo ich wie belasten möge. Ich prägte mir ihre Worte gut ein. Zuerst ging sie neben mir und ich versuchte, es ihr gleichzutun. Später, als das ganz gut vonstattengegangen war, versuchte ich die ersten Schritte allein, ohne Zuhilfenahme eines Stockes oder der seitlich angebrachten Handläufe. Und siehe da: Ich konnte allein gehen! Die anwesenden italienischen Patienten applaudierten laut und freuten sich sehr mit mir. Eine Patientin umarmte mich herzlich und war genauso voll Freude wie ich und meine Therapeutin! Dieses Ereignis erfüllte mich mit viel Mut und steigerte mein Selbstwertgefühl, das ohnehin in letzter Zeit so großen Schwankungen unterworfen war. Ich dachte mir: „Jetzt kann ich also allein gehen, dann werde ich auch den Alltag meistern."

Der Abschied fiel mir nicht leicht, weil mir in dieser Institution sehr gut geholfen wurde und ich weiß, dass dies nicht als selbstverständlich angenommen werden sollte.

Beruhigend war die Aussicht, dass mich mein Physiotherapeut H. und meine Ergotherapeutin U. zu Hause weiter für je 20 Einheiten betreuen würden. Ich fühlte mich also nicht alleine gelassen und schön langsam hatte ich das Gefühl, dass ich die kommende Zeit zu Hause würde schaffen können.

Mein Mann holte mich und meine Habseligkeiten ab und brachte mich in der nahen Marktgemeinde zur nächsten Apotheke. Er musste einen Parkplatz suchen, also sollte ich alleine den Kaufvorgang abwickeln, was sich doch etwas schwierig entwickelte, weil ich sehr wackelig auf den Beinen war und wegen meiner verminderten Feinmotorik sehr langsam war, das Rezept in der Tasche zu finden, es dem Apothekenangestellten hinzureichen, die Medikamente in Empfang zu nehmen und dann mittels Bankomatkarte zu bezahlen. Den Code hatte ich mir glücklicherweise alle diese Monate lang gemerkt, allerdings wusste ich nicht mehr, wie die Karte in den Schlitz gesteckt werden musste. Dabei wurde mir geholfen, weil ich zweimal ergebnislos probiert hatte. Aber ich war ziemlich stolz, als mein Mann in die Apotheke eintrat und ich den Einkauf ohne seine Hilfe erledigt hatte. Nun hatte ich auch gemerkt, wie anstrengend alltägliche Dinge in Zukunft verlaufen würden, denn nichts war mehr so wie in gesunden Zeiten. Alles war Anstrengung pur und verursachte Stress, Angst, Schweißausbrüche. Die linke Wahrnehmung war arg in Mitleidenschaft gezogen, ich stieß links oft an Personen oder Gegenständen an, übersah Menschen und Dinge, die sich im linken Blickwinkel befanden. Ich wusste um meinen Defekt, andere Personen ahnten davon nichts und meinten, ich wäre wieder ganz die Alte, weil man äußerlich bald nicht mehr viel von meinem Desaster mitbekam außer die gelegentlichen linksseitigen, schleifenden Schrittbewegungen des Fußes. Weil sich die linke Hand gerne abwinkelte und in einer spastischen Handhaltung eng an dem Körper verharrte, zwang ich auch diese Hand beim Gehen mitzupendeln, das heißt, ich dachte und denke noch heute jedes Mal beim Gehen, die Füße schön abzurollen und beide Arme mitpendeln zu lassen. Das Gehen, wie es bei einem gesunden Menschen üblich ist, wurde zu einem denkenden Gehen und ist es so geblieben mit dem Wunsch, dass der Gang irgendwann wieder ein automatischer wird. Die Automatisierung kann man nur abwarten, sie kann nicht erzwungen werden.

Das Heimkommen war für mich nicht mehr so neu, für meinen Mann war es noch immer etwas Besonderes.

Zuerst versuchte ich, die vielen Genesungswünsche von Schulkindern, Kollegen und Bekannten zu lesen. Schon das erwies sich als schwierig, weil ich mich beim Lesen sehr anstrengen musste, manches zweimal durchlas, weil ich mit dem linken Zeilenanfang nicht zurechtkam. Lesen war zu einem anstrengenden Akt geworden und erst das Ordnen und Wegräumen der Post war für mich fast nicht durchführbar. Ich schob die Dinge hin und her und hatte lange Zeit Schwierigkeiten, ein Ordnungssystem einzuhalten. Das war mir bewusst und deshalb beunruhigte mich dieser Zustand so sehr, weil ich vor der Krankheit ein sehr penibler Mensch war und nicht mehr imstande war anzuknüpfen. Dieses innere und äußerliche Chaos machte mich unglücklich und ich musste viel nachdenken, wie ich diesem Umstand entgegentreten konnte.

Bald nach meiner Ankunft stieg ich ins Internet ein, um zu erkunden, wer mich seit meiner langen Abwesenheit elektronisch kontaktiert hatte. Da war einige Post zusammengekommen, die ich nach und nach zu beantworten gedachte. Es kam mir schon komisch vor, mich an meine letzte Anwesenheit im Internet zu erinnern. Einige User hatten sich während meiner langen Abwesenheit schon gewundert, warum ich nie online war, manche haben sich gleich gar nie mehr gemeldet. Vor meinem Desaster war ich in einem Chat einer bekannten österreichischen Tageszeitung registriert und hatte großteils netten virtuellen Kontakt mit einigen Usern.

Ich konnte genau rekonstruieren, wann ich das letzte Mal dort online war und wer mich eventuell in der langen Zeit meiner Abwesenheit vermisst hatte. Das waren interessanterweise jene Personen, von denen ich es nicht erwartet hätte, dass sie meiner gedachten. Es war für mich seltsam, wieder jene Personen in der Teilnehmerliste zu lesen, die auch schon vor drei Monaten zugegen gewesen waren. Für sie war das Leben scheinbar spurlos weitergegangen und für mich hatte sich so Vieles und Schmerzliches verändert. Ich war nicht mehr dieselbe Person wie damals und doch war ich der gleiche Mensch. Ein wenig las ich ihre Bemerkungen mit als Beobachterin und stellte fest, dass ich keine Lust mehr verspürte, mich mit meinem Nicknamen anzumelden und mitzureden/mitzuschreiben. Die Gespräche verliefen so oberflächlich, da war keine Tiefe und das Verwenden von Emoticons erschien mir sehr lächerlich, ja äußerst befremdlich, sodass ich wieder nach kurzer Zeit ausstieg. Mehr Interesse fand ich an den Beiträgen im Talkteil. Da stand ein Diskussionsbeitrag über den Sinn des Lebens, deren Einträge mir sinnvoll erschienen und mich natürlich zum Nachdenken anregten, sodass ich ebenfalls meine Meinung dazu zum Besten gab.

Grüß euch!

Lese hier gerne eure Beiträge und manchmal ist wirklich Spannendes darunter, worauf auch ich etwas zu sagen hätte.

Bei diesem Beitrag über den Sinn des Lebens kann ich nicht umhin – möchte ich mich also persönlich darüber äußern.

Denke, den Sinn für sein Leben muss wohl jeder für sich selbst festlegen und kann ihn erst dann definieren. Wobei ich feststellte, dass sich mein persönlicher Lebenssinn verändert hat.

Schlussfolgerung: Im Laufe des Lebens können totale Änderungen in der Sinngebung eintreten.

Der konkrete Fall – mein Fall:

Voll im Familien- und Berufsleben stehend, erlitt ich am 28. 11. 2007 aus heiterem Himmel und ohne Vorzeichen eine Hirnblutung. Bei der sofortigen Operation und dem 3 ½-wöchigen Tiefschlaf, den auftretenden Hirnkrämpfen und dadurch ausgelösten Schlaganfällen hätte ich sterben können, durfte aber am Leben bleiben. Schrecklich war, dass die linke Körperseite gelähmt war, das linke Wahrnehmungszentrum beeinträchtigt wurde, ich nimmer richtig lesen und schreiben vermochte.

Es blieb mir nichts anderes übrig, als vorwärts zu schauen und mit vollem Elan in den diversen Reha-Einrichtungen die Therapien ernst zu nehmen und mit „Vollgas" mitzutun. Und wirklich: ich konnte den Rollstuhl verlassen, lernte wieder gehen, lesen, schreiben und darf sogar tagsüber wieder mit dem Auto fahren. Auch Langlaufen und Radeln kann ich wieder. Das ist Glück pur!

Außerdem hab ich mir geschworen, falls ich je einmal wieder selbstständig sein würde, dann möchte ich aus Dankbarkeit Menschen mit ähnlichem Schicksal helfen, die nicht so viel Glück hatten wie ich.

Gesagt – getan! Seit September 08 mache ich eine Ausbildung in

Mal- und Gestaltungstherapie. Ich denke, dass ich Menschen helfen kann, sich auszudrücken, den Leidensdruck zu minimieren, indem sie sich mit Farben auseinandersetzen. Dadurch gelingt es ihnen besser, ihre krankheitsbedingten Ängste und Befürchtungen aufzuzeigen und damit umzugehen.

Insofern hat sich der Sinn meines Lebens dahin verändert, dass ich versuchen möchte, das Gute im Schrecklichen, das mir widerfahren ist, weiterzugeben und Mut zu machen.

Ob es mir gelingen wird – ich weiß es nicht, hoffe es aber.

Betonen möchte ich aber schon, dass ich mich nicht als Gutmensch betrachte, denn die Ausbildung als solche gibt mir selber wieder Lebenssinn und Freude und ermöglicht mir, mit anderen gesunden Menschen in Kontakt zu treten. Es hat sich einfach eine neue Tür geöffnet für mich und eine andere (die Tür zu meinem vorherigen Beruf) ist zugefallen.

Viele „alte" Freunde und Kolleginnen und Kollegen pflegen nur mehr spärlich oder gar keinen Kontakt mehr zu mir. Ich mache ihnen sicherlich keinen Vorwurf deswegen (obwohl es anfangs schon schmerzte), weil ich mir vorstellen kann, dass es nicht leicht ist für sie, meinen Weg nachzuvollziehen und eine gewisse Schwellenangst vorerst zu überwinden gewesen wäre.

Wie auch immer: Das Negative der Vergangenheit verblasst schön langsam, Vollstart in die Zukunft und vor allem wieder eine Sinngebung!

Ein schönes Wochenende, Cam... (Nickname)

Darauf erhielt ich dann auch recht nette Kommentare, was mich natürlich freute.

Aufgrund meiner Teilblindheit und der Beeinträchtigung der Wahrnehmung hatte ich große Schwierigkeiten beim Lesen der Nachrichten, zum einen war die Schrift so winzig, zum anderen sank meine linke Hand immer wieder auf die Tastatur und ich geriet auf die Großschreibtaste. Das war dann mühsam und lästig, wenn ich das ohnehin sehr langsam Geschriebene wieder löschen und erneuern musste. Nachdem ich die meisten Mails beantwortet hatte und mein Bekanntenkreis wusste, was in der Zwischenzeit mit mir passiert war, schränkte ich meine Internetauftritte ein, ich hatte die Lust dazu einfach verloren. Das, was mir früher wichtig war, geriet in den Hintergrund. Ich hatte Wichtigeres zu meistern.

Erwähnenswert ist, dass sich einige Mail-Freunde nach Bekanntgabe meiner gesundheitlichen Schwierigkeiten, den Kontakt zu mir abbrachen, auf mein Schreiben hin keine Antwort gaben bzw. sich später nie mehr meldeten. Der Ehrlichkeit halber muss ich aber auch berichten, dass ich mit zwei bis dahin intensiven Mailschreibern von mir aus den Kontakt abbrach, weil die Antworten so nichtssagend und oberflächlich ausgefallen waren. Mit inhaltslosem Hin und Her wollte ich mich in Zukunft nicht mehr befassen. Was ich brauchte, waren aussagekräftige und ehrliche Inhalte. Auch sollten Schreiber Persönliches von sich geben und nicht nur oberflächlich über Nichtigkeiten faseln. Dafür war mir die Zeit zu schade geworden.

Ich hatte mich gründlich verändert, war sehr empfindsam geworden. Die richtige Wortwahl war mir ein Bedürfnis geworden, d. h., ich achtete auf meine Wortwahl, dasselbe erwartete ich auch von meinen Mitmenschen. Ein unaufrichtiges oder achtlos hingeworfenes Wort konnte bei mir großes Nachdenken oder Grübeln hervorrufen und zu Verletzungen und folglich zu Rückzug meinerseits führen.

Wieder am Leben teilhaben

Wie schon erwähnt, ließ ich es nicht zu, dass mir vom Sozialsprengel geholfen wurde. Ich wollte alleine mit der Situation fertig werden, was sich anfangs als sehr schwierig herausstellte, weil ich in meinen Bewegungen so verunsichert und holprig war. Weil die Räumlichkeiten zu Hause überschaubar und mir bestens eingeprägt sind, war das Problem durch die gestörte Wahrnehmung ein nicht so großes wie im öffentlichen Raum.

Kochvorbereitungen gingen sehr schleppend vor sich, weil die linke Hand einfach nicht im Gleichklang mit der rechten Hand war. Oft übersah ich Dinge, die links auf der Abstellfläche standen, sodass öfters unabsichtlich ein Lebensmittel oder Geschirr am Boden zu liegen kam.

Weil ich einen empfindlichen Teppich auf dem Küchenboden liegen habe, war das Säubern dieses Belages das Aufwändigste und Ärgerlichste. Als mir mein Mann einen Handstaubsauger besorgte, war auch dieses Hindernis leichter zu bewältigen. Von Mal zu Mal trachtete ich, besonderes Augenmerk auf meine linke Seite zu legen, sodass ich trotz meines Defektes recht zügig beim Arbeiten vorankam.

Eine Woche nach meiner Entlassung aus der Nachsorge lud ich drei meiner Kolleginnen zu Kaffee und Kuchen ein. Zu diesem Zweck bereitete ich eine Biskuitroulade vor, gefüllt mit Schlagobers und Früchten. Es wäre natürlich viel einfacher gewesen, einen Kuchen zu kaufen, aber das habe ich nie so gehalten, wenn ich Gäste erwartete. Für mich bedeutete Gastfreundschaft schon immer, dass ich etwas Selbstgebackenes auf den Tisch stelle, dass ich mir im Vorfeld überlege, mit welcher Art Gebäck ich meinen Gästen Freude bereiten kann, und dass der Tisch mit besonderem Geschirr schön gedeckt ist. Da mag ich mir gerne Mühe geben, weil ich haben will, dass sich meine Freunde, Bekannten oder Kollegen wohl fühlen in der Zeit unseres Beisammenseins.

Diesmal wollte ich mir und meinen Gästen beweisen, dass ich noch immer imstande war, etwas Gutes auf den Tisch zu zaubern. Dementsprechend Mühe gab ich mir, dieses Ziel zu erreichen. Vermutlich wollte ich aber auch gelobt werden!

Das Aufschlagen der Eier und fachgemäße Trennen in Eiklar und Eidotter waren für mich sehr schwierig wegen meiner Probleme mit der linken Hand. Im Eiklargemenge darf kein bisschen Dottermasse vorhanden sein, sonst lässt Eiklar sich nicht zu Schnee schlagen. Ich musste also den Aufschlagvorgang zweimal beginnen, weil Dotter und Schalenreste in die Eiklarmenge geraten waren.

Schlussendlich gelang mir das Herstellen der Biskuitmasse, nun musste sie nur noch auf ein mit Backpapier bedecktes Blech mit einer Spachtel gleichmäßig verteilt werden, was für mich ebenfalls nicht einfach zu bewältigen war.

Der Backvorgang ebnete alles Unregelmäßige und der Biskuitboden war gelungen und musste nach dem Abziehen vom Papier und dem Auskühlen nur mehr mit geschlagenem Schlagobers und Früchten bestrichen bzw. belegt und eingerollt werden. Die fertige Früchterolle war zwar nicht ebenmäßig geraten, schmeckte aber sehr gut und das war ja vordergründig und auf alle Fälle für mich bzw. für mein angeschlagenes Selbstwertgefühl gut. Das Lob meines Mannes und meiner Kolleginnen tat mir gut und war Balsam für meine Seele. Ich war doch noch für etwas zu gebrauchen. Es wurde mir immer mehr bewusst, wie sehr ich mich nach Leistung definierte. Und weil ich nicht mehr in der Schule arbeiten konnte, wollte ich auf anderem Gebiet etwas zuwege bringen und sei es nur mit Kochen und Backen.

Herausforderung – Benutzung öffentlicher Verkehrsmittel

Gleichzeitig zu der Zeit kam meine Tochter aus Ungarn zu Besuch und ich freute mich außerordentlich auf deren Heimkommen. Sie war es dann auch, die mit mir die für mich geänderte Benützung der öffentlichen Verkehrsmittel beibringen sollte, damit ich mich selber von A nach B begeben konnte, ohne von jemandem abhängig zu sein. Aufs Autofahren musste und wollte ich noch verzichten. Ich war mir aufgrund meiner körperlichen Beeinträchtigungen zu wenig sicher und wusste auch noch gar nicht, ob ich überhaupt noch ein Auto bedienen konnte und ob ich das rein rechtlich so kurz nach dem Desaster überhaupt durfte.

Wegen meiner Unsicherheit beim Gehen verwendete ich in der Öffentlichkeit einen Nordic-Walking-Stock, einen Schirm oder einen kürzlich im Sonderangebot feilgebotenen schwarzen Gehstock einer großen Handelskette. Fehlte ein helfender Arm, stützte ich mich also auf diese Hilfsmittel beim Gehen, oder wenn ich müde war und beim Gehen den linken Fuß nachschleifte. Anfangs genierte ich mich sehr, wenn ich mit diesen Dingern unterwegs war, aber ich brauchte sie einfach für mein Weiterkommen.

Irgendwann war mir die Benützung der Hilfsmittel egal, d. h., neugierige Blicke versuchte ich zu ignorieren. Sehr oft stellte ich mir dabei die Frage, wie ich denn als Gesunde reagieren würde, wenn ich plötzlich eine Bekannte mit Gehstock oder Schirm als Stütze in der Stadt träfe. Für derlei Betrachtungsweisen fehlte mir allmählich die Zeit, ich musste trachten, vorwärts zu kommen, musste mich weiter entwickeln. Nun musste ich mir selber helfen! Aufkommendes Selbstmitleid half nicht weiter, ich musste handeln.

Die Bushaltestelle liegt sehr günstig für mich in meiner damals körperlichen Verfassung. Von meinem Wohnhaus muss ich lediglich drei Minuten zu Fuß gehen, aber das Einsteigen in den ÖBB Bus wurde zur großen Herausforderung. Ich war froh, dass meine Tochter das erste Mal mit mir gemeinsam die Überwindung der hohen Einstiegstreppe übte. Das Lösen der Fahrkarte war auch nicht leicht, weil ich mit dem langsamen und komplizierten Suchen nach Münzen, nachkommende Passanten behinderte. Nun musste ich mich fest am Haltegriff festhalten, damit ich beim Anfahren nicht zu Sturze kam. Bei fahrendem Bus einen Sitzplatz in der Nähe des Ausstiegs und einer Anhalteglocke zu finden, war die nächste Herausforderung für mich. Kurz vor dem Aussteigen sollte eine Glocke bedient werden, die den Halt für den Busfahrer signalisiert. Wie sollte ich zu der sehr hoch angebrachten Glocke gelangen und gleichzeitig bei fahrendem Bus ein Umkippen vermeiden? Nun, ich verwendete ganz einfach meine Gehhilfe und drückte mit ihr diesen Knopf, wobei sich Schwierigkeiten beim Zielen nach demselben ergaben. Diese Aktion war für die restlichen Reisenden sicherlich eine lustige Abwechslung, für mich eine Notwendigkeit. Nun erst verstand ich ältere Menschen, wenn sie sich zögerlich und unsicher in öffentlichen Verkehrsmitteln weiterbewegten. Ich verstand auch die Notwendigkeit, ihnen als gesunder Mensch, den eigenen Sitzplatz anzubieten.

Zukünftig mussten Busfahrten von mir genauestens geplant werden, ich hatte im Vorfeld die Abfahrts- und Ankunftszeiten aus den Verkehrsverbundplänen herauszuschreiben und mir die Ausstiegsstelle zu merken. Die Benützung eines Busses war also zu einem schwierigen Unterfangen für mich geworden, das ich erst nach oftmaligem Üben in den Griff bekam.

Meine erste Fahrt führte mich nach Innsbruck zum Zahnarzt. Ich wollte mir den in der Zahnklinik provisorisch gerichteten Zahn in Ordnung bringen lassen. Dieser Zahnarzt wusste bereits von meiner erlittenen Hirnblutung und dementsprechend behutsam führte er notwendige Bohrungen durch und fragte immer wieder besorgt nach, ob alles in Ordnung sei.

Die nächste Busfahrt führte mich zu einer Psychologin nach Innsbruck, die ich auf Empfehlung meiner Ergotherapeutin aufsuchte, weil ich Probleme mit meiner Wertigkeit in der Rolle einer Frau und Partnerin entwickelte. Ich empfand mich in der letzten Zeit unwert, unattraktiv, nicht verstanden und ausgegrenzt. Die Gespräche mit der Psychologin taten mir gut, weil ich ohne Wenn und Aber über meine Verletzungen und Gefühle reden konnte und mich verstanden fühlte.

Nun begannen die von einem Arzt in Hochzirl aus verordneten mobilisierenden Physiotherapien, Heilmassagen und Ergotherapien zu Hause, d.h., jede Woche kamen einmal mein Physiotherapeut und dann wieder die Ergotherapeutin.

Der Physiotherapeut übte mit mir besonders an der linken Hand, um die Schmerzen wegen des Impingement-Syndroms unter Kontrolle zu bringen. Ich konnte noch immer nicht den linken Arm hochheben, ohne dass er höllisch schmerzte.

Zu diesem Zweck knetete und massierte H. oft an diesem Arm und auch ich hatte dann Übungsaufgaben bis zu seinem nächsten Erscheinen zu absolvieren.

So musste ich jedes Mal eine vorher ausgemachte, imaginäre Linie an einem Türstock mit den Fingerspitzen der linken Hand erreichen. Von Mal zu Mal wurde das Trainingsziel um einige Zentimeter erhöht bzw. erweitert. Am Anfang jeder Trainingseinheit kontrollierte H. meine Fortschritte. War er zufrieden, dann lobte er mich sehr, was mich natürlich freute und zum Weitermachen anspornte. Nach ca. zwei Monaten täglichen Übens mit dieser Methode konnte wirklich erreicht werden, dass ich meine Hand bis über den Türstock brachte. Natürlich geschah das Üben anfangs unter fast unerträglichen Schmerzen, die bald leichter wurden und zum Schluss war nur mehr ein Ziehen spürbar.

Gleichgewichtsübungen probierten wir auf einer Matte oder am Teppichboden des Wohnzimmers. Auch hier war mein Physiotherapeut sehr konsequent und beharrlich, was ganz sicherlich langsam, aber stetig, zu einem Erfolg führte. Später kamen Hanteln und Balleinsatz dazu und auch mit einem Reifen übten wir an wärmeren Tagen draußen auf der Terrasse, um das Gleichgewicht zu verbessern und das gleichmäßige Gehen und Abrollen einzuüben. Einmal musste ich das Laufen im Garten üben, was mir gar nicht gelang. Auf dem Damenfahrrad übte ich in H.'s Anwesenheit das Fahren und ich konnte das Gleichgewicht halten und mich sogar fahrend weiterbewegen, wenn auch etwas unsicher und wackelig.

Meine Ergotherapeutin U. wiederum brachte mir stets Übungsmaterial mit, um meine kognitive Wahrnehmung zu trainieren. Wir übten hart, um Zahlen, die auf einem Blatt angeordnet waren, aufsteigend von der niedersten zur höchsten zu verbinden, was für mich anfangs so schwierig war, weil ich die links angeführten nicht wahrnahm.

Da waren auch knifflige Konzentrationsübungen zu lösen, die mir viel abverlangten, vor allem wütend machten, wenn mir die Lösung nicht schnell genug gelang. Doch U. war sehr geduldig und tröstend, wenn ich mich wieder einmal wertlos fühlte.

Sie übte mit mir das Stiegensteigen, wofür sich unsere Treppe vom Parterre in den ersten Stock vorzüglich eignete. Unermüdlich fielen meiner Ergotherapeutin interessante und aufwändige Übungsvarianten ein, um mir diese Arbeit schmackhaft zu machen, die anfangs alles andere als leicht zu bewältigen war. Ziel war es, im Alltag eine Treppe zu benützen, ohne sich am Geländer festhalten zu müssen.

Die Arbeit mit meinem Physiotherapeuten H. und meiner Ergotherapeutin U. war sehr fruchtbar, ihnen verdanke ich viel und noch heute erinnere ich mich gerne an sie und ihre Ratschläge, man kann durchaus von einer Nachhaltigkeit sprechen.

Ein ganz besonderes Vertrauensverhältnis entwickelte sich zwischen mir und meiner Ergotherapeutin U. Ihre Tipps waren ganz wichtig und in weiterer Folge für die Gesundung richtungsweisend. So bildete ich mir zum Beispiel ein, auf der Stelle die Einnahme eines aufgrund meiner schweren Erkrankung verschriebenen Antidepressivums abzusetzen, was mir gar nicht gut bekam, weil ich bald darauf weinerlich war und an Schlafstörungen zu leiden hatte. U. besprach das mit dem Arzt und gab mir die Order weiter, es wäre noch zu früh, das Mittel abzusetzen und wenn ich das dann später täte, müsste das ausschleichend vor sich gehen. Also tat ich so, wie sie mir riet und das war gut so. Jeder Leser dieser Zeilen möge niemals eigenständig und ohne Absprache mit einem Arzt Antidepressiva einnehmen oder absetzen. Mir hat das vom

Arzt verschriebene Mittel in Verbindung mit Gesprächstherapie gut über die schwere Zeit geholfen und erst im Mai nach dem Desaster habe ich es ausschleichend abgesetzt. Dabei wird die Dosis nach Plan des Arztes langsam verringert.

Mein erster Besuch an meiner Arbeitsstätte

Einen Monat nach der Heimkunft hatte ich vor, meiner Kollegenschaft während deren Vormittagspause einen Besuch im Konferenzzimmer abzustatten. Zu diesem Zweck buk ich eine Erdbeerrollade und einen Schokoladekuchen für eine Kaffeejause. Ich war ziemlich aufgeregt, als ich den Raum betrat, in dem ich viel gearbeitet hatte und den ich zuletzt vor sechs Monaten als gesunde Frau verlassen hatte. Schön war es, einen Großteil der Kollegen wieder zu sehen und sich mit ihnen austauschen zu können. Auch wollte ich mich bei ihnen für ihre Gebete, mündliche und schriftliche Post bedanken, die sie mir und meiner Familie während der schlimmen Zeit zukommen hatten lassen.

Selbstverständlich war es mir auch ein Anliegen, den Schülern, die ich zuletzt unterrichtet hatte, in ihren jeweiligen Klassenräumen einen Besuch abzustatten. Das war sehr bewegend, wieder die vertrauten Gesichter vor mir zu haben. Auch bei ihnen bedankte ich mich für die vielen Glückwünsche, die sie mir zukommen ließen und worüber ich mich so sehr gefreut hatte.

Erwähnen will ich aber, dass mir die vielen Gesichter und die rasche Geschwindigkeit der Bildabfolgen sehr zu schaffen machten und ich merkte, dass ich in Schweiß gebadet war. Es strengte mich total an und auch die vielen Gespräche, das Antwortgeben auf diverse Fragen verlangten mir alles ab. So sehr ich mich freute, so sehr überfordert war ich.

Ganz traurig und entsetzt war ich, als ich bemerkte, dass mein Vorgesetzter mein Kästchen bereits an eine andere Lehrperson übergeben hatte, obwohl meine Sachen noch darin gestapelt waren. Er hatte es nicht der Mühe Wert gefunden, etwa zu warten, ob ich wiederkäme oder mich zu fragen, ob mir das recht wäre. So schnell war ich also vergessen – die Uhr hatte sich weitergedreht. Ich war ohne weiteres in kürzester Zeit ersetzt worden. Mir kam der Spruch: „Heute rot und morgen tot!" in den Sinn.

Weil ich ohne Auto da war und ich meine Sachen stillschweigend und unendlich traurig ausgeräumt hatte, verständigte ich meinen Mann und bat ihn, mich und meine schulischen Habseligkeiten abzuholen, was dann auch ohne großes Aufheben passierte. Bei jedem Stück, das ich meinem Schulkästchen entnahm, kamen Erinnerungen an die gehaltenen Stunden des letzten Schultages meines Lebens. Mir war zum Heulen zumute, aber der Zorn über diese Gefühllosigkeit hielt mich zurück, den Tränen ihren Lauf zu lassen. Ich wollte niemandem meine Schwäche, meinen Kummer über diese Ungeheuerlichkeit eingestehen und war froh, diesen Ort verlassen zu können. Erst im Auto begann ich laut und hemmungslos zu weinen und auch zu Hause konnte ich mich lange nicht beruhigen. Ich war so mit Leib und Seele Lehrerin gewesen und hatte meine Arbeit sehr ernst genommen und nun gab es diesen unwürdigen Abgang. So schnell wollte ich meinen Vorgesetzten nicht mehr zu Gesicht bekommen!

Zu Hause räumte ich meine Schulsachen in einen Karton in der Annahme, das eine oder andere Unterrichtsmittel doch noch gebrauchen zu können, denn ich wusste ja noch nicht, wie sich meine Gesundung weiterentwickeln würde und ob und wann ich wieder bereit zum Unterrichten sein würde.

Um meine Genesung zu beschleunigen, suchte ich mithilfe meines behandelnden Arztes bei meiner Krankenkasse um einen Rehabilitationsaufenthalt in Radkersburg/Südsteiermark an. Der Aufenthalt wurde genehmigt und sollte nach der Angiographie im August stattfinden. Bis dahin übte ich fleißig mit meinen Therapeuten, die ins Haus kamen.

Wagnis – Erste Fahrt mit dem Auto

Im Juni sollte ich selbstständig in das Therapieinstitut meines Physiotherapeuten in eine Nachbargemeinde kommen. Weil es mit dem Zug sehr umständlich ist, dorthin zu gelangen, wollte ich meine erste Ausfahrt am 26. Juni mit dem Auto wagen.

Das Starten ging ja relativ einfach und auch das Zurücksetzen aus der heimatlichen Garage. Auf der Straße fuhr ständig die Angst mit. Das Fahren war anders als in gesunden Zeiten. Ich hatte ständig das Gefühl, dass der entgegenkommende Verkehr zu nahe sei. Ich musste höllisch aufpassen, ja nicht auf die linke Fahrbahnseite zu gelangen. Diese starke Konzentration ließ bei mir den Schweiß fließen. Nach dem Einparken auf dem riesigen Parkplatz eines großen Geschäftes zitterten mir die Knie. Nun musste ich noch eine Wegstrecke zu Fuß zum Institut zurücklegen. Es gäbe da schon einen Parkplatz, aber der war mir zu eng und klein und ich traute mir nicht zu, diesen zu benützen, also blieb ich schon viel früher auf dem großen Parkplatz stehen und nahm den Fußmarsch bewusst in Kauf.

Zu der Zeit war mir nicht bewusst, dass ein Schlaganfallpatient eine Zeit lang nicht mit dem Auto fahren durfte. Nachdem ich meinen Therapeuten von meiner Ausfahrt erzählt hatte, machten sie mich auf diesen Umstand aufmerksam und ich versprach, wirklich nur im Notfall das Auto zu verwenden und gut aufzupassen. Ich spürte ja selber auch, dass meine Fahrten damals als grenzwertig einzustufen waren und wollte so schnell als möglich meine Fahrtüchtigkeit von einem Fachmann überprüfen lassen, was dann aber erst im Herbst 2008 in die Tat umgesetzt wurde. Autofahrten waren für mich zwiespältige Unternehmungen. Einerseits hatte oft niemand in meiner Familie Zeit, mich irgendwohin zu kutschieren, andererseits wollte ich mit meinen Anliegen nicht immer jemandem zur Last fallen.

Auch begann ich, erste Einkaufsfahrten zu unternehmen, die sehr entmutigend waren. Dabei spielte nicht so sehr das Fahren mit dem Auto die Hauptrolle, sondern das Zurechtfinden in den langen Einkaufsgängen mit den vielen Menschen. Vor allem die vielen bunten Warenangebote waren für mich so anstrengend, dass ich froh war nach so einem „Ausflug", wieder gesund daheim gelandet zu sein. Diese Anstrengungen hatten zur Folge, dass meine Freude fürs Einkaufen merklich abkühlte. Die Einkäufe wurden sehr dezimiert, meistens gab ich meinem Mann einen Besorgungszettel mit, mithilfe dessen er die Lebensmittel für 14 Tage einkaufte. Modeeinkäufe wurden nur mehr selten getätigt, mir machte das Probieren keinen Spaß mehr und ich war froh, die diversen Geschäfte rasch wieder verlassen zu können. Menschenansammlungen und vielfältige Warenangebote überforderten mich total. Meine Wahrnehmung spielte jedes Mal verrückt. Wieder war mir eine lustvolle Tätigkeit aus meinem alten Leben vergällt.

In dieser Zeit überlegte ich oft, wie ich denn mein weiteres Leben führen wollte, ob ich meinen Beruf noch ausüben würde können, wenn ich mich doch so schwer bei der veränderten Lebensbewältigung tat, wo viele alltägliche Tätigkeiten mit Schwierigkeiten behaftet waren. Da ich so viel Glück im Unglück hatte, wollte ich zukünftig einen lustvollen Teil in die Therapien von Schlaganfallpatienten einbringen. Ich war überzeugt davon, dass künstlerische Betätigung vielen Menschen mit gesundheitlichem Handikap einen freudvollen, Selbstwert fördernden Aspekt ins Alltagsleben bringen könnte.

Künstlerische Betätigung war mir während meiner Krankenhausaufenthalte abgegangen – da war Handlungsbedarf gegeben. Also recherchierte ich im Internet und las eine Ankündigung, dass demnächst in Innsbruck eine Ausbildung in Mal- und Gestaltungstherapie beginnen würde. Das Anforderungsprofil passte genau auf mich und auch die Inhalte dieser Ausbildung erschienen mir sehr interessant zu sein. Das war ein Wink des Schicksals und ich meldete mich zum Einführungsseminar im Herbst, nach meinem Reha-Aufenthalt, an.

Vorher hatte ich noch einen Termin bei der Pensionsversicherungsanstalt meines Dienstgebers, bei Herrn P., der mir vorrechnete, welche Pension ich im Falle eines Ruhestandes aus Krankheitsgründen zu erwarten hätte. Dabei begleitete mich meine ältere Tochter, weil ich allein noch sehr wackelig auf den Beinen war und auch sonst Mühe hatte, den Rechnungsbeispielen die notwendige Aufmerksamkeit zu widmen und allfällige sinnvolle Fragen bezüglich einer künftigen Verwendungsform im Schuldienst zu stellen. Die Rechenbeispiele überforderten mich sehr. Heraus kam, dass ich im Falle einer Frühpensionierung (und dahin lief die Sache dem Anschein nach) wirklich sehr günstig abgespeist werden würde. Es war schon sonderbar, als Herr P. einen Aktenordner mit Unterlagen, beginnend mit meiner schulischen Laufbahn einschließlich Ausbildung in den Siebzigerjahren vor sich liegen hatte. Da waren also alle Unterlagen fein säuberlich aufgelistet, auch Unterlagen mit Beschäftigungsnachweisen über Art und Dauer der Ferialarbeiten noch während der Mittelschulzeit. In Gedanken bezeichnete ich diesen Pack Papier als Ordner meines Lebens, während Herr P. fleißig und akribisch Möglichkeiten des Zeitpunktes und Höhe eines allfälligen Pensionsbezuges bei vorzeitiger Pensionierung ausrechnete. Ich war gar nicht in der Lage, das genau mitzuverfolgen, viel mehr interessierten mich diese, meine Lebensunterlagen.

Zu dem Zeitpunkt hatte ich unbedingt vor, weiter in meinem Beruf als Lehrerin tätig sein zu wollen, aber ich spürte schon, dass es im Moment noch verfrüht war, derlei Prognosen, die weitere Berufsfähigkeit betreffend, aufzustellen. Ich wusste, dass ein steiniger Weg vor mir lag.

Im Moment war ich aufgeregt, weil Herr P. und meine Tochter eifrig über meine weitere Zukunft diskutierten und ich stumm und teilnahmslos dasaß, als ob mich das alles gar nichts anginge.

Erst später, im nahen Café, kam ich erst zu mir und wäre in der Lage gewesen, Fragen zu formulieren.

Bei der Aktion war herausgekommen, dass mir kürzlich die Bezüge, weil inzwischen sechs Monate im Krankenstand, gekürzt worden waren. Im Sommer würde ich in die Bezirkshauptmannschaft zum Gesundheitsarzt zitiert werden und der würde je nach vorhandenen Unterlagen entscheiden, ob ich weiter verwendungsfähig oder eben nicht wäre. Die Berechnungen ergaben große Einbußen bei einer vorzeitigen Pensionierung, gleichgültig war anscheinend, dass ich durchgehend 36 Jahre lang beschäftigt gewesen war, nicht einmal ein Karenzjahr nach der Geburt der jeweiligen Tochter hatte ich mir gegönnt, so wichtig war mir mein Beruf immer gewesen. Ich hatte Doppelbelastung (Familie – Beruf) dem Wiedereinstieg nach einem mir zustehenden Karenzjahr vorgezogen. Damals war ich von der Richtigkeit meiner Entscheidung überzeugt.

Eines war mir leider schon jetzt aufgrund meiner Wahrnehmungsschwierigkeiten bewusst, nämlich dass ich im Herbst 2008 sicherlich nicht unterrichten würde können. Der Rehabilitationsaufenthalt in Radkersburg würde meine Rückkehr sicherlich nicht bewerkstelligen können, das wusste ich innerlich, weil ich gesundheitlich einfach sehr angeschlagen war und ein Lehrberuf große Anforderungen in psychischer und physischer Hinsicht stellt.

Bei den Ausführungen des kompetent und freundlich wirkenden Sachbearbeiters meiner Unterlagen hatte ich das Gefühl, dass die für meinen Fall Zuständigen bereits Überlegungen, meine Weiterverwendung betreffend, angestellt hatten und der Weg in Richtung frühzeitige Pensionierung führte. Dagegen sinnvoll zu argumentieren und forsch aufzutreten, war ich noch nicht in der Lage. Andererseits war mir schon bewusst, dass ein Wiedereintritt in das Berufsleben für mich zwiespältig war, weil ich ja mit Jugendlichen arbeitete und die ein Recht hatten auf bestens agierende und gesunde Lehrpersonen. Ich würde 150 Prozent geben müssen und könnte im Falle einer erneuten gesundheitlichen Attacke oder eines nur kleinen beruflichen Fehlers nicht mit dem Verständnis von Vorgesetzten und Eltern rechnen. Das alles ging mir schon damals durch den Kopf, trotzdem strebte ich einer 50-prozentigen Lehrverpflichtung ab dem Schuljahr 2009 oder 2010 an. Innerlich habe ich aber gespürt, dass ich dafür würde kämpfen müssen, weil ich einerseits meinem Dienstgeber zu teuer kam, andererseits noch nicht wusste, ob ich mich gesundheitlich bis dahin in dem Maße erholen würde, um ein Unterrichten in Erwägung ziehen zu können und meiner Verantwortung in diesem Beruf gerecht werden würde.

Juli/August: Vorladung im Gesundheitsamt – Überprüfung der Wiederverwendbarkeit

Am festgesetzten Termin erschien ich mit den nötigen ärztlichen Befunden in der Bezirkshauptmannschaft unserer Landeshauptstadt. Begleitet wurde ich von meiner Tochter, die jedoch bei der Begutachtung durch eine Amtsärztin nicht dabei war. Diese Ärztin befragte mich über den aktuellen Gesundheitszustand und wollte wissen, ob ich mich dazu imstande sähe, im Herbst wieder zu unterrichten, was ja augenscheinlich noch nicht der Fall sein konnte, weil ich noch große Schwierigkeiten beim Gehen hatte und auch wahrnehmungsmäßig angeschlagen war. Die freundliche Ärztin kopierte meine Unterlagen und meinte, sie würde sich mit meiner Krankenkasse in Verbindung setzen und nach der geplanten Rehabilitation in Radkersburg würde man weitersehen und ich würde in einem Jahr wieder vorstellig werden müssen.

Bald darauf erhielt ich von der Krankenfürsorge ein Schreiben, aus dem hervorging, dass ich bis Sommer 2009 im Krankenstand sei.

Weil ich immer wieder psychisch angeschlagen war, besonders bei Entscheidungen Probleme hatte, oder ein falsches Wort mich schon in seelische Turbulenzen brachte, nahm ich für kurze Zeit auf Anraten meiner Ergotherapeutin die Dienste einer ihr bekannten Allgemeinmedizinerin, die auch Akupunktur anwendet, an. Das war eine gute Entscheidung, weil ich mich ohne Umschweife über alle meine großen und kleinen auftretenden Probleme des

Alltages mit ihr unterhalten konnte. Ein wichtiger Punkt war in dieser Zeit, dass ich mich nicht mehr als Frau fühlte. Ich sah mich an den Rand der Gesellschaft gedrängt, nicht begehrt und für wenig nützlich. Ich war immer sehr leistungsorientiert gewesen und nun brachte ich kaum mehr etwas auf die Reihe. Mein Mann hatte ja selbst ein Trauma bei meinem Initialereignis erlitten und wagte nicht, mir körperlich nahe zu kommen. Zu sehr war ihm seine schwerkranke und bewegungslos liegende Frau in der Intensivstation vor Augen.

Diese Ärztin verstand es, mir Kraft für Entscheidungen und für die Meisterung des Alltags zu geben. Ich konnte Mut fassen und manche ihrer Tipps wende ich noch heute an, besonders dann, wenn ich nach Aufregungen ruhiger werden will.

Das Geburtstagsgeschenk – Reise nach Wien

Mein 56. Geburtstags nahte und so wollte mich mein Mann besonders überraschen. Weil er weiß, dass ich so gerne in die Bundeshauptstadt fahre, schenkte er mir eine Reise dorthin. Ich war natürlich sehr gerührt über diese nette Geste und weil er sich etwas Besonderes für diesen Anlass überlegt hatte. Insgeheim fürchtete ich mich vor diesem Aufenthalt, obwohl mich mein Mann begleiten wollte. Ich war einfach noch zu schwach für so eine Reise mit dem Zug, wollte aber meinen Mann nicht enttäuschen, hatten doch er und unsere Tochter alles im Vorfeld heimlich arrangiert. Das zunichte machen, brachte ich nicht übers Herz. Wir traten also am 4. Juni die für mich große Reise per Zug an und stiegen in einem netten Innenstadthotel Wiens ab. Die Bahnfahrt verlief komplikationslos und das Hinwandern mit dem rollenden Koffer zum Hotel ging auch relativ beschwerdefrei. Die Stufen im Haus waren aber nur mithilfe meiner Begleitung zu schaffen, trotzdem war ich sehr glücklich, wieder nach Wien gelangt zu sein. Ich hatte ein Stück Lebensqualität zurückerobern können, was ja gewiss in meinem Fall keine Selbstverständlichkeit war. Wir gingen gut essen und waren glücklich, nach der schweren Zeit ein schönes Wochenende in Wien verbringen zu können. Am nächsten Tag stand der obligatorische Besuch des Naschmarktes auf dem Programm. Weil es so heiß an jenem Tag war, hatte ich vorsichtshalber einen Strohhut von zu Hause mitgenommen. Damit sah ich zwar wie eine Vogelscheuche aus, aber Gesundheit musste vor Schönheit stehen. Auf diesem Flohmarkt hatte ich die Jahre zuvor öfters brauchbare Kunstobjekte gefunden und mit nach Tirol geschleppt und es hatte Zeiten gegeben, da war ich regelrecht süchtig nach dem Aufstöbern und Erwerben von Dingen, die nicht unbedingt notwendig sind, ich aber doch das Gefühl hatte, sie unbedingt haben zu müssen. Denn ich war der Meinung, dass ich so schnell nicht mehr die Gelegenheit haben würde, den jeweiligen Gegenstand meiner Begierde so günstig und vor allem in dieser unnachahmlichen Wiener Qualität erwerben zu können.

Trotz Hitze ging ich die Reihen der ausgestellten Objekte ab, überprüfte das eine oder andere Stück, aber es kam keine rechte Freude auf – das Feuer des Sammelns war erloschen! Ich besaß auch nicht mehr die Unbeschwertheit, mich freudig durch die Menschenmenge zu bewegen, kam nur schleppend vorwärts und bald war mir alles zuviel. Im Lokal, wo wir einen Döner Kebap zu uns nahmen, war ich sehr traurig, weil ich mich so verändert hatte und diese Freude des Aufstöberns von Dingen aus längst vergangenen Zeiten anscheinend vergangen war.

Nachher verabschiedete ich mich von meinem Mann, weil ich mich mit meinem Freund Josef treffen wollte. Ihn hatte ich zuletzt in der Intensivstation gesehen. Ich fuhr also zwei Stationen mit der U-Bahn und dort stieg ich so aus, dass er mich nicht schon im Vorfeld beobachten konnte. Die Wiedersehensfreude war beidseitig groß und er versicherte mir, dass ich blendend aussehen würde. War ja lieb von ihm gemeint, aber wie ein Jungbrunnen war mein Aussehen nicht, aber natürlich schmeichelt es jeder Frau, wenn sie als gut aussehend empfunden wird. Josef wollte in Meidling eine bestimmte Jeans erwerben und ich sollte ihn dabei begleiten und beraten. Selbstverständlich habe auch ich etwas gefunden, nämlich ein luftiges Leinenkleid, welches mich noch heute an diesen ersten Wien-Besuch erinnert. Nach einem netten Gespräch in einem Café machten wir einen Ausflug zur Wienerhütte.

Dafür war ich nicht mit den richtigen Schuhen ausgerüstet und beim Retourweg kippte ich um und musste fortan meinen Wienaufenthalt mit verhaltenen Schmerzen absolvieren. Hinterher war ich schon traurig, dass mein Freund, der ja genau um meine Erkrankung wusste, es darauf ankommen hatte lassen, so ein unwegsames Gelände als Ausflugsziel auszusuchen. Ich war aber auch so töricht, da mitzugehen und war wieder einmal zu feige, ein Nein zu formulieren. Wieder wollte ich meine „Stärke" demonstrieren.

Abends sollten mein Mann und ich das Musical: „We will rock you" im Raimundtheater besuchen. Dabei wird vieles aus dem Musikgeschehen von Freddie Merkury, dessen Musik ich sehr schätze, zum Besten gegeben. Um den Sitzplatz einzunehmen, waren viele steile Stufen zu bewältigen, was sicherlich eine Herausforderung war und eine gute Therapie darstellte. Das Aufhalten in großen Menschenmengen war nach wie vor schwierig und nur mit äußerster Konzentration für mich zu ertragen. Mit großer Erwartungshaltung folgten mein Mann und ich der Aufführung, wurden aber sehr enttäuscht. Ich vermisste eine gewisse Spritzigkeit, die Story rund um die Musik von F. M. war langweilig und an den Haaren herbeigezogen, jedenfalls war das mein Eindruck. Die richtige Begeisterung wollte sich nicht einstellen. Am letzten Tag unseres Aufenthaltes statteten mein Mann und ich dem Stephansdom einen Besuch ab und wir bedankten uns für den guten Ausgang der Erkrankung und ich mich für das nette Geburtstagsgeschenk, das Wochenende in Wien.

Dankbar fuhren wir am frühen Nachmittag des dritten Wien-Tages mit dem Zug wieder nach Hause.

Erste zerebrale Angiographie Mitte Juli an der Universitätsklinik in Innsbruck

Was bei einer Angiographie auf mich zukommen würde, das wusste ich bis zum Aufenthalt in der Klinik nicht genau. Ich war der Meinung, dass hierfür einige Computeraufnahmen des Gehirns gemacht würden, dass ich in eine Röhre käme und dann wieder nach Hause könnte. Dem war nicht so. Mein Mann brachte mich einen Tag vor dem Untersuchungstermin zur Schlaganfalleinheit der Klinik, nachdem wir uns angemeldet hatten. Er half mir nach der Zuweisung meines Bettes beim Verstauen meiner wenigen Kleidungsstücke und verabschiedete sich. Nach der perimetrischen Augenuntersuchung an der Augenklinik, die ich für meine Reha in der Südsteiermark und für das Gutachten bezüglich der Fahrtüchtigkeit benötigen würde, kam ein Arzt und klärte mich über die bevorstehende Hirnangiographie zur Kontrastdarstellung der hirnversorgenden Blutgefäße auf. Er hatte ein Formular dabei und zeigte mir anhand der Bebilderung genau, wie der Eingriff vor sich gehen würde. Als ich glaubte, alles verstanden zu haben, unterschrieb ich, weil ja bei jedem Eingriff ein bestimmtes Restrisiko besteht. Ich las mir alles dann noch einmal durch und erst jetzt war mir klar, was auf mich zukam. In der Nacht konnte ich nicht schlafen, obwohl ich mir ein homöopathisches Mittel von zu Hause mitgenommen hatte. Ich war einfach aufgeregt. Es hatte geheißen, dass ich bald am Morgen abgeholt werden würde und ab Mitternacht nichts mehr essen und auch nicht trinken sollte. Dass ich nicht trinken durfte, kam mir sehr hart an, weil ich gewohnt war, immer wieder in der Nacht ein paar Schluck Wasser zu mir zu nehmen. Aber nicht nur der Verzicht auf Wasser machte mir zu schaffen, auch die vielen Gedanken, die mir durch den Kopf gingen. Was würde sein, wenn sich erneut ein Aneurysma gebildet hatte? Schlimme Vorstellungen waren plötzlich da und ließen sich nicht so ohne weiteres wegwischen.

Am Morgen bekam die zweite Zimmerkollegin ein gutes Frühstück und ich musste ja nüchtern bleiben. Obwohl der Kaffee schon sehr verführerisch duftete, tröstete ich mich mit dem Gedanken, dass ich bald abgeholt würde. Ich konnte noch die Morgentoilette verrichten, dann mussten die bereitgelegten Stützstrümpfe gegen Thrombosebildung mühselig angezogen werden. Ich tat mir dabei sehr schwer, weil ich im linken Arm so wenig Kraft hatte und so wurstelte ich die Strümpfe über die Beine mit vielen Falten, was auch nicht gerade ideal war, weil sie den Blutlauf eher hinderten. Eine vorbeikommende Schwester besah sich mein Dilemma und half mir, die Strümpfe ordentlich überzuziehen. Der Vormittag war fast um und mich begann der Hunger zu quälen. Durstig war ich auch schon sehr, zur Linderung bekam ich aber eine Infusion verpasst, die zur Folge hatte, dass ich wirklich bald keinen Durst mehr spürte. Immer wieder kam eine freundliche Schwester vorbei und tröstete mich und meinte, dass ich jetzt aber wirklich bald an der Reihe sein würde. Dann ging alles sehr rasch! Die Tür ging auf und ein Sanitäter rief meinen Namen, machte sich an der Verankerung des Bettes zu schaffen, schob mich in den Gang und von dort in den Aufzug. Auf dem Weg dorthin kamen immer wieder Schwestern und Pfleger vorbei, die mir alles Gute wünschten. Unterwegs fragte mich der freundliche Sanitäter nach dem Grund meines Aufenthaltes in der Klinik und wir plauderten ein wenig über Belanglosigkeiten. Er war mit mir recht flott unterwegs und ich hatte kaum Zeit, aufgeregt an das Kommende zu denken. Zu guter Letzt befand ich mich in einem kleinen hellen Raum, in dem schon einige Betten hintereinander und nebeneinander gereiht waren. Immer wieder wurden Namen aufgerufen und irgend ein Bett von einem Raum in den nächsten geschoben. Ich sah alles verschwommen, weil meine Brille am Ende des Bettes abgelegt war und ich nicht dazukam. So musste ich mich an der Geräuschkulisse orientieren. Hier war ich im Vorraum zum Operationssaal und emsiges Hin und Her war hörbar. Ich starrte aufs Licht über mir und dann wieder auf sich bewegende Bilder an den Wänden. Auf ihnen waren wunderbare Berglandschaften, Natur pur zu betrachten, wahrscheinlich deshalb, damit sich die wartenden Patienten vor dem bevorstehenden Eingriff ablenken konnten. Jetzt war ich aber wieder sehr aufgeregt und wollte vor dem Eingriff noch mit dem Arzt sprechen. Eine freundliche Schwester kam vorbei und bemerkte, dass ich ein Anliegen auf dem Herzen hatte. Ich erklärte ihr, dass ich meine Brille bräuchte und vor dem Eingriff noch unbedingt mit dem Arzt sprechen wollte. Nachdem ich wieder klarer sehen konnte, versprach sie, dass dies geschehen würde. Prof. Dr. C. kam auch wirklich an mein Bett, stellte sich vor und beruhigte mich, nachdem ich ihn bat, die Untersuchung vorsichtig durchzuführen. Er meinte auch, dass er diese Art Untersuchung schon einmal bei mir durchgeführt habe, aber damals habe ich das höchstwahrscheinlich nicht mitbekommen.

Seine Worte machten mich ruhig und zuversichtlich, dass alles bald vorbei sein würde.

Nun wurde ich in den Behandlungsraum geschoben und musste auf eine recht warme, harte Unterlage klettern. Dann wurde mir die Brille abgenommen und eine Schwester überprüfte die Lage der Patientin und den Sitz der vor einem Tag angelegten Kanüle an der rechten Hand. Über mir wurde ein großes Licht eingeschaltet und eine Schwester und der Arzt unterhielten sich über technische Dinge, deren Bedeutung ich nicht verstand. Es ging um den Durchmesser einer Kanüle. Den Arzt sah ich zu der Zeit nicht, ich konnte aber seine Anweisungen hören.

Meine Hände wurden an irgend etwas befestigt und mein Kopf in eine Vertiefung gelegt und dort fixiert, so fühlte sich das jedenfalls an. Inzwischen wurden meine beiden Leisten rasiert und desinfiziert. An der rechten Leiste befand sich bereits eine verheilte Schnittstelle, die wohl von der ersten Angiographie kurz nach dem Initialereignis herrührte.

Ich habe diese etwas verhärtete und weiße Stelle öfters betrachtet, wusste anfangs aber nicht genau, wann und warum sie entstanden war.

Eine Schwester beruhigte mich immer wieder dazwischen und erklärte mir die gerade vorgenommenen Untersuchungsschritte. Sie wollten vorerst probieren, welche Leiste diesmal in Betracht kam. Dort wird eine örtliche Betäubung der Einstichstelle erfolgen, eine Hohlnadel (Kanüle) wird in eine Schlagader/Arterie in der Leistenbeuge eingeführt. Unter Röntgenkontrolle wird ein Führungsdraht durch die Nadel in das Blutgefäß geschoben und nach Entfernen der Nadel – ein sehr dünner Kunststoffschlauch (Katheter) an die Stelle geführt, die untersucht werden soll. Über den Katheter wird Kontrastmittel eingespritzt, um die Blutgefäße und das Gehirn im Angiogramm oder Angio-CT sichtbar zu machen. Patienten mit sehr engen Blutgefäßen können beim Vorschieben des Katheters ein kurzes schmerzhaftes Ziehen spüren. Die Ausbreitung des Kontrastmittels kann mit einem Wärmegefühl und Spannungsgefühl einhergehen. (Quelle: DIOmed-Aufklärungssystem 01/08; Herausgeber: Prof. K. Ulsenheimer, Prof. W. Weißauer) Dabei könnte man den Status quo gut feststellen und auch eine eventuelle Veränderung ersehen. So geschah es dann auch. Ich war während dieser Zeit immer voll bei Bewusstsein, weil ich den Anweisungen des Arztes Folge leisten musste. Von späteren Recherchen weiß ich, dass der Arzt während dieser Zeit vor dem Bildschirm eines Computers sitzt und dort mit dem Gerät, das sich über dem Patienten befindet und immer wieder in Auf- und Abbewegungen Bilder vom Gehirn aufzeichnet, in Verbindung steht. Die Anweisungen bestanden aus „Luft anhalten" und „Aus- und Einatmen" und „Nicht atmen". Währenddessen wurde der Blutdruck gemessen, mir in die Augen geleuchtet, die Fußsohlen auf Reaktion getestet. Obwohl ich durch diese Anweisungen abgelenkt war, begann ich um einen guten Verlauf und Ergebnis dieser Untersuchung zu beten. Nach ungefähr einer halben Stunde hörte ich den Arzt sagen, dass die Sache gut gelaufen und alles in Ordnung sei.

Ich wurde von den Apparaten befreit und vorsichtig in mein Spitalsbett gehievt. Nachdem ich mich bei der Schwester und dem

Arzt bedankt hatte, wurde ich in ein anderes Zimmer gebracht, wo bereits ein Pfleger wartete und mich vor jeglicher Bewegung mit dem rechten Bein warnte. Wenn ich das tun würde, könne aus der Wunde viel Blut austreten, ich könnte verbluten. Da war ich schon sehr erschrocken, weil er es mit so einer dramatischen Eindringlichkeit feststellte. Der Hunger quälte mich auch schon ordentlich, weil ich ja seit dem Vortag nichts mehr gegessen hatte. Und dann noch diese Aufregung! Jedenfalls war mir speiübel und ich merkte, dass alles grau vor meinen Augen wurde. Ich konnte noch hervorbringen, dass es mir nicht gut gehe und dann rief der OP-Gehilfe schon nach einer Sauerstoffmaske, welche aber erst nach einigem Hin und Her aufzutreiben war. Anscheinend war eine kleine Kreislaufschwäche für diese unliebsame Unterbrechung schuld. Nachdem ich einige tiefe Atemzüge aus der Maske gemacht hatte, ging es wieder besser und der OP Mitarbeiter legte einen Druckverband auf die Einschnittswunde. Mehrmals presste er mit all seinem Gewicht darauf und umwickelte meine Hüfte eng mit einem klebrigen Verband, der aussah wie ein breites Klebeband. In diesem Zustand wurde ich von einem Sanitäter in mein Zimmer mit Monitoring gebracht. Es war nicht dasselbe wie vor der Untersuchung. Meine Sachen waren inzwischen vom Pflegepersonal gepackt und in dieses Beobachtungszimmer transferiert worden. Da lag ich nun also und sollte mich über Nacht ja nicht bewegen. Ein Stationsarzt kam vorbei und gab mir das genaue Ergebnis der Untersuchung bekannt. Es war zwar alles nach Plan verlaufen, aber seit dem Initialereignis habe sich ein kleines Rezidiv-Aneurysma (Neubildung einer sackförmigen Ausstülpung einer Blutgefäßwand) gebildet, das man in einem Jahr erneut mittels einer Angiographie beobachten wolle und erst dann würde man Maßnahmen ergreifen, falls es sich vergrößert habe. Als ich das gehört hatte, kam mir vor, als ob die Erde unter mir wegbrechen würde. Jetzt hatte ich bisher so gekämpft und nun hatte sich erneut eine kleine Ausbuchtung an einem Blutgefäß des Gehirns gebildet! Der Arzt hatte wohl meine tiefe Betroffenheit bemerkt und mich getröstet und gemeint, dass sich das auch zurückbilden, zumindest nicht größer werden könne. Ich riss mich vor ihm fest zusammen. Als er aber weg war, ließ ich meiner Verzweiflung freien Lauf und begann laut und hemmungslos zu heulen. Meinem Mann sollte ich auch Bescheid geben, denn wir hatten ausgemacht, dass ich ihn nach der Untersuchung verlässlich anrufen würde. Das ging nun nicht, weil ich in diesem Zimmer mit Monitoring mein Privathandy nicht aktivieren durfte und außerdem sollte ich mich ja nicht bewegen und konnte also mein Handy nicht suchen, weil es sicherlich vom Pflegepersonal in eine der Schubladen des Nachtkästchens deponiert worden war. Mein Mann war sicherlich schon in Sorge über den Ausgang der Untersuchung, denn mittlerweile war es bereits später Nachmittag. Ich läutete und bat eine Schwester, mir ein mobiles Stationstelefon zu besorgen, um meine Familie vom Stand der Dinge zu benachrichtigen. Das dauerte natürlich einige Zeit, denn das Krankenpersonal hatte alle Hände voll zu tun. Ich konnte mich also ordentlich ausheulen und malte mir die schrecklichsten Szenarien aus. Ich nehme an, dass diese Schwester inzwischen die Stationsschwester B. von meinem verzweifelten Zustand als heulendes Elend informiert hatte, denn die kam dahergeeilt und hat mich sehr nett und unaufdringlich mit einfachen Worten getröstet. Heute noch könnte ich sie deswegen umarmen! Solche Leute sind die Perlen einer Krankenstation und derer gibt es viele in der Schlaganfalleinheit der Universitätsklinik in Innsbruck! Da heißt es allgemein oft, in einer großen Klinik sei der Patient nur eine Nummer. Dem möchte ich mit aller Deutlichkeit widersprechen, weil ich die Erfahrung gemacht habe, dass ich immer als Mensch und Person Berta St. behandelt wurde. Die Ärzte sind dort nicht unnahbare Götter in Weiß! Sie erklären deutlich und ausführlich, wenn man das wünscht. Ich habe sie allesamt als kompetent und überaus menschlich erlebt.

Ich bekam endlich ein Essen und obwohl ich das aufgrund der angeordneten Bewegungslosigkeit in unbequemer Lage einnehmen musste, schmeckte es himmlisch. Hernach kam jemand mit heißem Tuch und ich konnte meine Abendtoilette gleich einer Katzenwäsche im Bett verrichten. Auch die Zähne putzte ich dort mithilfe einer Nierenschale zum Ausspülen. Ich wurde bestens versorgt und dann kam die Nachtschwester, eine Dame aus Rumänien mit viel Herz und Wärme. Immer wieder kontrollierte sie die Aufzeichnungen auf dem Monitor, leuchtete mir in die Augen, strich über die Fußsohlen und hatte dabei noch ein nettes, aufmunterndes Wort auf den Lippen. Die Nacht über konnte ich kaum schlafen, weil ich mich nicht bewegen und auch die gewohnte Seitenlage nicht einnehmen konnte. Ich nützte die Zeit, um über mein Leben nachzudenken, wie ich es trotz Einschränkungen in Zukunft weiterführen wollte. An Ideen mangelte es nicht, nur musste ich auf meine Ressourcen achten. Zuviel durfte ich mir nicht aufbürden, weil ich wusste, dass dies in Stress ausarten würde und stressbedingt war es mir in jüngster Zeit wahrnehmungsmäßig immer schlecht gegangen. Ich durfte nicht vergessen, dass ich für gleiche Arbeiten künftig mehr Zeit einplanen musste, als ich in gesunden Zeiten dafür gebraucht hatte. Ich döste so vor mich hin und wurde plötzlich durch das laute Gerede eines Mannes hellwach, der immer wieder das Gleiche von sich gab: „Frische Eier, frische Eier!" Darauf konterte eine ärgerliche, männliche Stimme: „Halt die Pappen!" Die Situation war grotesk – einerseits bedrückend, andererseits zum Lachen. Auf der Beobachtungsstation lagen natürlich schwerkranke Menschen. Dieses arme Menschlein wird eben ein geistiges Handicap davongetragen haben, malte ich mir aus, und manch vermeintlich Gesunden wird so eine Wortmeldung eben zu Schlafenszeit zuviel gewesen sein.

Etwas später kam die Nachtschwester an mein Bett und weil sie sah, dass ich wach war, fragte sie, ob ich ein Gute-Nachtlied wüsste. Sie erzählte, dass sie mit einem Patienten schon alle gängigen Lieder dieses Genres durchgesungen habe und nun fiele ihr keines mehr ein. Ich zählte einige auf und beim „Lale Lu, nur der Mond schaut zu" erhellte sich die Miene der Schwester. Sie eilte hinaus zum erwähnten Patienten und konnte ihn sicherlich mit dem Gewünschten beruhigen.

Diese Schwester war schon ein Musterbeispiel an Vorbildlichkeit und ich dachte an einen Vortrag einer meiner Schülerinnen in Deutsch, die zum Thema „Traumberuf Krankenschwester" damals Folgendes zum Besten gegeben hatte: „Fast jedes Mädchen hatte bereits den Wunsch, Krankenschwester zu werden. In jungen Jahren wechselt jedoch der Berufswunsch ständig, denn man stellt sich eigentlich nie die Frage, ob man für diesen Beruf auch geeignet ist. Vordergründige Berufsbedingungen sind vor allem viel Geduld und immer ein offenes Ohr für die Patienten. Nicht alle Menschen haben diese Voraussetzungen und sind deshalb definitiv nicht für diesen Beruf geeignet. Diese Tätigkeit ist nicht nur körperlich anstrengend, sondern erfordert auch eine stabile Psyche.

Man kann Menschen helfen, die in ihrer momentanen Situation nicht in der Lage sind, für sich selbst zu sorgen. Natürlich ist dieser Punkt auch wieder mit speziellen Nachteilen verbunden, denn viele können sich nicht vorstellen, einen anderen Menschen zu waschen oder ihn an bestimmten Stellen anzufassen. Dieser Job ist hart und nichts für schwache Nerven. Eine der wichtigsten Aufgaben in diesem Beruf ist immer höflich und loyal gegenüber Patienten zu sein, auch wenn diese noch so stur und nervenaufreibend sind. Der Umgang mit menschlichen Ausscheidungen ist weiters negativ besetzt. Große seelische Belastbarkeit ist bei schweren Leiden oder Tod der Patienten Voraussetzung. Trotzdem wählen Frauen nach wie vor gerne diesen verantwortungsvollen Beruf. Auch wenn einmal nicht alles so verläuft, wie man sich das vorgestellt hat, ist dieser Beruf ein wichtiger und kann Freude bereiten, wenn man helfen kann und die Dankbarkeit und Freude in den lächelnden Gesichtern der Patienten sieht."

Diese Nacht war auch irgendwann einmal zu Ende, am Morgen wurde der klebrige Verband oder die Bandage, die Druck auf die Wundöffnung ausübte, entfernt. Dann wurde ich von den Verbindungen zum Monitoring befreit und nach einer Untersuchung und dem Frühstück durfte ich bald einmal aufstehen und auf meine Bitte hin auch duschen, was eigentlich keine gute Idee war. Ich hatte noch eine Rolle Verband an der Leiste mit Klebestreifen befestigt, die beim Duschvorgang natürlich nass geworden war. Trotzdem zog ich mir die Jeans über und noch vor dem Heimgehen merkte ich, dass diese Nässe nicht gut für die Wunde gewesen war. Also gab ich meine Befürchtung einer Schwester weiter und bald war ein Arzt zugegen, der die nässende Stelle trockenlegte und mir den vorläufigen Arztbrief überreichte. Darin war vermerkt, dass die Angiographie komplikationslos durchgeführt werden konnte. Dabei habe sich ein kleines Rezidiv-Aneurysma (erneute Aussackung eines Hirngefäßes) dargestellt, weshalb eine Kontrollangiographie in einem Jahr indiziert wurde. Zum Entlassungszeitpunkt hatte ein blander (reizlos, nicht entzündet) Lokalbefund im Bereich der rechten Leiste bestanden.

Nachdem ich mich bei Ärzten, Schwestern und Pflegern verabschiedet hatte, holte mich mein Mann ab. Wir meldeten uns in der Klinikverwaltung ab und gingen zum Parkplatz. Auf dem Weg dorthin merkte ich, dass ich viel wackeliger unterwegs war, als noch vor ein paar Tagen. Selbst ein so kleiner Eingriff hatte es vermocht, mein ohnehin lädiertes Wahrnehmungsvermögen um einige Grade zu verschlechtern.

Ein paar Tage später musste ich zum Hausarzt zwecks Erneuerung des Verbandes. Die Wunde sah nicht gut aus, das Duschen hatte ihr nicht gut bekommen und trotz sorgfältiger Pflege vorerst bei den Hausärzten und dann später in der Reha in der Südsteiermark, sollte es ca. neun Wochen dauern, bis sie verheilt war.

Kontrolluntersuchungen nach Aneurysmacoiling:

Laut Ass. Prof. Dr. Andreas Chemelli (Univ.-Klinik Innsbruck Abteilung Radiologie) wird nach erfolgtem Coiling eine Kontrollangiographie nach sechs Monaten im Rahmen eines dreitägigen stationären Aufenthaltes durchgeführt. Die weiteren Kontrollen erfolgen anschließend ambulant mit der MR (=Magnetresonanz) Angiographie.

Schritte, wenn ein Aneurysma zufällig entdeckt wird

Ungefähr 1 bis 2% der gesunden Bevölkerung sind Träger eines asymptomatischen Aneurysmas der basalen Hirnarterien. Wird bei einem solchen Patient eine MRT-Untersuchung oder eine Kontrastmittel-CT(=Computertomograph)-Untersuchung des Kopfes durchgeführt, kann man ein Aneurysma als Zufallsbefund entdecken. Es stellt sich die Frage, ob dieser Befund nun behandelt werden muss. Derzeit gibt es hierfür noch keine umfassende Erkenntnis. Es gilt allerdings als gesichert, dass das Risiko für ein Platzen (Ruptur) des Aneurysmas mit zunehmender Größe des Aneurysmas steigt. Die Entscheidung einer Behandlungsmöglichkeit wird anhand der Gefäßbilder (CT und MR-Angiographie oder Katheterangiographie) sowie der klinischen Situation einer interdisziplinären Besprechung getroffen.

Risikofaktoren:

Die Einstellung des Bluthochdruckes, welcher einen direkten Einfluss auf die Entstehung des Aneurysmas hat, sowie die Reduktion von Risikofaktoren, wie arterielle Hypertonie (Bluthochdruck), Nikotinkonsum, Hypercholesterinämie (erhöhter Cholesterinwert) sind notwendig, falls ein Aneurysma entdeckt wird. (Quelle: Zeitschrift 4/2010, Verein Schlaganfall-Plattform Tirol)

Neurologische Rehabilitation in der Klinik Maria Theresia in Radkersburg/Steiermark (Juli/August)

Ausschlaggebend für die Wahl dieser Reha-Einrichtung waren die für meine Erkrankung optimalen medizinischen Angebote und der Umstand, dass ich aus der Steiermark stamme und diesen Ort schon aus gesunden Zeiten bereits kannte.

Mein Mann begleitete mich auf dieser Reise, d. h. er transportierte mich dorthin und mietete sich privat während meines Aufenthaltes in der Nähe der Klinik ein. Die Mittagsmahlzeiten durfte er mit mir auf seine Rechnung im Speisesaal der Klinik einnehmen, was für mich ein großer Vorteil war, weil mir die Gespräche mit meinem Mann psychisch gut taten. Ich selbst war in der neurologischen Station der Klinik in einem Zweibettzimmer mit wechselnden Mitpatientinnen untergebracht, wobei ich mich mit der letzten Mitpatientin, einer älteren Dame, recht gut verstand. Das Pflegepersonal war sehr bemüht und freundlich und die Therapien sehr vielfältig und hilfreich im gesundheitlichen Weiterkommen.

Das angestrebte Reha-Ziel:

- Besseres Gangbild und Gangsicherheit
- Längere Gehstrecken
- Allgemeiner Konditions- und Kraftaufbau
- Weitere Verbesserung der Wahrnehmung links
- Erreichen von freier Schulterbeweglichkeit links
- Wiedererlangung der Arbeitsfähigkeit

Die Therapien bestanden aus täglich durchgeführten Physiotherapien, Ergotherapien und psychologischer Exploration (Befragung des Patienten zur Ermittlung der Symptomatik). Ergänzend nahm ich am Nordic-Walking, am therapeutischen Klettern, am Entspannungs-, Sequenz- und Prozeptionstraining (Wahrnehmungstraining) teil. Passiv begleitend kamen Lasertherapien und Massagen zur Anwendung.

Wegen der schlecht heilenden Leistenwunde (Wunddehiszenz) musste ich während des Aufenthaltes auf Anwendungen im Wasser verzichten.

Am Ende der vierwöchigen Reha merkte ich, dass die Kondition wesentlich verbessert war, dass ich die Stiege an guten Tagen ohne Benützung des Geländers begehen konnte. Das Gangbild wurde verbessert und ich hatte das Gefühl, dass ich das Gleichgewicht besser halten konnte. Große Probleme gab es aber weiterhin mit der Wahrnehmung, besonders an heißen Tagen. Meine Spaziergänge zum nahen Hauptplatz des Ortes absolvierte ich in einer Art Trance. Mir kam es so vor, als ob ich in einem Rauschzustand wäre, so torkelnd und unsicher auf den Beinen war ich. Durch die Wahrnehmungsstörung stieß ich oft an sich links befindlichen Gegenständen oder Personen an, weil ich sie einfach nicht sah. Da war ich dann sehr traurig, wenn mir wieder ein Malheur passierte und ich mit der Zeit vor der Hirnblutung Vergleiche zog. Insgeheim wusste ich ja, dass ich mich nie mehr so selbstverständlich wie früher würde fortbewegen können. Das zu akzeptieren war und ist so schwer! Eine interessante Beobachtung machte ich insofern, dass ich mich abends, wenn es kühler geworden war, besser orientieren konnte, dass meine Gangunsicherheit merklich nachließ, freilich war das Sehen in der Dämmerung aufgrund der Teilblindheit wieder etwas reduzierter.

Meinem Wunsch, im Rahmen des Schreibtrainings meine Schreibfähigkeit zu verbessern, wurde stattgegeben. Nach meinem Trauma bestanden Probleme beim Schreiben auf einer herkömmlichen Tastatur, besonders bei Groß- und Kleinschreibung, deshalb wurde in diesem Bereich mit Hilfe einer 10-Finger-Lernsoftware gearbeitet (Goldfinger). Aus den Therapieeinheiten wurde ersichtlich, dass ich Schwierigkeiten in der Feinmotorik (Bewegung der einzelnen Finger) hatte, was dazu führte, dass ich Mehrfacheingaben und Fehler machte. Daher wurde mit der niedigsten Stufe begonnen und erst mit der Zeit gesteigert. Bis zum Ende der Therapie war ich in der Lage die Umschalttaste zu drücken, um somit Großbuchstaben zu schreiben. Trotzdem wurde mir geraten, fleißig zu Hause zu üben. Anzumerken ist, dass ich bis zur Niederschrift dieser Zeilen nie mehr die frühere Geschwindigkeit beim Schreiben auf einer

Tastatur erreichte, zumal immer wieder die linke Hand auf die Großschreibtaste sinkt oder sich häufig Fehler in der Rechtschreibung einnisten, weswegen oft Text gelöscht werden muss, was aufhält, bremst und somit ärgerlich ist.

Meinem Wunsch, so schnell wie möglich die Arbeitsfähigkeit zu erlangen, wurde mit vielen Therapieeinheiten mittels Hirnleistungstraining entsprochen. Ich musste feststellen und das wurde mir auch vom zuständigen Neuropsychologen bestätigt, dass ich mich zwar verbessern konnte, aber mit zunehmender Geschwindigkeit stressbedingt Fehler machte und einfach erkennen musste, dass ich weniger belastbar war als vor der Blutung.

Oft kreisten meine Gedanken um meine eventuelle Rückkehr in den Lehrberuf und manchmal konnte ich dabei kaum atmen, wenn ich an meine Einschränkungen dachte. Ich machte mir nichts vor, dass ich Probleme in Stresssituationen haben würde, vor allem, wenn gleichzeitig mehrere Dinge erledigt werden sollten. Wie würde ich da reagieren? Würden mich Schüler herausfordern, wenn ihnen klar war, dass ich schwach und hilflos in manchen Situationen regieren würde? Würden sie das für sich ausnützen? Das Vermitteln des Lehrstoffes war sicherlich nicht das Problem. Aufgrund der jahrzehntelangen Ausübung dieses Berufes traute ich mir zu, vor 20 bis 30 Jugendlichen zu stehen und lehrstoffvermittelnd tätig zu sein. Wie würde ich aber mit eventuellen Konflikten mit Vorgesetzten, Schülern und deren Eltern umgehen? Diese ungelösten Fragen belasteten mich immer wieder und sie verfolgten mich oft bis in den Schlaf. Die Entscheidung nahte mit Riesenschritten und ich war wie gelähmt, je näher der Termin rückte. Manchmal haderte ich auch mit meinem Schicksal. Warum musste ausgerechnet mich so ein gesundheitlicher Schicksalsschlag treffen, vor allem so kurz vor dem beruflichen Ende.

Wenn ich Patienten traf, die noch ärger gesundheitlich eingeschränkt waren als ich, dann schämte ich mich sehr über mein Hadern und selbstmitleidiges Gebaren. Sehr positiv in Erinnerung blieben mir zwei männliche Mitarbeiter in dieser Reha-Einrichtung, das ist zum einen der Spielecoach Sepp, der ein ganz wichtiges Bindeglied zwischen Therapeuten, Ärzten, Pflegepersonal und Patienten darstellt. Wenn er auftauchte, dann schien die Sonne aufzugehen. Er versteht es prächtig, sofort eine Vertrautheit herzustellen und er transferiert ein Gefühl der Menschlichkeit, was in so einer Einrichtung, in der verzweifelte Menschen mit Handicap behandelt werden, unabdingbar ist.

Wie ich dann später von ihm erfuhr, hatte er selber vor Jahrzehnten in seiner Jugendzeit beim Schifahren eine Hirnblutung erlitten und laborierte sehr lange an den Folgen dieser Erkrankung. Noch jetzt ersieht man an seinem holprigen Gangbild, dass er Schweres zu ertragen hatte und trotz allem strahlt er so viel Freude und Zuversicht aus.

Einst war er selber in diesem Haus als Patient auf Rehabilitation gewesen und weil ihn der Umgang mit gehandikapten Leuten Freude machte, bewarb er sich um eine Anstellung, was viel später dann auch geschah. Ich finde, die verantwortliche Führung dieses Unternehmens hat eine sehr gute Wahl getroffen! Sepp ist unentbehrlich und ich hoffe, dass er noch lange in diesem Unternehmen bleiben kann, dass er Freude an seinem Tun hat und selber gesund bleibt. Die alten und jungen Erwachsenen und vor allem die Kinder, die dort behandelt werden, danken es ihm und nehmen viel Positives mit auf ihren Weg!

Ein anderer, krankheitsbedingt in seiner Feinmotorik eingeschränkter Mitarbeiter dieses Unternehmens, der vor seiner Erkrankung ein begnadeter Musiker war, ist mit Patienten, die das wollen, musiktherapeutisch verbunden, was bereits bei manchen schwer gesundheitlich eingeschränkten Menschen Blockaden gelöst hat und zur Besserung der Beschwerden geführt hat, wie ich aus Gesprächen entnommen habe.

Die Begeisterung, im Rhythmus miteinander zu sein und mit einem tongebenden Instrument – wenn es auch manchmal nur eine mit Reis gefüllte Dose war – Musik zu machen, die auch noch dazu gut klang, war ansteckend und begeisterte alle alten und jungen Teilnehmer. Dabei machte der Therapeut noch Witzchen über sein durch Parkinson bedingtes Händezittern, indem er diese krankheitsbedingte Fehlfunktion immer wieder mit einem gerührt und geschüttelten Drink verglich und herunterspielte. So und auch mit anderen Anekdoten setzte er sich mit seinen Klienten auf gleiche Ebene, was ihm viel berechtigte Sympathie entgegenbrachte.

Neben Musik konnte man sich damals auch in geringem Maße künstlerisch betätigen, wenn man darauf Wert legte. Ich bat, malen zu dürfen und durfte mir ein Motiv aus einem Buch auswählen, mir selbst das Malmaterial und die Leinwand aussuchen, mich an einem großen Tisch zu anderen Mitpatienten setzen und mit dem Werk beginnen. Mein Wunsch war es, eine Rose abzumalen und in späterer Folge, weil ich damit bald fertig geworden war, einen weiblichen Akt.

Ich verwendete das allererste Mal Acrylfarben und die Betätigung machte mir große Freude. Viel zu schnell war die Zeit vergangen und ich bat, am nächsten Tag mein begonnenes Werk beenden zu dürfen. Der Leiterin dieses Projektes erzählte ich von meinem Vorhaben, im September mit der Ausbildung in Mal- und Gestaltungstherapie beginnen zu wollen, und als ich erwähnte, dass ich mich dafür bereits angemeldet hätte, erntete ich ungläubige und am Wahrheitsgehalt dieser Behauptung fragende und zweifelnde Blicke.

Ich mache dieser Therapeutin deswegen sicher keine Vorwürfe, denn ich selber hätte an ihrer Stelle sicher auch gezweifelt, wenn mir eine Patientin von so einem gewagten Vorhaben kurze Zeit nach einer Hirnblutung berichtet hätte.

Ich war damals und bin heute noch überzeugt davon, dass künstlerische Tätigkeit, vor allem das Arbeiten mit Farben für Menschen mit neurologisch bedingten Einschränkungen Vorteile im Genesungsprozess bringt.

Alles in allem bezeichne ich meinen Aufenthalt in der Reha-Klinik in Radkersburg als gelungen und ich danke allen an meiner weiteren Genesung Beteiligten von Herzen, vor allem meiner damaligen Physiotherapeutin, einer jungen Dame aus dem ehemaligen Ostdeutschland, die sich besonders viel Mühe mit mir gab und mir zum Abschluss einen Therapieplan mit selbst gezeichneten Übungen zum Weitermachen zu Hause überreichte. Darüber war ich sehr gerührt und denke heute noch gerne an die Arbeit mit ihr, die manchmal hart, aber herzlich vonstatten ging, zurück. Oft konnten wir auch herrlich miteinander lachen. Ihr alles Gute an ihrem neuen Arbeitsplatz!

Wie schon erwähnt, konnte ich meinen Mann mindestens einmal am Tag, vorwiegend während des Mittagessens, sehen und sprechen und das war wohltuend für mich, weil ich manchmal sehr niedergeschlagen war, wenn ich meine Defizite wahrgenommen hatte. In der Stadt und der nahen Umgebung wurden während meines Aufenthaltes immer wieder diverse Feste gefeiert, zu denen mich mein Mann einlud, mich mehr oder weniger mitschleppte, was natürlich eine wohltuende Abwechslung zur strengen Therapie darstellte, mich ablenkte, aber oftmals auch schmerzlich spüren ließ, dass ich mich sehr geändert hatte. Oftmals sträubte ich mich regelrecht dagegen, mitzugehen. Vor dem Verlassen des Klinikareals musste ein Revers unterschrieben werden, auf dem genau vermerkt war, wann der Patient wieder im Haus sein musste. Diese Vorsichtsmaßnahme und Absicherung finde ich gut, weil die Klinikleitung ja Verantwortung über die ihr anvertrauten Patienten während ihres Aufenthaltes übernommen hat. Einmal besuchten wir sogar eine Theateraufführung in einer nahen Burgruine. Um vom dortigen Parkplatz zur Aufführung zu gelangen, gab es eine Abkürzung mittels eines kleinen, ansteigenden Waldweges, in der Dämmerung mit Fackeln beleuchtet. Mein Wunsch war, gerade diesen verborgenen Weg zu gehen. Ich kannte ihn von früheren Besuchen und stufte ihn als leicht zu begehen ein. Dabei hatte ich verdrängt, dass ich inzwischen beim Gehen

Probleme hatte und so war es dann auch. Wir mussten umkehren, weil ich mich nicht hinaussah, das Ziel auf diesem Weg zu erreichen. Es war sehr schwer für mich, wenn andere Leute uns beschwingt und fröhlich überholten und ich quälte mich mühselig das bisschen Höhe hinauf und musste schlussendlich einsehen, dass ich mich hoffnungslos übernommen hatte. Also ging es unendlich langsam zurück zum Parkplatz und ich wurde mit dem Auto die Straße hinauf zur Arena der Burgruine chauffiert. Dort angekommen, wartete die nächste Hürde auf mich. Ich musste erst einmal einen schmalen und luftig angebrachten Sitzplatz zwischen einer Reihe schon Sitzender erklimmen, die alle wieder zu diesem Zwecke aufstehen mussten. Gott sei Dank, waren wir noch früh genug dran und dank des hilfreichen Schiebens und Stützens meines Begleiters kamen wir kurz vor Beginn der Aufführung zum Sitzen. Die vielen Menschen, die Enge des Platzes, die Ummauerung der Ruine, der Lärm und die vielen färbigen Eindrücke machten mir schwer zu schaffen. Ich hatte Angst, getraute mich aber nicht etwas davon meinem Mann gegenüber zu erwähnen, weil ich ja diejenige von uns beiden war, die unbedingt diese Aufführung hatte sehen wollen, trotz anfänglicher Bedenken meines Partners.

Der Schweiß trat mir wie bei ähnlichen Stresssituationen aus den Poren, ich merkte, dass mein Herz wie wild schlug und auch atmen konnte ich nur erschwert, weil die Kehle wie zugeschnürt wirkte. Nun erst machte ich mir selber Vorwürfe, weil ich merkte, dass ich diese Überforderung durch meine Selbstüberschätzung herbeigeführt hatte. Jetzt ging es darum, mein Gesicht zu wahren, weil ich auch keine Lust verspürte, Vorwürfe wegen meines waghalsigen Unternehmens zu ernten. Zur Schadensbegrenzung sprach ich mir vorerst selber Mut zu und sagte mir, dass ich diese Situation auch meistern werde, dann atmete ich ruhig ein paar Mal tief ein und aus und ließ langsam meinen Blick über die Menschenmenge gleiten und prägte mir die baulichen Gegebenheiten und meine Sitzplatzposition ein. Dabei merkte ich erfreut, dass ich bald ruhiger und gelassen wurde und mich wieder in der Hand hatte, obwohl mir der Schreck schon noch in den Knochen saß. Ich nahm mir vor, diesen Vorfall zum Anlass zu nehmen und in Zukunft genauer abzuwägen, was mir gut tut und was ich eventuell noch nicht wagen sollte. Wieder einmal kam meine große Ungeduld zum Vorschein. Ich sollte meinem geschundenen Körper und meiner verletzten Seele Zeit geben zum Gesunden. Wahrscheinlich stellte ich zu große Anforderungen an mich, weil ich den größten Teil meiner Lebenszeit bis jetzt leistungsorientiert gelebt hatte und ich mich so schwer in Geduld üben konnte. Mir war klar, dass ich umdenken musste, damit die Gesundung rascher und effizienter vonstatten ginge. Natürlich war ich nach diesem Vorfall voller guter Vorsätze, aber leider stellten sich wieder alte Verhaltensmuster ein.

Herbst

Nach unserer Rückkehr aus Radkersburg war ich bald wieder mit Alltäglichem konfrontiert. Anfangs war die Umstellung vom „Bedientwerden" zur Selbsttätigkeit groß, weil vieles während unserer vierwöchigen Abwesenheit in Haus und Hof liegen geblieben war. Die Blumen rundherum sahen recht zerzaust und armselig aus oder waren übermäßig vor sich hingewuchert. Einige waren durch zuviel Wassergabe eingegangen, das war aber kein allzu großes Problem, zumal ich dankbar war, dass sich meine Tochter für diese Arbeit bereit erklärt hatte. Berge von Schmutzwäsche mussten in die Waschmaschine eingeräumt, ausgeräumt, aufgehängt und zusammengelegt oder gebügelt werden. Nach solchen Wasch- und Bügeltagen war ich meistens total geschafft und fiel wie gerädert ins Bett. Oft war ich ziemlich kleinlaut, weil ich nicht zuwege gebracht, was ich mir vorgenommen hatte. Und das summierte sich, es war mir inzwischen aber klar geworden, dass ich meinen momentanen Ist-Zustand nicht mit dem meines alten Lebens vergleichen konnte. Diese Einsicht war schmerzhaft. Ich musste oftmals zwischen den einzelnen Arbeitsschritten Pause machen, manchmal musste ich mich sogar hinlegen, weil meine Kraftreserven begrenzt waren. Ich wusste theoretisch, was gut für mich war und konnte das so schwer in die Realität umsetzen. Am allermeisten fühlte ich mich durch meine verminderte Wahrnehmung eingegrenzt. Ein Bett zu überziehen war Schwerstarbeit, weil ich meist die Enden des Bettzeuges nicht in die entsprechenden Gegenstücke des Überzuges brachte. Immer gab es dabei ein „Gewurstel", was zur Folge hatte, dass ich das mehrmals probieren musste, bis ich einigermaßen zufrieden war. Manchmal war ich über mein Unvermögen so zornig, dass ich alles hinwarf und meinen Mann nach der Arbeit um Hilfe bat. Vereint ging das Überziehen eines Bettes rascher vor sich, aber ich wollte das und viele andere Arbeiten im Haushalt wie früher selber erledigen. Fast alle Arbeiten konnte ich bewältigen, natürlich um einiges langsamer, mit vielen Pausen dazwischen und selbstverständlich waren Qualitätseinbußen gegeben. Trotzdem waren mein Mann und ich sehr froh, dass sich trotz einiger Einschränkungen wieder ein fast normaler Alltag eingestellt hatte.

Der erste Schulbeginn ohne mich war schmerzlich, weil ich an jenem Tag fast ununterbrochen an meinen letztjährigen denken musste. Was war inzwischen in meinem Leben und dem meiner Familie alles geschehen!

Beginn mit der Ausbildung in Mal- und Gestaltungstherapie (MGT)

Nun fieberte ich dem Einführungsseminar zur Weiterbildung in Mal- und Gestaltungstherapie entgegen. Ich wollte mein Vorhaben angehen, was auch am 25. September 2008 geschah. Schlafen konnte ich am Vorabend kaum, weil ich sehr aufgeregt war und mich fragte, ob ich da auch mit den anderen gesunden Teilnehmern würde mithalten können. Das Seminar fand in Innsbruck statt, das war einen Fußmarsch von ca. einer Viertelstunde von der Bushaltestelle entfernt. Beim Hingehen war ich selber über meinen unbändigen Mut überrascht, zumal ich merkte, dass ich schon noch sehr wackelig im öffentlichen Raum unterwegs war.

Bald lernte ich die anfangs 15 Teilnehmerinnen und Teilnehmer des Kurses, den Seminarleiter und seine Kollegin kennen. Sie kamen aus verschiedenen Branchen, wie Lehrberufen, Therapeuten, Studenten, ein Mechaniker, Hausfrauen, Künstler etc. Mir gefielen die Inhalte und ich wusste bald, dass es das war, was ich machen wollte. Es wurde imaginiert, gemalt und mit Ton geformt, dazwischen sollten wir uns kennen lernen. Ich fühlte mich bald wohl unter diesen Menschen und es fiel mir auch nicht schwer, als ich mich vorstellen sollte und über meine gesundheitliche Einschränkung und mein Anderssein berichtete. Uns standen zum Malen mehrere Räume zur Verfügung und immer wieder kämpfte ich mit der Schwierigkeit, meinen Malplatz erneut zu finden, wenn ich ihn während der Besorgung des Arbeitsmaterials kurz verlassen hatte. Um diesen Missstand aufgrund meiner räumlichen Wahrnehmungsdefizite den anderen Teilnehmern zu verschweigen, tat ich so, als ob ich meine Weste oder einen Gegenstand verlegt hätte, in Wirklichkeit war ich auf der Suche nach meinem Platz! Das Herausrücken mit der Wahrheit hätte womöglich zur Folge gehabt, dass mir das Beginnen mit dieser Ausbildung verwehrt worden wäre, denke ich. Genau weiß ich das aber nicht, weil ich bald darauf den Seminarvertrag unterschrieb, der die Teilnahme an zwölf Wochenendseminaren und zwei Blockwochen einschloss. Außerdem verpflichtete sich jeder Teilnehmer, nach jedem Seminar ein ausführliches Seminarprotokoll zu verfassen und die entsprechenden Maltechniken zu üben und in der Praxis anzuwenden. Es war entsprechende Lektüre vorgeschrieben, und über ein bestimmtes Thema musste referiert werden. Eine Mappe mit Arbeiten zu den besprochenen Maltechniken war anzulegen und beim Endgespräch am Ende des Grundkurses nach ca. 1 ½ Jahren vorzulegen. In Peergroups (Arbeitsgruppen mit drei bis fünf Gleichgesinnten, die sich in privatem Rahmen treffen, um Theorie in Praxis umzusetzen) wurde gemalt und Therapiegespräche zwischen „Therapeut und Klienten" geübt. Weil sich die Malwoche ausgerechnet mit meiner geplanten ersten Angiographie zeitlich überschnitt und beide Termine wahrgenommen werden mussten, begab ich mich kleinlaut und auf alles gefasst in die Stroke Unit der Universitätsklinik und trug meine Bitte um mögliche Verschiebung des Termines der Angiographie dem verantwortlichen Professor dieser Station vor. Natürlich gab ich die wahren Gründe dieser Verschiebung an und war angenehm überrascht und froh, wie nett, zuvorkommend und positiv ich von Herrn Prof. Dr. W. behandelt wurde. Nun konnte ich getrost mit der Ausbildung beginnen!

All die Auflagen betreffend der Weiterbildung war ich mit Freude gewillt zu erfüllen, ich freute mich auf die Herausforderung und es war schön, Menschen mit gleichen Interessen kennenlernen zu dürfen und gleichzeitig viel über mich selber zu erfahren.

Außerdem hatte ich wieder ein Ziel vor Augen, etwas, wohin ich mich orientieren und dabei weiterbilden konnte.

Anstrengendes Feiern

Im September wurde ich von vier Kolleginnen zu ihrer gemeinsamen Geburtstagsfeier, zu der sich auch die gesamte Kollegenschaft in einem hiesigen Restaurant einfinden würde, eingeladen. Anfangs überlegte ich mein Kommen, weil ich wusste, dass ich mich in einer Menschenmenge unwohl fühlte, doch weil es sich bei einer der Gastgeberinnen um meine Freundin Andrea handelte und ich natürlich auch meine gesamte Kollegenschaft wieder gerne sehen wollte, sagte ich zögerlich zu. Es war ein schönes Fest, für mich aber mit großer Anstrengung verbunden, weil mich viele Kollegen das erste Mal nach meiner Hirnblutung zu Gesicht bekamen. Sie umringten mich anfangs und stellten viele Fragen, wobei ich mich sehr schwer tat bei der Reihenfolge der Beantwortung. Ich war total überfordert, weil die Gesprächszuwendungen zur gleichen Zeit so anstrengend für mich waren. Oft übersah ich links von mir stehende Personen und wandte mich den sich rechts befindlichen Personen vermehrt zu, weil ich die ja sehen konnte im Unterschied zu den anderen. Meine Kollegen hatten ja absolut keine Ahnung, dass ich mit Wahrnehmungsproblemen zu kämpfen hatte. Von außen sind diese nicht ersichtlich. Die raschen Links- und Rechtswendungen meines Kopfes verursachten bald Schwindel und Kopfschmerzen, ich war aber zu feige, eine Bemerkung über meine eingeschränkte Befindlichkeit kundzutun. Natürlich erfolgte auch der obligatorische Schweißausbruch, wie immer in Stresssituationen und binnen kürzester Zeit merkte ich, wie mir die Kleidung am Körper klebte. Ich fühlte mich natürlich sehr unbehaglich und machte mir insgeheim Vorwürfe, warum ich vor lauter Feigheit die Teilnahme an diesem Fest nicht schon im Vorfeld abgesagt hatte. Beim Essen gab ich mir extrem Mühe, ja nicht über den linken Tellerrand zu kleckern, was zuweilen zu Hause noch vorkam. So viele Augen beobachteten mich und ich merkte auch, dass an entfernter stehenden Tischen über mich gesprochen wurde. Obwohl sich alle viel Mühe gaben, recht normal mit mir umzugehen, merkte ich schon, dass ich eine Sonderstellung einnahm und das war mir gar nicht recht. Ich wäre doch auch so gerne so normal und gesund wie die meisten an den Tischen gewesen. Aber auch diese Hürde konnte ich nehmen, allerdings war ich froh, als mich mein Mann mit dem Auto abholte.

Um mein Gangbild zu verbessern und Kondition zu tanken, fing ich an, zwei- bis dreimal pro Woche mit Stöcken in der näheren Umgebung zu wandern. Jedes Mal versuchte ich die Wegstrecke zu verlängern, was anfangs sehr zäh vonstatten ging. Anfangs musste ich schon nach kurzer Zeit eine Sitzbank ansteuern, wenn ich wieder einmal meiner Müdigkeit, des erhöhten Herzschlages und der vom Schweiß durchnässten Kleidung gewahr wurde. Stetig bemerkte ich die positiven Veränderungen durch eine bessere Kondition, was sich natürlich auch bei meinen Besorgungen in der nahen Bundeshauptstadt bemerkbar machte, weil ich es bald zuwege brachte, einige Stunden alleine außer Haus zu verbringen und Besorgungen selbstständig zu erledigen. Manchmal war ich richtiggehend stolz auf mich, wenn ich die vorgenommene Sache gut und vor allem allein zu Ende gebracht hatte. Selbstverständlich gab es Rückschläge, wenn ich mich unterwegs vor lauter Müdigkeit hinsetzen musste, um zu verweilen, oder wenn ich im öffentlichen Bus die gesamte Wegstrecke (20 Minuten) stehen musste und nur hoffte, ja heil nach Hause zu kommen. Die Leute konnten ja nicht ahnen, dass ich vor kurzem schwer erkrankt war und sehr wackelig auf den Beinen war und deshalb wurde mir auch kein Platz freigemacht.

Die Wahrnehmungsdefizite machten mir aber nach wie vor zu schaffen.

Über die Erwachsenenschule unseres Ortes buchten mein Mann und ich einen Gymnastikkurs, um gezielt gegen Rückenschmerzen mit Dehnungsübungen anzukämpfen. Es war ermutigend für mich, ganz normal mit anderen Menschen dieselben gymnastischen Anweisungen auszuführen und nur manchmal zu kneifen, wenn mir etwas zu schnell, zu kräfteraubend oder für meinen Zustand nicht geeignet erschien.

An der Hauptschule unseres Ortes bot ein Berufskollege einen Computer-Auffrischungskurs für Kollegen an, den ich anfangs regelmäßig besuchte. Mit der Zeit wurden die Arbeitsaufträge immer kniffeliger und komplizierter und weil ich merkte, dass ich nicht mitkam und meist mit meinen Ergebnissen nachhinkte, brach ich den Kurs ab. Ich war total überfordert, muss aber auch erwähnen, dass für mich zu Spezifisches geboten wurde, was für meine damalige kognitive Verfassung zu hoch angesetzt war. Ich wusste, dass in Bälde an unserer Schule herkömmliche Tafeln durch elektronische ersetzt würden und dafür wollte ich mich mittels der Teilnahme an diesem Auffrischungskurs wappnen. Dieses frühzeitige Beenden dieses Vorhabens zehrte wieder schwer an meinem Selbstwert, auch die Tatsache, dass ich immer wieder mit meinen Kollegen im Computerraum zusammentraf und dabei die internen Vorkommnisse des Schulalltags hautnah mitbekam und nicht mehr wie früher mitreden konnte. Ich war ausgesperrt und fühlte mich abgegrenzt und das tat sehr weh.

Gutachten betreffend der Fahrtüchtigkeit

Im Zuge der zuletzt durchgeführten Gesichtsfeldmessung in der Klinik sprach ich mit einem der behandelnden Augenärzte, wie es um meine Fahrtüchtigkeit bestellt sei. Ich wollte mich nicht weiter in der Gesetzlosigkeit bewegen. Er meinte, er könne mir kein Gutachten dafür ausstellen, weil er dazu nicht befugt sei. Er nannte aber den Namen eines Experten auf diesem Gebiet, bei dem er einst ein Praktikum absolviert habe. Der genannte Facharzt für Augenheilkunde und Optometrie (Lehre der Messungen und Bewertungen der Sehfunktionen), der auch Gerichtssachverständiger ist, führte eine Augenuntersuchung mit Gesichtsfeldüberprüfung durch und kam zu der Ansicht, dass ich vonseiten der Augen für eine beschränkte Weiterbelassung des Führerscheins geeignet sei. Das Lenken eines PKW während der Dämmerung sowie zur Nachtzeit solle vermieden werden.

Der erste Geburtstag nahte mit Riesenschritten. Dieser 28. November 2008 war gleichzeitig der Tag, an dem meinem ehemaligen Vorgesetzten von den Kollegen zur Verabschiedung ein großen Festes an der Hauptschule ausgerichtet wurde. Ich war im Vorfeld auch eingeladen worden, konnte dieser Einladung nicht nachkommen, weil ich bereits viel früher meinen Mann zu einer Theateraufführung an diesem für uns denkwürdigen Tag eingeladen hatte. Außerdem wollte ich an diesem Abend allein mit dem Menschen, der mir damals wie heute wirklich beigestanden war und das noch immer tut, in Ruhe essen gehen und dabei die schwere Zeit Revue passieren lassen.

Wir besuchten im Kellertheater der Landeshauptstadt eine Theateraufführung mit dem sinnigen Titel: „Bandscheibenvorfall". Es war mein zweiter Besuch nach der Blutung in diesem kleinen, sehr eng bestuhlten Theater, das man über eine steile Stiege im Keller erreicht und ich tat mich anfangs sehr schwer, meinen Sitzplatz einzunehmen und mich in der Enge und Finsternis inmitten vieler Menschen zurechtzufinden und dem Stück zu folgen. Andererseits war ich sehr stolz, dass ich wieder an kulturellen Veranstaltungen teilnehmen konnte. Nach diesem gelungenen Abend war ich sehr glücklich, weil ich das letzte und schwerste Jahr meines Lebens trotz der vielen Tiefschläge gut gemeistert hatte und das Leben wieder einigermaßen lebenswert war.

Der Umgang mit Mitmenschen, veränderte Freundschaften

Sicherlich habe ich mich nach dem Initialereignis verändert, ich war ja auch nicht mehr dieselbe Person danach und doch bin ich diese.

Ich bekam das schon in der Klinik zu spüren, als meine Tochter einmal beim Stützen und Begleiten ins Klosett meinte: „Früher hast du mich versorgt, nun mache ich das eben!" Da kam ich mir wie ein Kind vor und mir kam der Gedanke, dass Erwachsene irgendwann wieder zu Kindern werden, sich die Eltern-Kind-Rolle umkehrt. Theoretisch wusste ich das als Gesunde schon vor dem Initialereignis, aber nun erlebte ich das real. Es ist ein Unterschied zwischen Nur-so-Dahingesagtem und Nachgeplappertem und der eigenen Realsituation.

Mir kam es so vor, dass ich ab dem Zeitpunkt, als ich nicht mehr berufstätig war, von manchen Menschen anders als früher behandelt wurde. Das fing schon in der Familie an. So stellte ich fest, dass einer meiner Schwäger meinen Einwand bzw. Beitrag zu einer Diskussion gar nicht beachtete. Er tat einfach so, als ob ich nicht vorhanden wäre, ein Blickkontakt wurde augenscheinlich vermieden.

Ein ähnliches Phänomen beobachtete ich auch während eines Zusammenkommens bei uns im Wohnzimmer, wo mich der Freund einer meiner Töchter einfach ignorierte, obwohl ich die Gastgeberin war. Er saß zwar neben mir und nahm Anteil an der gerade geführten Unterhaltung, bei der er sich vornehmlich mit den männlichen Anwesenden unterhielt und wandte kein einziges Mal das Wort an mich. Da wurde ich innerlich so zornig, dass ich meinem Missfallen Worte verlieh und ihn darauf zu seiner Verwunderung ansprach.

Ich wollte einfach nicht mehr schweigen und Missachtungen stillschweigend erdulden und dann leiden. Den Menschen mussten Hinweise ihres geänderten Verhaltens gegenüber gesundheitlich beeinträchtigten Personen aufgezeigt werden. Erst nach Aufzeigen und Erklären seiner Defizite kann ein Betroffener auf ein respektvolles Umgehen hoffen. Als Gesunder kann man sich sicherlich schwer in eine vom Schicksal betroffene Person und deren veränderte Lebensweise hineinversetzen und doch ist es so, dass jeder noch verschont Gebliebene, der Nächste sein kann, den es trifft. Dieses plötzliche vom „Schicksal getroffen werden" mag ich mit einer Metapher, dem Schnitter Tod, vergleichen, der ausholt zum Schneiden des Getreides. Wem das geschärfte Sensenblatt die Beine durchtrennt, der ist unrettbar verloren, er stirbt. Als der Schnitter bei mir zum Schneiden ansetzte, so hat das Sensenblatt meine Beine wohl angeschnitten, aber nicht gänzlich durchtrennt, was zur Folge hatte, dass ich wohl dem Tode sehr nahe war, aber mich doch erholen konnte, allerdings mit gewissen Folgeschäden, mit denen ich eben mein Leben lang würde umgehen müssen. Dazu passt die Strophe des Volksliedes aus der Zeit des Dreißigjährigen Krieges um 1638, das vom Menschenschnitter Tod handelt, sich „Schnitter Tod" nennt und dessen erste Strophe lautet:

„Es ist ein Schnitter, der heißt Tod, hat G'walt vom großen Gott.

Heut wetzt er das Messer, es schneid't schon viel besser, bald wird er dreinschneiden, wir müssen's nur leiden. Hüt dich schön's Blümelein!"

Das Lied erschien zur damaligen Zeit auf einem Flugblatt mit dem Titel „Ein schönes Mayenlied, wie der Menschenschnitter, der Todt, die Blumen ohn unterschied gehling (jählings) abmehet". (Quelle: Komm sing mit, Österreichisches Liederbuch, Edition Helbling, OHG Innsbruck, 1962, S. 172)

Als Chormitglied und auch später habe ich dieses Lied immer wieder gerne gesungen und mir Gedanken über seine Aussage gemacht. Der Text hat auch in der heutigen Zeit seine Gültigkeit.

Mit einer um 10 Jahre jüngeren Berufskollegin war ich lange Zeit sehr innig befreundet gewesen und die wusste sehr viele Details aus meinem Leben, man kann sagen, da bestand großes Vertrauen zwischen uns. Ich hätte mir sehr gewünscht, wenn sie mich manchmal in der Klinik, in einer der Reha-Einrichtungen oder zu Hause besucht hätte. Das war leider selten der Fall und später habe ich sie manchmal zu mir nach Hause eingeladen, aber da schützte sie meistens Stress, Unwohlsein oder familiäre Angelegenheiten vor. Sie meinte zwar immer, sie denke an mich, aber da hatte ich wenig davon. Das sagten übrigens viele Kollegen, dass sie oft an mich denken würden, und sie kämen nun aber wirklich bald auf Besuch. Beim Vorankündigen dieser Versprechungen erwartete sich der jeweilige Kollege bereits Dank vor dem Einlösen. Ich kam natürlich der Erwartungshaltung meines jeweiligen Gegenübers wie selbstverständlich nach, obwohl sich bei solchen Aktionen jeweils bitterer Nachgeschmack bei mir einstellte. Jedes Mal schwor ich mir, das letzte Mal so gehandelt zu haben und sollte sich diese ungute Situation wiederholen, würde ich mutig meine Meinung zu diesem Thema kundtun, auch auf die Gefahr hin, bei meinem Gegenüber Missfallen zu erregen.

Was ich oft von nahe- oder auch weniger nahestehenden Personen zu jener Zeit zu hören bekam und noch bekomme, ist: „Du bist eine starke Frau, du schaffst das!" „Kopf hoch!" „Wir denken an dich." „Hab Geduld!" So reden Leute, die keine Ahnung haben, was es heißt, mit gesundheitlichen Einschränkungen zu leben. Diese erwähnten Worthülsen bringen gar nichts, nur Frust beim Betroffenen. Sie geben ihm das Gefühl, nicht ernst genommen zu werden. Damit hält sich der Wortmelder den Betroffenen vom Leib. Das ist für ihn ja viel einfacher als sich mit dem Gegenüber wirklich auseinandersetzen zu müssen.

Ein echter Freund ist da, wenn man ihn braucht, er kommt ungerufen und verbringt Zeit mit einem, auch wenn man momentan nicht viel außer Dankbarkeit zurückgeben kann.

Erwähnen möchte ich aber, dass ich auch auf ehrliche Freundschaft zurückgreifen kann, auf Menschen, die da sind, wenn sie gerade vonnöten sind, die zuhören und unaufdringlich Tipps geben, besonders in Entscheidungsfragen. Da hat man dann das Gefühl, angenommen zu sein.

Im Grunde sind es immer die Verbindungen mit Menschen, die dem Leben seinen Wert geben. (Wilhelm v. Humboldt)

Winter

Die nächste Zeit war geprägt von Seminarwochenenden, denen jeweils das Erstellen von Protokollen und Üben von verschiedenen Maltechniken folgten. Ich war vollkommen in meinem Element und recht froh, mich künstlerisch beschäftigen zu können. Dazwischen versuchte ich ein oder zweimal pro Woche in Begleitung oder alleine Wanderungen mit Stöcken zu unternehmen, um meine Kondition zu stärken.

Anfang Dezember machten meine ältere Tochter und ich eine Wochenendreise per Bahn nach Wien, im Zuge derer wir das Rosenstolz Konzert in der Wiener Stadthalle besuchten. Das war ein tolles Konzert, obwohl ich mich in der Menge der vielen Zuschauer schwertat. Die Wahrnehmungsbeeinträchtigung machte sich noch sehr bemerkbar. Vorübergehend ging es mir recht schlecht, aber ich verlor kein Wort zu meiner Tochter darüber, weil ja ich es war, die im Vorfeld dieser Reise die Konzertkarten erworben hatte und auf Vorwürfe gefasst sein musste. Das wollte ich mir und meiner Tochter ersparen. Wir besuchten auch diverse Christkindlmärkte. Rund um die Stände gab es Menschentrauben, die viel Lärm machten in der stillsten Zeit des Jahres. Ich redete mir ständig ein, dass es sich um Therapie handelte, wenn ich wieder verzagt war ob meiner beeinträchtigten Wahrnehmung. Abends war ich meist todmüde und fiel wie ein schwerer Sack ins Bett. Die mitgenommenen homöopathischen Einschlafmittelchen musste ich gleich gar nicht einnehmen, der Erschöpfungsschlaf stellte sich von selbst ein. Seit meinem Schlaganfall merkte ich, dass ich nach länger zurückgelegten Wegstrecken Schmerzen in den Hüftgelenken spürte, das rührte vermutlich vom schlampigen Abrollen beim Gehen her. Doch in allem war ich sehr glücklich, mich auch auf Reisen behaupten zu können. Das reihte ich in die Kategorie Luxus ein, es war nicht mehr als selbstverständlich einzuordnen.

Das erste Weihnachtsfest zu Hause nach dem gesundheitlichen Einschnitt war sehr berührend. Eigentlich verlief alles so, als ob in der Zwischenzeit nichts geschehen wäre. Ich war so weit, dass ich den Haushalt wie seit eh und je schmiss. Am Vormittag kamen die erwachsenen Kinder vorbei, um den Christbaum mit Strohsternen, roten Äpfeln und Kerzen zu schmücken. Während ich in der Küche einen geselchten Rollbraten mit Sauerkraut und Kartoffeln zubereitete und gleichzeitig den Majonäsesalat für den Abend vorbereitete, lagen die Mädchen / jungen Frauen vor dem Fernseher und schauten sich einen Kinderfilm nach den anderen an. Diese aus den Kindertagen liebgewonnene weihnachtliche Betätigung setzten sie weiterhin gerne als Erwachsene fort, eine Macht der Gewohnheit. Rein äußerlich war mir nicht anzukennen, dass ich noch mit gesundheitlichen Problemen zu kämpfen hatte. Insgeheim musste ich mir aber eingestehen, dass mich lange andauernde Haushaltsaufgaben sehr anstrengten und ich oft das Bedürfnis gehabt hätte, mich auszuruhen. Leider habe ich mein altes gewohntes Verhaltensmuster immer wieder angewandt. Ich ging so oft über meine Grenzen und hörte nicht auf meine innere Stimme, die mir ohnehin immer wieder Einhalt geboten hatte. Es war und ist so schwer, aus diesem Verhaltensmuster auszubrechen, weil ich einfach aus meiner Sozialisation heraus auf Leistung orientiert war. Diese Eigenschaft war einerseits schlecht, weil sie zu Stress führte und andererseits förderlich für mich, weil ich mich nicht aufgab und fast immer einen Weg zum Weitermachen suchte und auch fand.

Den Heiligen Abend haben wir vier sehr ruhig und besinnlich neben dem festlich geschmückten und beleuchteten Baum gefeiert, mit vielen Liedern und der obligatorischen Weihnachtsgeschichte. Mein Mann war sehr gerührt und glücklich, dass wir doch alle wieder vereint feiern konnten, was er ein Jahr davor nicht zu träumen gewagt hatte. Viele glückliche Umstände hatten dieses kleine Wunder ermöglicht.

Bald stand fest, dass ich noch eine Rehabilitation absolvieren würde müssen, wollte ich wieder ins Berufsleben eingegliedert werden. Nach ausgiebigen Recherchen fiel meine Wahl und die meiner damaligen Hausärztin aufgrund meiner noch bestehenden Beschwerden auf ein neurologisches Rehabilitationszentrum in Berchtesgaden. Schon vor der Bewilligung durch meine Krankenkasse ließ ich mir in dieser Einrichtung ein Zimmer für Mai reservieren, um zu verhindern, dass ich ein Doppelzimmer mit einer mir fremden Mitpatientin würde teilen müssen. Das wollte ich mir und einer anderen Frau nicht mehr zumuten. Ich bin der Meinung, dass jeder Mensch ein Recht auf Privatsphäre haben darf, auch ein schwer erkrankter. Meine Krankenkasse hat bald nach Einlangen des Antrages eine drei Wochen lang dauernde Reha in Deutschland bewilligt, wahrscheinlich auch deshalb, weil die Befähigung zum Arbeiten noch ausständig war.

ZWEITES JAHR

Frühjahr

Die Zeit bis zur Rehabilitation nützte ich intensiv mit der Weiterbildung im MGT-Grundkurs und stärkte mein Gangbild durch mehrmalige wöchentliche Wanderungen mit Stöcken.

Ende Feber, Anfang März musste ich unbedingt das Langlaufen ausprobieren. Dazu benützten mein Mann und ich vorerst eine ebene Fläche in Lüsens im Sellraintal. Es war anfangs schwierig, die Balance zu halten und sich gleichzeitig mit Stockeinsatz weiterzuschieben und die Langlaufschier gleiten zu lassen. Die ersten zwei Runden war ich ziemlich wackelig und unsicher unterwegs, aber danach ging es recht zügig vorwärts. Ein elegantes Bild habe ich sicher nicht dabei abgegeben, aber ich war mächtig stolz, wieder sportlich unterwegs sein zu können. Beim anschließenden Essen im dortigen Gasthof waren mein Mann und ich ziemlich aufgekratzt und erleichtert, dass wir wieder eine Wintersportart gemeinsam ausüben konnten und wir gedachten schaudernd und demütig der Zeit ein Jahr zuvor. Juhu, wieder war es mir gelungen, eine schöne, freudvolle Betätigung zurückzuerobern. Das Leben war wieder lebenswert und schön!

Ein anderes Mal machten wir an einem sonnigen Sonntag die Loipe in der Leutasch unsicher. Da wurden mir aber meine Grenzen gezeigt, weil ich mir nicht zutraute, ein kurzes Gefälle durch eine Unterführung abzufahren. Ohne Helm war es mir viel zu unsicher und zu waghalsig, eine derartige Aktion durchzuführen. Ich kehrte lieber um und glitt denselben Weg hin und zurück, die Runde zu machen war noch zu gewagt.

Außerdem beschäftigte mich die Frage, ob es für Langläufer entsprechende Helme zu kaufen gibt, jedenfalls habe ich keinen Lang-laufsportler jemals mit Helm auf den Loipen angetroffen.

Ich jedenfalls würde in Zukunft behelmt sein, wenn ich wieder eine Abfahrt wagen sollte. Nach diesem Desaster wäre es unver-antwortbar von mir und vor allem gegenüber meiner Familie, mich ohne Kopfschutz in Gefahr zu bringen. Dass ich komisch mit Helm auf einer Loipe aussehen und Aufsehen erregen würde, das war mir allerdings klar.

Die Helm-Frage beschäftigte mich weiter und einige Tage später machte ich mich in den diversen Sportartikelabteilungen der Groß-kaufhäuser unserer Umgebung auf die Suche nach einem passen-den Exemplar, das man auf Loipen tragen kann ohne besonders aufzufallen. Die voluminösen Schihelme sahen allesamt zu plump aus, aber es gab da doch ein zartes Modell, über das man eine Mütze oder ein Tuch darüber ziehen könnte. Ganz ideal war diese Lösung zwar nicht, aber doch besser, als ohne Helm ungeschützt unterwegs zu sein. Erworben habe ich diesen Artikel nicht, ich wollte noch die nächste Langlaufsaison abwarten und sehen, ob inzwischen jemand anderer mutiger war als ich und mit solchem Kopfputz auf der Loipe unterwegs war.

Vierwöchige Rehabilitation in der Fachklinik für Neurologie im Medicalpark Chiemsee, Loipl bei Bischofswiesen in Deutschland im Mai:

Aufgrund meiner noch vorhandenen Beschwerden in der Wahr-nehmung und des gestörten Gleichgewichtes und weil meine Berufsfähigkeit noch nicht gegeben war und ich diese unbedingt feststellen lassen wollte, entschied ich mich nach langen Recher-chen und Überlegungen in Absprache mit einem Arzt für diese Fachklinik. Auch kannte ich jemanden, dessen Angehöriger nach einem Schlaganfall bereits in diesem Haus bestens nachbehandelt wurde und voll des Lobes war. Die dort für meine Defizite ange-botenen Behandlungsschwerpunkte, die angeforderten Unterla-gen und der Umstand, dass ich in einem Einzelzimmer untergebracht werden könnte, überzeugten mich vollauf, mich für diese Institution im Berchtesgadenerland zu entscheiden. Und so war es dann auch: Der Medicalpark Loipl ist eine renommierte Fachklinik für Neurologie und verfügt über modernste medizinische Ausstattung, die eine optimale Diagnostik, Therapie, Pflege, Rehabilitation und Prävention neurologischer Patienten gewährleistet. Außerdem liegt diese Klinik in einer wunderbaren Landschaft, am Fuße des Watzmann, zwischen Salzburg und Königssee. Mein Mann brachte mich in einer ca. 2 ½ Stunden dauernden Autofahrt zum Rehabilitationsort und war recht positiv von der einzigartigen Lage angetan.

Ich bezog dort ein Zimmer mit Internetmöglichkeit, weil ich mir im Vorfeld dieses Aufenthaltes extra einen Laptop zugelegt hatte, um mit meinen Lieben zu Hause über Skype verbunden zu sein. Auch wollte ich meine ausständigen Seminarprotokolle verfassen, wenn ich mich nach oder zwischen den Therapien langweilen sollte. Dass ich diesmal ein eigenes Zimmer während des vierwöchigen Aufenthaltes bewohnen durfte, stellte sich als sehr positiv heraus. Sich zurückziehen zu können, wann immer man will oder das Licht einschalten und lesen dürfen, zu welcher Uhrzeit auch immer, das war ein schönes Gefühl und bedeutet Lebensqualität! Selbstverständlich trug dieser Umstand dazu bei, dass der Aufenthalt in dieser Institution sich sehr angenehm anließ. Als Ziel der Rehabilitation/Behandlung gab ich folgendes an:

1. Verbesserung der linksseitigen Beeinträchtigungen,
2. Steigerung der Belastbarkeit und Ausdauer,
3. Überprüfung der kognitiven Leistungsfähigkeit im Hinblick auf die Arbeitsfähigkeit.

Über die zu dieser Zeit noch vorhandenen gesundheitlichen Beschwerden gab ich ehrlich Auskunft, etwa dass ich mich sehr konzentrieren müsse, um die linke Seite gut zu aktivieren.

Auch dass ich mehrmals in der Woche Nordic-Walking-Strecken bewältigte und dabei Schmerzen in den Knie- und Hüftgelenken verspürte und sehr ungeduldig sei und viel von mir fordere, verschwieg ich nicht. Weiters stünde ich in Ausbildung in Mal- und Gestaltungstherapie und würde gerne wieder meine Berufstätigkeit aufgreifen und im August sei ein Termin im Gesundheitsamt fixiert. Davor stünde noch eine Malwoche in der Steiermark an und hernach eine Angiographie, bei der eventuell ein kleines Aneurysma im hinteren Stromgebiet gestentet (Stent = Gefäßstütze) werden müsse und das weitere Vorgehen besprochen werden würde. Natürlich war ich sehr ängstlich bezüglich dieser kommenden Ereignisse und der damit verbundenen eventuellen Veränderungen, besonders bzgl. einer neuen Stentimplantation (Einsetzen einer Gefäßstütze).

Entsprechend dieser Beschwerden wurden ein umfangreiches neurorehabilitatives Behandlungsprogramm mit Krankengymnastik einzeln und in der Gruppe, medizinische Trainingstherapie, Krankengymnastik im Bewegungsbad, Ergotherapie einzeln, neuropsychologische Diagnostik und Therapie, Entspannungstraining nach Feldenkrais (Therapie zur Verbesserung der Körperwahrnehmung) sowie Gesundheitsberatung vereinbart.

Schwerpunkt der Physiotherapie war die Verbesserung des Gangbildes, Automatisierung von Bewegungen, Steigerung der Kraft sowie der Wahrnehmung.

Durch Koordinations- und Gleichgewichtstraining, Ausdauer und apparatives Muskelfunktionstraining sowie selbst motivierte Übungseinheiten konnte eine Verbesserung der allgemeinen Belastbarkeit, des Gangbildes und der Koordination erreicht werden.

In der Neuropsychologie war ich aus kognitiver Sicht zum Zeitpunkt des Aufenthaltes in den Bereichen visuelle Wahrnehmung und Aufmerksamkeitsleistung beeinträchtigt.

Anspruchsvolle Aufgabenstellungen meisterte ich aufgrund der

Wahrnehmungsschwierigkeiten verlangsamt, was aus der bestehenden Teilblindheit resultierte.

Zudem waren psychische Einbrüche bei Überlastung und Überforderung nicht auszuschließen, deshalb waren bei der Bewältigung des beruflichen Alltages als Lehrerin Beeinträchtigungen zu erwarten.

Zur Verbesserung der kognitiven Leistungsfähigkeit wurde ein kognitives Training mittels computergestützter Verfahren vereinbart.

Aus neuropsychologischer Sicht war eine Wiedereingliederung in den Arbeitsprozess zum Zeitpunkt des Rehabilitationsaufenthaltes noch nicht empfehlenswert. Wiederholte Rehabilitationsmaßnahmen wären bezüglich einer möglichen weiteren Leistungssteigerung zu empfehlen. Ein Fortführen des Trainings mit dem Programm Nova Vision (Gesichtsfeldtraining) zu Hause wurde empfohlen, ich wurde bereits in die Anwendung des Programmes eingearbeitet.

VRT (Visuelle Restitutionstherapie) oder visuelle Wiederherstellungstherapie von Nova Vision ist eine Gesichtsfeld-Therapie, die bei Patienten mit neurologisch bedingten Gesichtsfeld-Ausfällen eingesetzt wird und als computergestütztes Heimtraining konzipiert wurde und beruht auf der Forschungsarbeit des Instituts für Medizinische Psychologie der Otto-von-Guericke-Universität Magdeburg, Arbeitskreis Prof. Sabel. (www.novavision.de)

Wissenschaftler konnten in jüngerer Zeit feststellen, dass trotz der komplexen neuronalen Organisation auch das visuelle System die Fähigkeit zur Reorganisation besitzt. Die klinische Wirksamkeit der VRT wurde in internationalen Studien unterschiedlicher Institute nachgewiesen. 65% aller Patienten erzielten messbare Vergrößerungen des zentralen Gesichtsfeldes um 5% oder mehr. 75% berichteten über spürbare, alltagsrelevante Verbesserungen nach der VRT. Auch Patienten mit länger zurückliegenden Schädigungen profitieren von der Therapie. Quelle: Broschüre von Nova Vision 2005, Arztinformation.

Diese Aussage ließ in mir die Hoffnung keimen, dass sich mein eingeschränktes Gesichtsfeld doch noch vergrößern ließe. Alltagssicherheit, Leseschwäche, Überblicksgeschwindigkeit im Straßenverkehr würden dadurch verbessert. Ein größeres Gesichtsfeld wäre aber auch für die psychische Stabilität und einen besseren Selbstwert von wesentlicher Bedeutung. Der Gewinn an Lebensqualität für den Patienten ist ein Garant, mögliche Sekundärfolgen wie z. B. Depressionen und ihre Folgekosten zu vermeiden.

Das Therapiekonzept sieht vor, dass nach einer Eingangsdiagnostik (vorwiegend in einer Reha-Einrichtung) der Patient die ambulante Therapie (mindestens dreihundert Trainingseinheiten, 1 Stunde täglich in mehreren Sitzungen) selbst zu Hause am eigenen Computer durchführt.

Dabei werden im Rahmen einer Trainingseinheit – ähnlich wie bei einer Gesichtsfelduntersuchung unterschiedliche Lichtreize in bestimmten Bereichen des Gesichtsfeldes präsentiert, die per Tastendruck vom Trainierenden bestätigt werden müssen. Die Ergebnisse jeder Trainingseinheit werden am PC gespeichert, an NovaVision gesendet und ausgewertet.

Das NovaVision-Zentrum für Sehtherapie erstellt anhand der Daten der Eingangsdiagnostik ein spezifisches Therapieprogramm, kontrolliert mindestens alle vier Wochen die Trainingsqualität und den Therapieerfolg und adaptiert das Therapieprogramm entsprechend den Fortschritten der vergangenen vier Wochen. Die Durchführung der Trainingseinheiten erstreckt sich über einen Zeitraum von zirka sechs Monaten. Dann erfolgt in einem Abschlussbericht eine erneute Gesichtsfelddiagnostik, um Art und Ausmaß der visuellen Verbesserungen zu dokumentieren.

Die Kosten für eine sechsmonatige Therapie inklusive Eingangs- und Abschlussdiagnostik, technischer und psychologischer Unterstützung sowie monatlicher Trainingsevaluation und Programmanpassung belaufen sich auf etwas über 2.000 Euro. (Stand 2011. Informationen: www.novavision.de)

Ich arbeitete ca. zwei bis drei Wochen zwei- bis dreimal pro Woche mit diesem Programm, leider konnte in dieser kurzen Zeit keine Verbesserung meines Gesichtsfeldes erzielt werden, daher wurde empfohlen, zu Hause mit dem Training fortzusetzen, was ich auch gerne in Anspruch genommen hätte, wenn ich jemanden gekannt hätte, dem mittels dieser Methode geholfen worden wäre. Außerdem sind die Kosten dieser Therapie hoch und werden anscheinend nur von wenigen Krankenkassen mitgetragen, von meiner vorerst die nächsten zwei Jahre leider nicht, wie sich später herausstellen sollte. Auch war es ungewiss, ob mit der Kombination Quadrantenanopsie und Neglect überhaupt die Chance einer Verbesserung bestand. Diesen Fragen wollte ich nach der Reha auf den Grund gehen. In Loipl war ich auf alle Fälle sehr motiviert und der Überzeugung, dass ich mir dieses Übungsprogramm definitiv mit oder ohne finanzielle Beteiligung meiner Krankenkasse anschaffen würde. Was hatte ich auch zu verlieren? Ich konnte, abgesehen von den hohen Erwerbskosten, mittels der sechs Monate lang dauernden Trainingseinheiten nur gewinnen. Eventuell war doch ein Erfolg zu verzeichnen? Als gehandikapter Mensch klammert man sich an jeden Strohhalm und ich wollte mir nicht irgendwann einmal Selbstvorwürfe über diese nicht genutzte Chance machen.

Neben den Therapien gab es in dieser Institution genügend freie Zeit, die man recht positiv nützen konnte. So wurde zwei Mal pro Woche die Möglichkeit eines Transportes für Einkäufe in die umliegenden Kaufhäuser angeboten, was von den Patienten gerne und zahlreich angenommen wurde. Bekam jemand an den Wochenenden keinen Besuch, so war meist die Möglichkeit der Teilnahme an einer geführten Wanderung oder einer Ausflugsfahrt gegeben. Diese Serviceleistung des Hauses empfand ich als besonders angenehm. Ich habe mich dreimal zu einer geführten Wanderung in die umliegende Almgegend angemeldet und war echt begeistert von der professionellen Art der Organisation, außerdem konnte ich dabei nette Gleichgesinnte und die tolle Umgebung kennenlernen. Allerdings wurde nicht überprüft, ob der Schwierigkeitsgrad der angebotenen Wanderung für die teilnehmenden Patienten geeignet war. Einige Teilnehmer konnten ihr Können gar nicht richtig einschätzen. Dabei denke ich besonders an meine etwas zu mutige Einschätzung bei der Wanderung zur Zinkenalmhütte zurück. Es war so ein toller und sonniger Tag vorausgesagt worden und weil ich in gesunden Zeiten viel und oft gewandert bin, habe ich mich zur Tageswanderung angemeldet. Gut ausgerüstet mit Bergschuhen, die ich in weiser Voraussicht schon von zu Hause mitgenommen hatte, mit Wanderstöcken, Jeans und Goretex-Jacke und einem Wanderrucksack, der mit einer vom Haus liebevoll bereiteten Jause („Brotzeit" in Bayern) befüllt war, begaben sich ungefähr acht wanderfreudige Patienten zum wartenden Kleinbus mit Bergführer. Der verteilte für all jene, die keine Wanderutensilien mit hatten, Rucksäcke und Bergstöcke, erklärte die Wanderroute und dann fuhren wir bis zum Beginn der Wanderstrecke mit dem Bus. Anfangs ging der Weg recht eben dahin, doch bald mündete er in einen steilen und geschotterten Fahrweg mit einigen Unebenheiten. Bis dahin war ich seit meinem gesundheitlichen Einbruch noch nie im freien Gelände unterwegs gewesen und bald bemerkte ich, dass ich mit großer Unsicherheit zu kämpfen hatte. Ich musste darauf achten, dass ich nicht zu weit links kam, besonders an Engstellen brach mir manchmal der Schweiß aus, weil ich so große Angst hatte. Die Enge fühlte sich beklemmend an und außerdem wollte ich in der Gruppe nicht auffallen, darum sagte ich nichts. Sprechen und gleichzeitiges Wandern war ebenfalls schwierig geworden, was ich mit traurigem Erstaunen feststellte. Musste ich doch bei jedem Schritt ans richtige Abrollen, das gleichmäßige Bewegen der Arme, den richtigen Stockeinsatz denken. Was früher selbstverständlich schien, das war nun zur Schwerstarbeit geworden. So wurde ich eben immer ruhiger und sagte bald gar nichts mehr, weil ich meine Kräfte gleichmäßig bis zum Erreichen des Zieles einteilen musste. Trotz allen Hindernissen überwog die Freude über die Teilnahme an so einem herrlichen Tag in dieser schönen Bergwelt. Meinem Selbstwert tat diese Aktion ebenfalls gut, denn ich konnte mich wieder ans Wandern herantasten. Grenzen waren auf alle Fälle gegeben, besonders beim Abstieg über steiles und unebenes Gelände. Jeder unscheinbare Stein stellte ein Hindernis dar, das bezwungen werden musste. Anfangs war ich sehr wackelig und unsicher, kämpfte mit dem Gleichgewicht, aber mit der Zeit gewann ich deutlich an Sicherheit und es begann mir Freude zu bereiten, weil ich mit der Spitze der Wanderteilnehmer mithalten konnte, vermutlich deshalb, weil ich früher sehr oft Wanderungen unternommen hatte und ich inzwischen Kondition aufgebaut hatte. Bei der Überwindung von Steinen war ich sehr vorsichtig, weil ich mir nicht wieder meine Bänder ruinieren wollte. Zu sehr war mir die schmerzhafte und langwierige Zeit mit der Knöchelbandage vor einigen Jahren in Erinnerung. Damals war ich beim Absteigen vom Mountainbike auf Hanglage umgekippt. Dabei war mir die Luft weggeblieben vor lauter Schmerzen, die die eingerissenen Bänder verursacht hatten. Meine Tochter brachte mich damals wegen des dick angeschwollenen Knöchels in die Klinik, wo nicht operiert wurde, sondern das Ruhigstellen durch Auftragen abschwellender und kühlender Salben und Tragen einer Stützbandage erstversorgt wurde. Die Heilung dauerte monatelang und seither war ich sehr empfindlich an dieser Stelle, neige öfters zum Umkippen, was ich natürlich durch entsprechendes Schuhwerk und vorsichtige Bewegung zu verhindern versuche.

Immerhin kam ich wohlbehalten zurück und war recht stolz und zufrieden mit meiner Leistung – das war wieder ein Schritt zurück ins alte neue Leben!

Wer kreativ sein wollte, durfte das an bestimmten Tagen der Woche nach rechtzeitiger Anmeldung an der Rezeption. An diesen Tagen lehrte eine Dame das Seidenmalen oder die Serviettentechnik. Da wurden Seidenschals oder Spanschachteln bemalt, was eine nette Abwechslung im Therapiealltag darstellte. Schön wäre natürlich gewesen, wenn Mal- oder Gestaltungstherapie angeboten worden wäre. Leider gibt es diese Art der Therapie nur in wenigen Reha-Einrichtungen oder Krankenhäusern und dabei wäre diese Therapie so enorm wichtig zum Gesundwerden.

Für einen Patienten ist natürlich auch das Essen wichtig und das ist in diesem Medicalpark vorzüglich und abwechslungsreich. Man hat die Möglichkeit, das entsprechende Menü auszuwählen und kann sich, falls man will, von einer Diätologin beraten lassen.

Auf die Sitzordnung im Speisesaal hat der Patient keinen Einfluss, aber es wird sehr genau geachtet, dass Menschen mit ähnlich sozialem Hintergrund zusammengesetzt werden. An meinem Tisch saßen drei Lehrer und eine Verlagsangestellte, die ungefähr im selben Alter wie ich waren. Ich hatte mit meinen Tischnachbarn Glück, denn es ergaben sich meist nette Gespräche und mit einer Dame bin ich dann öfters einkaufen oder spazieren gegangen oder wir sind abends ein wenig zusammengesessen, um den Tag bei netter Unterhaltung ausklingen zu lassen.

Einer der Tischnachbarn war vor seinem Schlaganfall erster Geiger eines Orchesters gewesen und dieser Herr war sehr unglücklich darüber, dass er so große Probleme in der Feinmotorik der linken Finger hatte, was für einen Geiger die Katastrophe bedeutet. Georg erzählte, dass er oft in einem Gefäß mit Leinsamen Fingerbewegungen für die Beweglichkeit der Finger während der Therapiezeiten üben musste. Heimlich lauschte ich seinen kläglichen Versuchen, einem alten, verstimmten Klavier Töne zu entlocken. Er tat das in seiner Freizeit, um den Genesungsprozess zu beschleunigen. Wenn ich ihn nach solchen Übungsstunden zu Gesicht bekam, war sein Ausdruck stets schmerzlich und traurig. Normalerweise klatscht man, wenn eine Melodie dargeboten wird, bei Georg getraute ich mich nicht das zu tun, weil das fehl am Platze und unehrlich ihm gegenüber gewesen wäre. Mir fielen leider auch keine aufmunternden Worte ein. Die kann man nur machen, wenn man einen Menschen näher kennt und wenn sie ehrlichen Herzens ausgesprochen werden. Ein Mensch mit Handikap hat feine Sensoren für Aufrichtigkeit oder Heuchelei. Das weiß ich nur zu genau aus eigener Erfahrung. Besser, man verfährt nach dem Spruch: „Hättest du geschwiegen, wärest du ein Philosoph geblieben."

Der andere Mitpatient am Tisch war um die 50 Jahre alt, stand kurz vor Antritt des Direktorpostens an einer Hauptschule in einem größeren Ort des Bundeslandes Salzburg. Anton war zu der Zeit etwas übergewichtig und laborierte an den Folgen eines leichten Schlaganfalles. Er war eine Frohnatur und stets zu Scherzen aufgelegt, die ich zwar nicht immer verstand, aber er versuchte tapfer an unserem Tisch gute Stimmung zu machen. Bekleidet war er meist mit einem dunkelblau, glänzenden Jogginganzug.

Der Tisch hinter uns war mit einigen jungen Frauen besetzt, eine davon lernte ich zufällig bei einer Wanderung im Alleingang kennen und ich war nach ihren Erzählungen schon erschüttert. Sie war erst Anfang Vierzig, in Rosenheim wohnhaft und unterrichtete dort an einem Gymnasium. Ende des vergegangenen Schuljahres bemerkte sie plötzlich Doppelbilder und litt an heftigen Kopfschmerzen, die sie mit Schmerzmitteln bekämpfte. Sie konnte sich keinen Krankenstand leisten, weil sie gerade als neue Direktorin dieser Institution vorgeschlagen worden war. Dieser Aufstieg reizte sie und sie freute sich auf die neue, zukünftige Herausforderung. Da kamen diese körperlichen Beeinträchtigungen höchst ungelegen. Als die Beschwerden nicht nachließen, ja sogar heftiger wurden, ließ sie sich internistisch untersuchen. Die Röntgenbilder zeigten einen taubeneigroßen Tumor im Hirn, der auf die Stelle des Sehens drückte. Eine Operation war unausweichlich und sie glückte, ohne dass die Schädeldecke großflächig geöffnet werden musste. Eine Seite ihrer halblangen Haare war rasiert und diese Seite kaschierte sie sehr geschickt mit den restlichen Haaren, sodass der Eingriff nicht sichtbar war. In Loipl übte sie intensiv in der neuropsychologischen Abteilung, um ihre kognitiven Beeinträchtigungen und das Sehen zu verbessern. Die visuelle Restitutionstherapie schien bei ihr gut zu wirken. Sie äußerte sich positiv im Hinblick, die berufliche Herausforderung im nächsten Schuljahr meistern zu können.

Ich gestehe, dass ich während des Berichtes über diese Aussichten etwas neidisch war. Bei mir ging es so zähe weiter, die VRT schlug nicht an, mein Wahrnehmungsdefekt war jeden Tag präsent und ob ich jemals wieder unterrichten würde können oder dürfen, das stand in den Sternen. Natürlich gönnte ich dieser Mitpatientin diese tollen Aussichten von Herzen, aber innerlich nagte in mir der Zweifel über einen positiven Ausgang meiner Wünsche und Sehnsüchte, was die zukünftige berufliche Situation betraf. Würde ich im Herbst unterrichten können? Wie wird die bevorstehende Angiographie ausgehen? Wie wird die Malwoche in der Steiermark verlaufen? Würde ich sie angesichts so vieler bevorstehender Ereignisse cool überstehen? Da gab es so viele Fragen und wenige Antworten darauf. Nichts war planbar. Ich konnte das Zukünftige nicht beeinflussen, es hatte eine eigene Dynamik, der ich Zeit und Raum geben musste. Wieder war Geduld erforderlich, eine Eigenschaft, die mir nicht lag.

Besuche zu erhalten ist enorm wichtig, weil man sich oft einsam fühlt, so weit weg von zu Hause. Ich wurde einmal von meiner Tochter und später von zwei Freunden besucht. Das war wenig Besuch, aber ich hatte wenigstens die Möglichkeit über Skype mit meinem Mann zu kommunizieren. Wie ich erfuhr, ging es ihm damals ebenfalls gesundheitlich nicht gut. Plötzlich, vermutlich ausgelöst durch eine abrupte Bewegung, waren Schmerzen in die Lendenwirbelsäule eingeschossen, die zu schmerzhafter Verspannung führten und nur sehr langsam durch Wärme und Medikamente verringert werden konnte. Unsere Gespräche über Skype fielen meist sehr kurz aus, weil das Sitzen Beschwerden bereitete und an einen Besuch war nicht zu denken.

Groß war die Freude, als am Muttertag meine ältere Tochter die lange Anfahrt auf sich genommen hatte, um mir einen Besuch abzustatten. Nach einem guten Mittagessen im Restaurant des Medicalparks fuhren wir an den Königsee, der sehr idyllisch in der Nähe liegt. Nach verschiedenen Mineralien-Einkäufen an den Verkaufsständen spazierten wir am Ufer entlang und konnten dabei ungestört plaudern. Viel zu rasch verging die Zeit und nachdem mich meine Tochter im Zentrum abgeliefert hatte, musste sie die Heimreise antreten. Die nächste Woche ließ sich dann beschwingt an, hatte ich doch auch Besuch empfangen.

Noch zweimal wurde ich an Sonntagen besucht. Ein Angestellter der erstbesuchten Rehabilitation, der in Salzburg beheimatet ist und dort gerade auf Urlaub war, schaute auch bei mir vorbei, worüber ich große Freude zeigte. Nach einer Führung durch die Therapieräume ging die Ausflugsfahrt zuerst nach Wallern, wo Sepp einst gearbeitet hatte. Nach dem Eisessen dort statteten wir der Wallfahrtskirche Maria Plain einen Besuch ab.

Später ging es in rasanter Fahrt auf den Mönchsberg, wo wir zu Abend aßen und dann wurde leider wieder die Rückfahrt angetreten. Wieder hatte ein schöner Nachmittag sein Ende gefunden und die netten Gespräche beflügelten mich und waren außerordentlich gut für mein angekratztes Selbstwertgefühl.

Am dritten Sonntag kam mein Freund aus Wien zu Besuch, mit dem ich nach dem gemeinsamen Essen im Rehabilitationszentrum zum Obersalzberg fuhr, um im Informationszentrum die traurige NS-Vergangenheit Revue passieren zu lassen. Eigentlich hatten wir noch vor, mit dem Lift zum Kehlsteinhaus zu fahren, aber die letzte Möglichkeit dazu hatten wir versäumt. Wir nahmen uns vor, dieses Vorhaben irgendwann einmal in die Realität umzusetzen.

Das Abschiednehmen fiel wie immer schmerzhaft aus, weil die Möglichkeiten eines Wiedersehens so rar sind.

Die restliche freie Zeit habe ich gelesen, habe TV gesehen oder war in der Umgebung mit den Stöcken wandern.

Obwohl die Therapien gut anschlugen, die Umgebung schön war,

war ich froh, als mich mein Mann am Ende der vierten Woche abholte. Eigentlich hatte mir meine Krankenkasse nur drei Wochen Rehabilitation bewilligt, aber die Ärzte meinten, dass dies zu wenig sei und setzten sich mit der zuständigen Stelle der Krankenkasse zwecks einwöchiger Verlängerung des Aufenthaltes in Verbindung, was auch letztendlich bewilligt wurde.

Im Nachhinein kann ich sagen, dass der Rehabilitationsaufenthalt für mich positive Auswirkungen zeigte. Durch Koordinations- und Gleichgewichtstraining, Ausdauer- und apparatives Muskelfunktionstraining sowie selbst motivierte Übungseinheiten konnte eine Verbesserung der allgemeinen Belastbarkeit, des Gangbildes und der Kondition erreicht werden.

In der Ergotherapie konnte die Handkoordination deutlich verbessert werden. Die Feinmotorik links war bis zum Schluss beim 9hole-peg-Test im Normbereich.

In der Neuropsychologie war ich aus kognitiver Sicht zum Zeitpunkt des Aufenthaltes in den Bereichen visuelle Wahrnehmung und Aufmerksamkeitsleistung beeinträchtigt. Die Expertin meinte, dass psychische Einbrüche bei Überlastung und Überforderung, die mich in der Ausübung des Berufes als Lehrerin beeinträchtigen könnten, nicht auszuschließen seien.

Als ich diesen letzten Satz gelesen hatte, war mir klar, dass ein möglicher Wiedereinstieg ins Berufsleben erschwert war, dass ich noch mindestens ein Jahr brauchen würde, um durch permanentes Training in mehrere Richtungen eine Verbesserung so weit zu erzielen, um eventuell wieder unterrichten zu können. Viele durch die Blutung verschüttete Funktionen mussten automatisiert werden und das braucht eben eine gewisse Zeit.

Trotzdem ging ich frohen Mutes nach Hause, in der Hoffnung, ein empfohlenes VRT-Training könnte meine problematischen Wahrnehmungsdefizite verbessern und auch in der Quadrantenanopsie helfend sein. Ich hatte vor, mich bald bei meiner Krankenkasse zu erkundigen, ob man mir bei der Beschaffung dieses Computerprogrammes finanziell entgegenkam. Dieser Wunsch führte letztendlich zu einer wahren Odyssee, zu einem zweijährigen und zermürbenden Bemühen um Bewilligung einer Therapie.

Aufwändige Bemühungen um Therapiebewilligung

Anfang Juni war ich bei meinem Augenarzt zur Kontrolle des Augenhintergrundes, es wurde auch eine Gesichtsfelduntersuchung (Perimetrie) durchgeführt und der Augenarzt bestätigte erneut, dass ich ein Auto tagsüber lenken dürfe, müsse aber Vorsicht walten lassen. Gleichzeitig bat ich ihn, mir ein Empfehlungsschreiben für meine Krankenkasse als Vorlage für die Notwendigkeit einer VRT (Visuelle Restitutionstherapie) auszustellen. Ich wusste nur zu gut, dass bei meiner Krankenkasse alle notwendigen Unterlagen akribisch genau nach Vorschrift eingereicht werden müssen, bis ich eine Bewilligung für ärztliche Hilfe erwarten durfte. Das konnte der gute Mann nicht machen, weil er von der Existenz, geschweige denn einer Verbesserung meiner Beschwerden durch diese Therapie keine Kenntnis hatte. Er meinte, da müsse ich zu einem Augenarzt in die Klinik, die würden sich mit solchen Therapien besser auskennen. Er meinte aber, dass er sich nicht vorstellen könne, dass VRT in meinem Falle weiterhelfen würde.

Also bat ich telefonisch über die Ambulanz der Augenklinik in Innsbruck um einen Untersuchungstermin bei einem Augenarzt. Von ihm erhoffte ich eine positive Stellungnahme betreffend meines Anliegens. Der mich untersuchende Arzt konnte mir wieder nicht weiterhelfen, weil er von dieser Therapie noch nie gehört habe und außerdem sei dafür ein Neurologe zuständig.

Wieder ließ ich nicht locker und vereinbarte einen Termin bei einem Neurologen der Klinik. Jetzt war ich aber schon leicht genervt, weil ich wusste, dass man bei solchen neurologischen Defekten rasch weiterbehandelt werden sollte, damit sich eventuell noch Nerven neu organisieren und zu einer Verbesserung meiner Defizite führen. Kostbare Zeit wurde mit der Suche nach einer weiteren Behandlung vergeudet, aber es kann auch sein, dass ich nicht den richtigen Weg einzuschlagen wusste. Gott sei Dank war ich beharrlich genug, um nicht die Bemühungen aufzugeben, um noch gesundheitliche Fortschritte durch richtige Behandlung zu erzielen. Natürlich hörte ich inzwischen immer wieder, dass ich mir nichts mehr erwarten sollte, nach fast zwei Jahren sei der Zustand, wie er sich mittlerweile darstellte, hinzunehmen. Dann las ich wieder von Verbesserungen bei Menschen, die Ähnliches wie ich erlitten hatten. Ich wollte unbedingt nichts unversucht lassen und war voller Hoffnung, bereit zum Weiterkämpfen. Ich wollte mir nicht irgendwann einmal den Vorwurf machen, dass ich zu faul und zu feige gewesen war, den steinigen Weg fortzusetzen. Und dieser Weg war steinig. Ich hatte mit so vielen Hindernissen zu kämpfen. Aber interessant war, dass ich bei jeder Barriere, die meinen Weg behinderte, so viel Kraft und auch Zorn entwickelte und mir jedesmal sagte: „Und gerade jetzt werde ich nicht locker lassen!"

Beim Neurologen: Weil mir die zweite Angiographie im Juli bevorstand, wurde ich gründlich neurologisch auf meine Wahrnehmungsdefizite getestet. Da gab es den Einfußstand zu bestehen, mit einem Hämmerchen wurde die Reaktion geprüft. Mit geschlossenen Augen sollte der Zeigefinger zur Nase geführt werden, mit dem nicht abgedeckten Auge die seitliche Lage der Arzthand genannt werden usw. Der Neurologe war mit meinen Leistungen sehr zufrieden und nach der Durchsicht meiner Krankengeschichte blickte er überrascht über diesen gewaltigen Fortschritt auf und beglückwünschte mich zu meinem erfreulichen Zustand. Das machte mich froh und mutig und ich äußerte mein Begehr. Auch er wusste nichts von einer VRT und meinte, er werde das in meinem Krankenakt vermerken, dass ich eine Stellungnahme bezüglich einer VRT-Anwendung im Zuge des angiographischen Untersuchungsaufenthaltes wünsche. Ich solle aber inzwischen schon mal bei der zuständigen Krankenkasse vorsprechen und vorfühlen, denn er begrüße alle meine Bemühungen in diese Richtung und er habe gegen diese Therapie nichts einzuwenden.

Vorsprache bei der Krankenkasse

Erfreut und gut gelaunt machte ich mich nach dieser Untersuchung schnurstracks auf zu meiner Krankenkasse. Vorher erstand ich noch eine bestimmte Schokoladensorte eines steirischen Schokoladenherstellers, denn ich wollte einer stets netten und äußerst hilfsbereiten Angestellten diese als kleines Dankeschön vorbeibringen. Dabei bat ich sie, mich zum Sachbearbeiter, der für mein Anliegen zuständig war, zu begleiten. Dieser Beamte, der im Vorzimmer des Abteilungschefs sitzt, befindet sich im 4. Stockwerk des betreffenden Krankenkassengebäudes.

Ich folgte also der netten Dame so schnell ich konnte und war voll Zuversicht, von diesem Herrn dort eine positive Antwort auf mein Anliegen zu erhalten. Der Betreffende sah kaum auf und tippte unverdrossen in die Tasten des Computers und tat so, als habe er mich gar nicht bemerkt, obwohl meine Begleiterin ihm kurz meine Situation geschildert hatte, bevor sie sich grüßend zurückzog. Durch Husten versuchte ich mich in Erinnerung zu rufen, aber betreffender Herr telefonierte hurtig weiter und beachtete mich lange Zeit nicht. Endlich richtete er seinen Blick doch auf mich und ich durfte mein Anliegen vortragen. Dabei schüttelte er ein paar Mal ärgerlich seinen Kopf und meinte schließlich, dass hierfür die Krankenkasse nicht zuständig sei, denn da könne jeder kommen und irgendeine Forderung bezüglich einer Therapie stellen. Manche kämen und wollten sich einen Guru bezahlen lassen. Er zählte mir die unglaublichsten Wünsche von Patienten auf und meinte zum Schluss, dass ich wahrscheinlich darauf aus sei, in Pension zu gehen. Damit hatte er mich zutiefst getroffen. Ich war immer arbeitswillig gewesen und kämpfte nun bereits zwei Jahre lang um Gesundung und Wiedereintritt ins Berufsleben. Ich gehörte garantiert nicht zur arbeitsunwilligen Klientel. Meine Dementi wurden lachend und ironisch kommentiert. Innerlich verletzt und schließlich aufgebracht hätte ich auf der Stelle losheulen können, verbat mir diesen Ausbruch aber, indem ich mir auf die Lippen biss und stolz danke sagte und versprach, das verlangte ärztliche Gutachten demnächst für diese Therapieanwendung zu erbringen. Außer mir vor Wut und Scham über diese untergriffigen Aussagen bezüglich meiner womöglich negativen Arbeitssmoral ging ich erhobenen Hauptes von dannen und machte mich traurig auf den Heimweg. Was wusste dieser Sachbearbeiter der Krankenkasse auch schon von den Folgeschäden einer Aneurysmablutung, von den schmerzlichen Veränderungen seither? Ich hatte als Steuerzahlerin immerhin 36 Jahre lang brav meinen Anteil entrichtet und auch in die Krankenkasse eingezahlt. Seine Anstellung wurde auch von mir mitfinanziert, also musste ich mir seine Vorhaltungen nicht gefallen lassen und von dannen schleichen wie ein geprügelter Hund.

Zu Hause erzählte ich natürlich meinem Mann und meinen nächsten Bekannten von diesem unerquicklichen Vorfall. Eine Berufskollegin riet mir, diese Behandlung nicht auf mir sitzen zu lassen und zumindest mit diesem Sachbearbeiter ein klärendes Gespräch bezüglich seines kränkenden Verhaltens zu führen. Ich ließ diese Sache einstweilen auf sich beruhen, obwohl ich oft daran dachte, denn außer Rennereien, Ärger und Kränkungen hatten mir meine Bemühungen, therapeutisch weiter zu kommen, nichts gebracht.

Am Anfang eines MGT-Seminares, wenn die Teilnehmer gefragt werden, was sich seit der letzten Zusammenkunft getan hat, berichtete ich über meine Bemühungen bei der Krankenkasse, eine VRT mitfinanziert zu bekommen. Selbstverständlich berichtete ich, wie es mir dabei ergangen war. Die Seminarleitung riet mir, dem betreffenden Bearbeiter einen Brief zu schreiben, in dem ich die Missstände anführen sollte. Das würde mir helfen, mit der Sache leichter fertig zu werden und das angeschlagene Selbstwertgefühl wieder zu stabilisieren. Weil der gleiche Vorschlag auch von meiner besten Freundin geäußert wurde, setzte ich mich wirklich hin und schrieb dem betreffenden Mitarbeiter der Krankenkasse einen eingeschriebenen Brief und wartete auf eine Reaktion dieses forschen Herrn.

Er hat darauf niemals geantwortet, aber nach einer Woche meldete sich sein Vorgesetzter telefonisch bei mir und meinte, er habe den Brief seines Mitarbeiters zu lesen bekommen und könne sich ein solches Verhalten dieses Beamten nicht erklären, vor allem nicht in dem Ausmaß, wie ich das geschildert habe.

Noch einmal ließ ich das Geschehen jenes Tages Revue passieren und betonte, ich ließe mich von niemandem „niedermachen", weil ich immerhin 36 Jahre lang brav meine Abgaben geleistet hätte, natürlich nicht ahnend, dass ich einmal so schwer erkranken würde.

Ich wüsste auch, dass mich diese Zeilen in meiner Sache nicht weiterbringen würden, aber ich wäre wenigstens nicht zu faul und zu feige, dieses üble Vorkommnis aufzuzeigen in der Hoffnung, dass mit anderen mutlosen „Bittstellern" zukünftig behutsamer, fürsorglicher und respektvoll umgegangen würde.

Der Leiter der zuständigen Krankenkasse versuchte beschwichtigend das Verhalten seines Stellvertreters darzustellen und meinte noch abschließend, ich müsse ein Gutachten eines Fachmannes vorlegen, aus dem hervorginge, dass diese Therapie in meinem Fall zu einer Verbesserung der gesundheitlichen Einschränkung führen werde. Das hatte ich ja bereits bei der letzten neurologischen Untersuchung für die bevorstehende Angiographie in die Wege geleitet.

Kraft aus dem Zillertal

Zur Vorgeschichte: Als ich im Tiefschlaf gelegen war, wusste mein Mann lange nicht, ob ich überleben würde und wenn ja, welche Schäden vorhanden bleiben würden. Es hieß, dass die Gefäßkrämpfe Schlaganfälle verursachen würden und deren Folgen könnten mich dann schwer behindern.

Zu jener Zeit war meinem Mann jede Hilfe recht, um diesen tragischen Einschnitt in seinem Leben verkraften zu können. Es wurde ihm zwar in der Klinik eine Telefonnummer gegeben, um sich psychologisch über die erste Zeit hinweg begleiten zu lassen. Das lehnte er leider mit der Begründung ab, er werde mit der geänderten Situation schon irgendwie alleine zurechtkommen. Dabei hatte er sich gründlich fehl eingeschätzt, denn er litt sehr und bedauerte bald danach, dieses Angebot so großzügig, auch unwissend, abgelehnt zu haben. Er begann wieder zu beten und hörte von einem Mann im Zillertal, der schon oft in ausweglosen Situationen helfen konnte. Diesem Mann wird die Gabe, Kraft zu schicken, zugeschrieben. Als ich nicht aus dem Tiefschlaf geweckt werden konnte und von den Ärzten in Erwägung gezogen wurde, einen Luftröhrenschnitt vorzunehmen, kontaktierte mein Mann diesen Herrn im Zillertal und bat, mir Kraft zu schicken, dass ich ohne Schnitt aufgeweckt werden könne. Und so geschah es dann auch. Der zweite Weckversuch ohne Luftröhrenschnitt gelang und mein Mann war selig. Ob die Kraft jenes Mannes damals mitverantwortlich dabei war, sei dahingestellt. Die hilfreiche Geste dieses Kraftspenders war es auf alle Fälle, die meinen Mann ruhiger und zuversichtlicher gemacht hatte.

Diesem Manne statteten wir am dritten Sonntag im Juni einen Besuch ab. Wir trafen ihn leider nicht persönlich zu Hause an, hinterließen aber eine kleine Geste der Dankbarkeit und einen Brief, in dem ich mich persönlich für seine Hilfe bedankte und ihn gleichzeitig darum bat, mir auch bei der bevorstehenden Angiographie im Juli Kraft zu schicken.

Ein Außenstehender mag darüber lächeln und sich denken, dass das alles Aberglaube bzw. Hokuspokus sei und nichts bringe. Wir aber, Betroffene und nächster Angehöriger, wissen, wie wichtig aufrichtige Anteilnahme am Vorgefallenen durch Mitmenschen ist. Dabei ist vollkommen egal, ob es sich hierbei um Verwandte oder fremde Personen handelt. Ein richtiges Wort zur richtigen Zeit kann Berge versetzen.

Juli – MGT-Blockwoche in der Oststeiermark

Anfang Juli fuhr ich mit anderen Teilnehmern des Grundkurses in MGT zu den Blocktagen nach Mönichwald in der Oststeiermark. Dort verbrachten wir eine Woche lang in einem Seminarhotel und wurden in interessante Themen eingeweiht, wobei viel in verschiedenen Maltechniken nach Imaginationen gemalt wurde. Es war eine intensive, kreative und interessante Zeit, die mir Spaß machte und mir die Einsicht brachte, dass dies mein richtiger Weg sei, dass ich vielleicht anderen Menschen, denen Ähnliches wie mir widerfuhr, beistehen konnte – zumindest kreativ und mit Gesprächen begleitend. Meine Erfahrungen als Selbstbetroffene könnten Mut machen, das Leben mit eingeschränkter Gesundheit durchaus positiv anzugehen und zu leben. Während einer Malaktion stellte ich einmal Gott Pan dar, wie er auf seiner Flöte eine Melodie spielt. Bei dieser Imagination (Gedankenreise) ging es auch um einen Flussstein, der mir als Geschenk überreicht wurde.

Dieser Stein sollte noch eine besondere Bedeutung für mich haben. Mit meiner guten MGT-Kollegin Andrea besuchte ich während der Freizeit die nahe Kirche. Rund um das Gebäude befindet sich ein schmaler Streifen, der mit Flusssteinen aufgefüllt ist. Einen schönen runden Stein nahm ich mir mit nach Hause, denn diesen Stein würde ich während des Eingriffes bei der gefürchteten Angiographie (Röntgenuntersuchung mittels Kontrastmittel) in der Hand halten. Dadurch würde ich ruhig werden und die Anspannung würde zu ertragen sein, der Stein sollte mir die nötige Kraft geben, die Sache gut zu überstehen.

Im Anschluss an die Blockwoche fuhr ich mit einer Kollegin in deren Wohnwagen mit nach Wien. Ich wollte noch drei unbeschwerte Tage vor der Untersuchung in Wien verbringen. Mein Mann sollte mit dem Zug nachkommen und wir würden am Sonntag gemeinsam nach Hause fahren, was dann auch so geschah. Vor der Heimreise mit dem Zug begaben wir uns in den Stephansdom, um dort für alles zu danken und auch um Beistand für den kommenden Eingriff und die rasche Heilung der Wunde an der Leistengegend zu bitten. Ich hatte schon einige Zeit lang eine höllische Angst vor diesem Kliniktermin, weil es sich herausstellen würde, ob das kleine Rezidiv-Aneurysma im Kopf, das sich inzwischen gebildet hatte, gleich geblieben oder größer geworden war und erneut ein Stent gesetzt werden musste. Jede Aufregung darüber brachte mich nicht weiter, ich musste die Sache an mich herankommen lassen und konnte nur hoffen und voll Zuversicht sein.

Zweite Kontrollangiographie im Juli

Diese stationäre Aufnahme war notwendig, weil bei der letzten diagnostischen Angiographie (spezielles Röntgenverfahren) erneut ein kleines Aneurysma festgestellt worden war. Bei der Voruntersuchung durch einen Neurologen wies ich auf die noch bestehende Quadrantenanopsie im linken unteren Quadranten hin, weiters auf den Neglect, der psychomotorischen Verlangsamung und auf die Feinmotorik-Vergröberung links.

Natürlich ließ ich den Neurologen wissen, dass sich die übrige neurologische Symptomatik im letzten Jahr deutlich gebessert habe. Fest stand, dass ich mich bei allen Aktivitäten des täglichen Lebens konzentrieren musste und eine leichtgradige Verlangsamung auffalle. Ich erwähnte bei der Gelegenheit die bisherigen Rehabilitationsaufenthalte und dass mir bei der letzten eine VRT (Visuelle

Restitutionstherapie) empfohlen worden war und dass ich diesbezüglich um eine Stellungnahme der Ärzte gebeten hatte.

In der Kontrollangiographie zeigte sich das Rezidiv-Aneurysma stabil, sodass von einer Intervention abgesehen wurde und eine erneute Kontrollangiographie in zwei Jahren vereinbart wurde.

Wegen der noch vorhandenen Quadrantenanopsie wurde ein Termin an der Neuropsychologie vereinbart und bei der Augenuntersuchung bestand kein Einwand gegen einen VRT-Versuch, allerdings merkte ich bereits hier im stationären Bereich, dass neurologische Experten an einem möglichen Erfolg durch VRT in meinem Fall so ihre Zweifel hegten. Das hinderte mich allerdings nicht, mit der Firma Nova Vision in Magdeburg, die dieses Heimtraining anbietet, vorerst mailmäßig in Kontakt zu treten und abzuchecken, wie eine diesbezügliche Therapie zu Hause ablaufen würde.

Kurz darauf erhielt ich einen Anruf der Firma Nova Vision aus Magdeburg und eine sehr kompetent und freundlich klingende Frauenstimme versuchte ausführlich auf mein Schreiben einzugehen und meine Fragen zu beantworten. Außerdem wollte ich unbedingt von dieser Dame eine Fallgeschichte eines Klienten mit mir ähnlicher Krankengeschichte berichtet bekommen, aus der hervorgeht, dass die angewandte Visuelle Restitutionstherapie erfolgreich war und Fortschritte im Krankheitsbild erzielt worden waren.

Nach anfänglicher Gesprächspause wurde mir eine Telefonnummer aus dem Norden Deutschlands ausgehändigt und gesagt, ich könne dort unbesorgt anrufen. Der Herr am anderen Ende der Leitung habe sich der Firma gegenüber bereiterklärt, auf allfällige Fragen bezüglich der Therapie und der daraus resultierenden Erfolge Auskunft zu geben.

Lange Zeit bewahrte ich diese Telefonnummer und hatte auch vor, dort anzurufen, aber dann überschlugen sich die Ereignisse derart, dass ich dazu keine Lust mehr verspürte. Durch die kritischen

Bemerkungen war ich sehr verunsichert geworden, die Sache weiter zu verfolgen. Vielleicht würde ich mir später wirklich auf eigene Kosten diese Therapie gönnen – alles war möglich – nichts war fix!

Aus dem Antwortmail von NovaVision ging hervor, dass Rücksprache mit den Therapeuten hinsichtlich meiner Therapieeignung gehalten wurde. Aufgrund des Befundes (Quadrantenanopsie nach links bei Zustand nach Infarktgeschehen rechts) werde davon ausgegangen, dass die Voraussetzungen für eine erfolgreiche Therapie gegeben seien. Etwa 80% des menschlichen Handelns werden unbewusst visuell kontrolliert und gesteuert. Fehlen Teile der Wahrnehmung, so kann sich dies bei der Bewältigung selbst alltäglicher Tätigkeiten auswirken.

Das Programm wurde zur Behandlung neurologisch bedingter Sehstörungen entwickelt. Die Wirksamkeit für diese Defekte ist erprobt und nachgewiesen. NovaVision könne eine Verbesserung zwar nicht garantieren, aber die Therapie habe sich in vielen Fällen als erfolgreich erwiesen. Um das weitere Vorgehen gemeinsam abstimmen zu können, bedürfe es einer kurzen Rückmeldung per Telefon, Fax oder Email. (www.novavision.de)

Sehtraining in der Neuropsychologie der Universitätsklinik in Innsbruck

Weil ich so beharrlich war und unbedingt nichts unversucht lassen wollte, meine durch die Blutung und die daraus resultierenden Schlaganfälle entstandenen Wahrnehmungsdefizite und Teilblindheit zu verbessern, wurde ich mit den Befunden der Gesichtsfelduntersuchung sowie dem Entlassungsbrief der Rehabilitationsklinik Loipl Anfang August 2009 beim Vorstand der Neuropsychologie vorstellig. Herr Prof. Dr. XY. war sehr aufrichtig und erklärte mir nach Durchsicht meiner Unterlagen genau, um welche Schwierigkeit es sich in meinem Fall handelt. Er hielt es für aussichtslos, dass eine VRT bei einer Kombination von Quadrantenanopsie und Neglect zu einer Verbesserung meiner Beschwerden führen würde. Das erklärte er mir sehr ausführlich und plakativ, sodass ich diese Einschätzung eines Fachmannes zur Kenntnis nehmen musste. Gleichzeitig machte sich eine große Enttäuschung darüber breit, dass diese anfangs so viel versprechende VRT bei mir nicht zielführend sein würde. So große Hoffnungen waren mit einem Male zerstört und trotzdem blieb da ein Funke von Beharrlichkeit, dieses Angebot doch noch zu nützen – irgendwann. Während meines letzten Rehabilitationsaufenthaltes war mir die Fortsetzung dieser Therapie als Heimtherapie eindringlich empfohlen worden. Die Therapeuten dort schöpften doch bestimmt aus Erfahrungen, wenn sie meinten, ich solle zu Hause mit VRT weiterarbeiten. Nachdenklich machte mich allerdings die Tatsache, dass in Innsbruck kein von mir aufgesuchter Arzt Kenntnis von einer VRT hatte und diese Therapie hier nicht empfohlen und angewandt wurde. Auf alle Fälle hatte ich durch einen Fachmann die Auskunft erhalten, dass bei meinen gesundheitlichen Beeinträchtigungen diese Therapie kein Wunder bewirken würde. Im gleichen Zuge bot mir Prof. Dr. XY. an, ich könne in seiner Institution gleich beginnen, mich an eine neue Sehweise mittels eines speziellen Sehtrainings zu üben. Diesen Vorschlag nahm ich gerne und prompt an. Ich wollte alles probieren, was mir weiterhelfen konnte und war sehr dankbar über diesen Vorschlag. Wieder beobachtete ich, dass sich nach dem Zuschlagen einer Tür eine andere öffnete.

Drei Monate lang war ich an drei Tagen der Woche je eine Stunde lang mit dem Trainieren einer für mich neuen Sehtechnik beschäftigt. Meine Trainerin hatte stets viel Lernmaterial bei sich und ich musste mit einer raschen Blickbewegung auf Blättern mit Buchstaben, Zahlen, Wörtern eine vorher fixierte links liegende Stelle anpeilen. Manchmal stoppte sie die Zeit und freute sich aufrichtig mit mir, wenn ich flott unterwegs war. Frau Mag. K. gab sich sehr große Mühe mit mir und ich freute mich jedes Mal, sie wieder zu sehen und mit ihr einige Worte zu tauschen. Ich bin überzeugt, dass mir diese Übungen eine große Hilfe waren und sind, mich im Alltag rasch zu orientieren, und noch heute denke ich oft an die Tipps dieser netten und kompetenten Psychologin zurück. Ich fühlte mich ganz einfach wohl in dieser Umgebung und hatte das Gefühl, dass ich durch Zufall zu einer besonderen Sehtechnik gelangt war.

An besonderen Tagen brachte sie jeweils zwei auf den ersten Blick ähnliche Bilder mit, wobei eines vom anderen in mehreren Punkten abwich, und ich musste nach kurzem Vergleich der Bilder rasch die Fehler aufzählen. Dabei sollte das Auge die richtig eingeübte Blickrichtung befolgen. Das hört sich leicht an, war aber in Wirklichkeit für mich nicht einfach zu meistern. Manchmal sah ich auf der linken Seite einfach nichts oder zu spät. Nach mehreren Fehlschlägen half mir die Psychologin weiter. Mit der Zeit gelangen diese Übungen immer öfter und ein Erfolgserlebnis ließ nicht lange auf sich warten.

Ich wurde so ehrgeizig und bat um Arbeitsmaterial für zu Hause. Frau Mag. K. kopierte bereitwillig manchmal einen Abzug mehr und überließ mir diese Blätter, die ich zu Hause in einer großen Klarsichtmappe in DIN A3 verwahrte und eifrig in der Freizeit weiter übte. Ging ich zu jener Zeit spazieren, so übte ich im Gehen die raschen Blickbewegungen nach links, ohne den Kopf zu drehen. Das trieb ich dann und wann so sehr auf die Spitze, dass mir schwindelig wurde und ich zur Einsicht kam, dass man auch übertreiben konnte.

Das war ein typisches Verhaltensmuster von mir, dass ich bis zur Erschöpfung etwas ausführte, von dessen Erfolg ich überzeugt war. Auch dieses Mal war ich in dieses Muster getappt, dabei wusste ich nur zu gut, dass Übertreibungen nicht zum Ziel führen. Ich sollte wohl stetig arbeiten und üben, aber mit Maßen und ich sollte meinem malträtierten Körper die Zeit lassen, die er dafür brauchte. Dafür war Geduld erforderlich, und mit dieser Eigenschaft tat ich mir schon immer schwer und nach meinem gesundheitlichen Einschnitt noch mehr.

Mit Frau Mag. K. sprach ich auch über die kommende und von mir gefürchtete Vorsprache im Gesundheitsamt, wo über meine Wiedereingliederung in das Berufsleben entschieden werden sollte.

Der Psychologin waren natürlich die Ergebnisse der neuropsychologischen Untersuchungen und Tests des letzten Rehabilitationsaufenthaltes bekannt und da war vermerkt, dass ich im selben Jahr noch nicht den Anforderungen an eine Lehrperson gewachsen sein würde. Ich wollte aber nicht sofort in den Ruhestand geschickt werden, weil ich eventuell dazu imstande gewesen wäre, mit der halben Lehrverpflichtung ein Jahr später das Berufsleben wieder aufzunehmen. Daher wollte ich mich noch einmal testen lassen, inwieweit ich belastbar sein würde. Die Psychologin ermunterte mich, an einer Verlaufsuntersuchung teilzunehmen, in dem folgende Testverfahren angewandt wurden:

- Aufmerksamkeit: Zahlenspanne vorwärts; geteilte Aufmerksamkeit auditiv und visuell; Flexibilität;
- Gedächtnis: Rey Complex Figure-Test (figurales Gedächtnis);
- Frontal-exekutive Funktionen; Zahlenspanne rückwärts (auditives verbales Arbeitsgedächtnis); Trail Making-Test A/B (kognitive Verarbeitungsgeschwindigkeit), Trail A (visuelles Scanning), Trail B (kognitive Flexibilität); Planungstest (Planen);
- Räumliche Leistungen: Ray Complex Figure-Test (Visuokonstruktion);
- Rechenoperationen;
- Jackson-Rechentest (Kopfrechnen);
- Neglecttests.

Das Ergebnis kurz zusammengefasst: Unter Stressbedingungen traten einige Fehler auf, aber im Vergleich zur Voruntersuchung hatten sich die Aufmerksamkeitsleistungen deutlich verbessert, allerdings waren bei geteilter Aufmerksamkeit erhöhte Fehlreaktionen festzustellen. Die bestehende Quadrantenanopsie konnte gut kompensiert werden. Natürlich lagen die meisten Leistungen im Durchschnittsbereich und manchmal darunter, aber auch einmal im Überdurchschnitt und das machte mich hoffnungsfroh.

Ich war sehr froh über dieses Angebot, weil ich ja selber wissen wollte, wie es um mich stand. Außerdem hatte ich eine fachlich kompetente Unterlage über meinen gesundheitlichen Zustand aus neuropsychologischer Sicht, die ich für ein eventuelles Gutachten mitverwenden hätte können.

Feststellung der Wiederaufnahme der Berufsfähigkeit

An einem Vormittag Anfang August hatte ich mit meinen ärztlichen Unterlagen im Gesundheitsamt der zuständigen Bezirkshauptmannschaft zu erscheinen. Wieder wurde ich von der freundlichen Gesundheitsärztin dort in Empfang genommen und nach meinem Befinden und der Einschätzung, was meine Wiederaufnahme des Berufes betrifft, befragt. Bereitwillig übergab ich ihr meine Unterlagen zum Kopieren. Ich meinte, dass ich aufgrund meines Wahrnehmungsdefektes und der Quadrantenanopsie im kommenden September noch nicht in der Lage wäre zu unterrichten und bat, mir noch ein Jahr für die Sehschulung Aufschub zu geben. Sie meinte, das könne sie nicht bestimmen, sie würde die Akten meiner Krankenversicherung zukommen lassen und im besten Fall würden wir uns in einem Jahr wiedersehen. Natürlich merkte ich, dass es schwer werden würde, noch ein Jahr lang Krankenstand gewährt zu bekommen. Ich kam meinem Arbeitgeber zu teuer und es war zu unsicher, ob aus meinem Wunsch Realität werden würde. Eigentlich waren die Würfel über mich gefallen, das merkte ich an Redewendungen, Gestik und Mimik meines Gegenübers. Ich sollte Recht behalten, mein Gefühl hatte mich nicht betrogen, alles ging schneller als erwartet!

Ermittlungsverfahren – Versetzung in den Ruhestand von Amts wegen

Am 25. August 2009 erhielt ich folgendes Schreiben von meinem Sachbearbeiter:

Versetzung in den Ruhestand – Ermittlungsverfahren

Sehr geehrte Frau Steiner!

Sie befinden sich seit 29. 11. 2007 im Krankenstand.
In der amtsärztlichen Untersuchung vom 10. 06. 2008 wurde eine Wiederherstellung Ihrer Dienstfähigkeit im Herbst 2009 in Aussicht gestellt.
Nach der nunmehr vorliegenden amtsärztlichen Stellungnahme vom 13. 08. 2009 sind Sie auch für das kommende Dienstjahr nicht dienstfähig.
In Anbetracht der langen Dauer Ihres Krankenstandes geht die zuständige Dienstbehörde davon aus, dass es sich bei Ihrer Dienstunfähigkeit um eine „dauernde" Dienstunfähigkeit im Sinne des §12 Abs. 1 des XY-Dienstgesetzes 1984 handelt. Aus diesem Grund beabsichtigt die zuständige Dienstbehörde, Sie mit Ablauf des 30. 09. 2009 in den Ruhestand zu versetzen.
Sie haben die Möglichkeit, sich zur Frage der Versetzung in den Ruhestand binnen zwei Wochen nach Zustellung dieser Verständigung zu äußern.

Mit freundlichen Grüßen
Für die zuständige Dienstbehörde
X.Y.

Der Inhalt dieses Briefes „saß". Obwohl ich dergleichen bereits geahnt hatte, fiel ich doch aus allen Wolken, denn nicht ich konnte entscheiden, sondern es wurde über mich entschieden!

So viel Wert war ich also meinem Dienstgeber, hatte 36 Jahre brav meine Pflicht getan und konnte nun gehen nach dem Zitat: „Der Mohr hat seine Schuldigkeit getan, der Mohr kann gehen!"

Außerdem war schon im Briefkopf ein Fehler in der Anrede passiert, was ja eigentlich nicht so wichtig wäre, aber wenn schon so kleinkariert mit mir umgegangen wurde, dann durfte ich auch genau sein.

Weil mir in diesem Brief die Möglichkeit, sich zur Frage der Versetzung in den Ruhestand zu äußern eingeräumt wurde, machte ich von dieser mittels eines Briefes Gebrauch:

Betreff: Ermittlungsverfahren – Versetzung in den Ruhestand

Sehr geehrter Herr X.Y.!

Aus Ihrem Schreiben vom 25. 08. 2009 entnehme ich, dass die Dienstbehörde gedenkt, mich mit Ablauf des 30. 09. 2009 in den Ruhestand zu versetzen, weil sie davon ausgeht, dass es sich bei meiner Dienstunfähigkeit im Sinne des §12 Absatz 1 des XY-Dienstgesetzes 1984 um einen Dauerzustand handelt.

Es ist richtig, dass bei der amtsärztlichen Untersuchung vom 10. 06. 2008 eine Wiederherstellung meiner Dienstfähigkeit im Herbst 2009 in Aussicht gestellt wurde. Laut Ihnen vorliegender amtsärztlicher Stellungnahme vom 13. 08. 2009 werde ich noch nicht im kommenden Schuljahr dienstfähig sein, was aber nicht bedeuten muss, dass ich nie mehr dienstfähig sein kann.

Ich tat und tue alles, damit ich die Dienstfähigkeit erlange.

Der Grund, warum ich in diesem Herbst noch nicht unterrichten kann, liegt in meiner Quadrantenanopsie (linke Gesichtsfeldein-

schränkung), ausgelöst von der Aneurysmablutung im November 2007.

Im Moment mache ich ein ca. 3 Monate lang dauerndes Sehtraining an der Neuropsychologie in I., das sehr erfolgreich verläuft.

Im Anschluss daran gedenke ich noch ein visuelles Wiederherstellungstraining (VRT) online und auf eigene Kosten zu absolvieren, was ca. 6 Monate lang dauern wird.

Danach habe ich wirklich alles getan und versucht, um wieder „hergestellt" zu sein.

Aus diesem Grund bitte ich um Verlängerung des Krankenstandes bis Herbst 2010, um die Chance, diese Zeit noch für die Wiederherstellung der Gesundheit nützen zu können und somit die Möglichkeit auf einen Wiedereinstieg ins Berufsleben zu erlangen. Dann will ich wohl mit meinem Schicksal versöhnt sein!

Danke für Ihr Verständnis und den Zeitaufwand, die Mühe und die Kosten, die ich bereite.

Mit freundlichen Grüßen und in der Hoffnung auf positive Zustimmung meiner Bitte,

Berta Steiner

Mein Gott, wie sehr musste ich mich in den Staub werfen vor dieser Behörde, die über mich entschied. War dort nicht bekannt, dass es sich bei meiner Erkrankung um eine sehr schwere handelte und es an ein Wunder grenzte, dass ich mich überhaupt artikulieren, mich wieder behaupten und wehren konnte! Warum gab sie mir nicht die Chance, ein Jahr später selbst über den Wiedereintritt ins Berufsleben zu entscheiden? Dabei hätte ich mir eine Probezeit vorstellen können, während der meine Vorgesetzten und vor allem ich hätten ersehen können, ob ich wieder imstande gewesen wäre zu unterrichten. War es wirklich nur das Geld, das sie davon abhielt, zu meinen Gunsten zu entscheiden?

Aufgrund meines langen Krankenstandes und kurz vor regulärem Eintritt in den Ruhestand war es für die Behörde nur logisch, sich meiner schleunigst zu entledigen. Ich war meinem Dienstgeber wohl zu teuer geworden! Fast alles sprach gegen mich, das war mir klar. Ich konnte also nur zuwarten, wie über mich entschieden wurde. Diese ungewisse Übergangszeit empfand ich hart und bitter. Ich erinnerte mich an die Anfänge, als damals, im Jahre 1970, an meiner Mittelschule für die Ergreifung des Lehrberufes geworben wurde. Der damalige Direktor der Pädagogischen Akademie hielt höchstpersönlich im Vortragssaal meiner Schule einen Vortrag und ersuchte uns Abgänger händeringend, diesen Beruf zu ergreifen. Damals wurde der Grundstein meiner Berufsentscheidung gelegt und ich war dann wirklich die meiste Zeit glücklich in der Ausübung dieses Berufes. Und jetzt, als mir das Schicksal einen Strich durch meine berufliche Rechnung gemacht hatte, ging man nicht gerade zimperlich mit mir um! Ich wurde regelrecht hinaus komplimentiert!

Die Zeit bis zur Entscheidung von Amts wegen überbrückte ich mit MGT-Weiterbildungsveranstaltungen, schrieb fleißig meine Seminarprotokolle und las intensiv Fachlektüre, die mich in meinem Vorhaben weiterbringen konnte. Manchmal holte mich eine frühere Berufskollegin mit ihrem Auto für einen Spaziergang ab und ich mochte diese Gesprächs- und Bewegungsrunden gerne. Die Kollegin war in einer nahen Gemeinde noch beruflich aktiv, wollte aber demnächst aufgrund der „Hacklerregelung" pensioniert werden. Sie freute sich darauf, weil das Unterrichten zunehmend schwieriger geworden war durch verschiedene Schulversuche und Änderungen rund um die Neue Mittelschule. Ich gönnte ihr die bevorstehende schöne Zeit von Herzen, obwohl ich auch gerne ganz normal von meinem Berufsleben Abschied genommen hätte und nicht so abrupt und ohne Vorzeichen, mehr oder weniger von heute auf morgen.

Bei einer dieser Wanderungen fragte mich diese Kollegin ganz beiläufig, wie es denn nun mit mir weiterginge. Ich erklärte ihr, dass ich gerne noch ein drittes Krankenstandsjahr von meinem Arbeitgeber gewährt bekommen und dann mit der halben Lehrverpflichtung im Schuljahr 2010/11 zu unterrichten beginnen würde. Ich malte mir aus, dass ich dann so weit gesundheitlich wiederhergestellt sein könnte, um den Anforderungen in der Schule gewachsen zu sein.

Über diese Zukunftspläne dachte meine Kollegin ganz anders als ich. Ob ich mir einen Unterricht mit schwierigen Pubertierenden antun möchte, ob ich das gesundheitlich aushielte? Da müsse ich 150% geben, ob das dafür stehe? Sie hatte ja einerseits recht, aber andererseits war ich so brutal aus dem Schulgeschehen herausgerissen worden, konnte mich nicht bei meinen Schülern und auch nicht von den Kollegen verabschieden! Die Frau sprach von anderen Voraussetzungen, weil sie meine Situation einfach nicht nachempfinden konnte. Ich wollte so gerne meiner beruflichen Laufbahn noch zwei Jahre lang bis zum Ende nachgehen.

Mitte September rief sie mich an und fragte nach, ob ich in Pension geschickt worden wäre. Auf mein Erstaunen über diese Frage meinte sie, im letzten Schulrundschreiben würde ich bereits namentlich als Neo-Pensionärin erwähnt. Außerdem gratulierte sie mir zum Titel Schulrat. Ich fiel aus allen Wolken! Weder war ich in Pension geschickt worden, jedenfalls hatte ich bis dahin kein Schreiben in der Hand, noch war ich irgendwann Schulrätin geworden! Innerlich kochte ich vor Zorn über diese unsensiblen Aktionen.

Jetzt war mir auch klar geworden, welche Wertigkeit so ein Titel hatte. Diese Titel schienen beliebig hin und her geschoben zu werden! Mehrmals wurde ich danach mit Frau Schulrätin angesprochen, was sehr peinlich war, vor allem, weil ich erklären musste, dass dem so nicht so sei und ich mich mit mir nicht zustehenden Titeln nicht brüsten mag. Die Häme war auf meiner Seite und ich war verärgert.

Ich war 57 Jahre alt, wünschte mir noch ein Jahr Krankenstand zum Gesundwerden, wollte im Anschluss noch zwei Jahre lang bis zur Pensionierung unterrichten.

Mit dieser Pensionierung von Amts wegen würde ich um die Jubiläumszuwendung von vier Monatsgehältern nach 40 Jahren Berufsausübung in zwei Jahren umfallen und sollte um einige Hundert Euro weniger Pensionsbeiträge monatlich bekommen. Das war wirklich sehr lukrativ für meinen Arbeitgeber!

Aber: Ich durfte weiterleben, konnte mich wieder selbstständig weiterbewegen, war geistig gut drauf – hatte wieder eine Lebensperspektive! Ich sollte zufrieden sein, denke ich!

Eine unfassbare Aktion

Am Freitag, den 2. Oktober 2009 saß ich vormittags auf einer Bank der Bushaltestelle, weil ich ein MGT-Seminar in Innsbruck besuchen wollte. Der Postbote fuhr mit seinem gelben Auto um die Kurve und bremste abrupt ab, kurbelte das Fenster herunter und rief mir zu, er habe einen eingeschriebenen Brief für mich. Dieser Postbeamte kannte mich insofern, weil er mit einer ehemaligen Schülerin von mir verheiratet ist. Er stieg aus dem Auto, händigte mir den braunen Brief in DIN A4-Format aus, ließ mich den Empfang bestätigen und brauste davon. Jetzt saß ich wirklich verdattert da, denn ich ahnte schon, was dieser Brief enthalten würde, nämlich bestimmt die Verständigung wegen der Versetzung in den Ruhestand.

Ich wartete mit dem Öffnen der „frohen Botschaft", bis ich im Bus Platz genommen hatte. Nach dem Anfahren öffnete ich mit zittriger Hand das Kuvert und überflog in Eile das Geschriebene:

Versetzung in den Ruhestand

Bescheid

Die zuständige Dienstbehörde versetzt Sie nach §12 Abs. 1 des XY-Dienstrechtsgesetzes 1984 mit Ablauf des 30.09.2009 in den Ruhestand.

Rechtsmittelbelehrung

Gegen diesen Bescheid ist ein ordentliches Rechtsmittel nicht zulässig.

Hinweis

Gegen diesen Bescheid kann innerhalb von sechs Wochen ab der Zustellung eine Beschwerde an den Verwaltungsgerichtshof und an den Verfassungsgerichtshof eingebracht werden. Beschwerden müssen von einem Rechtsanwalt unterschrieben sein und mit EUR 220 vergebührt werden.

Begründung

Sie sind infolge Krankheit seit 29.11.2007 vom Dienst abwesend.
Aus dem amtsärztlichen Gutachten der Bezirkshauptmannschaft vom 13.08.2009 geht hervor, dass Sie wegen Ihrer Krankheit voraussichtlich dauernd dienstunfähig sind.
Mit Schreiben vom 25.08.2009 wurden Sie über die beabsichtigte Ruhestandsversetzung in Kenntnis gesetzt.
Sie haben mit Mail vom 28.08.2009 dagegen Einwände erhoben und um Verlängerung Ihrer Krankheit bis Herbst 2010 ersucht. Da jedoch aus dem erwähnten Gutachten nicht hervorgeht, dass Sie im Herbst die volle Dienstfähigkeit erlangen werden, war aufgrund der langen Krankheitsdauer und des erwähnten Gutachtens wie Spruch zu entscheiden.

Für die zuständige Behörde
Dr. X.Y.

Ich erfuhr am 2. Oktober, dass ich mich seit Ablauf des 30. 09. 2009 in Ruhestand befand! Dem Schreiben war ein stärkeres, gelbliches Papier beigelegt, in dem mir die zustehende Politikerin seitens der Dienstbehörde anlässlich der Versetzung in den Ruhestand den Dank des Landes ausspricht.

So einfach ist es, nach 36 Jahren intensiver Arbeit abgefertigt zu werden. Ich hatte mir nach zwei Geburten nicht einmal ein Karenzjahr gegönnt, weil mir der Beruf so wichtig erschienen war.

Im folgenden MGT-Seminar sollten wir erzählen, was sich seit dem letzten Beisammensein zugetragen hatte. Wieder hatte ich viel Wichtiges zu berichten, nämlich in erster Linie, dass die Kollegen es fortan mit einer Ruheständlerin zu tun hätten. Ich erzählte über die Art und Weise, wie ich „in Pension gegangen" wurde, was allgemeines Kopfschütteln erntete.

Während einer Seminarpause verständigte ich meinen Mann über das Wie des Vorgefallenen. Er hörte mir ruhig zu und versuchte mich zu trösten, weil ich so außer mir war vor Enttäuschung und Wut.

Zu Hause las ich mehrmals die Hinweise zur Rechtsmittelbelehrung durch und wollte den Kampf gegen die Annahme, ich sei dauernd dienstunfähig, aufnehmen. Dass ich dazu vor den obersten Gerichtshof mittels Anwalt gehen müsse, das behagte mir nicht und ich versuchte über die Standesvertretung, die Gewerkschaft, eine Auskunft über eine mögliche Vorgehensweise zu erhalten. Nie hatte ich mit Gewerkschaft oder einem Anwalt etwas zu tun gehabt und nun sollte ich kämpfen für eine Sache, deren Ausgang höchst unsicher war und mir bei positivem Bescheid eventuell mehr Schaden als Nutzen einbrachte. Dabei sollte ich auch auf meine gesundheitlichen Ressourcen achten, ich war noch sehr angeschlagen und lehnte mich sehr weit aus dem Fenster! Zu jener Zeit war ich mehrmals pro Woche beim Sehtraining in der Neuropsychologie und konnte meiner Psychologin das Geschehene mitteilen. Sie bot mir Hilfe an, falls ich ein Gutachten benötigte. Ich brachte auch in Erfahrung, welchen Neurologen ich für ein Gutachten brauchen würde, falls ich vor Gericht gehen würde. Ich wusste, dass ich ein Pro-Gutachten gegen den Bescheid der Pensionierung erbringen konnte, aber was war, wenn ich dann wirklich im Unterricht versagen würde? Wenn sich Eltern gegen einen Menschen mit solcher gesundheitlichen Vorgeschichte auflehnten? Ich durfte mir in Zukunft keinen Ausrutscher erlauben und würde akribisch genau beobachtet werden vonseiten der Vorgesetzten, der Kollegenschaft, der Eltern und der Schüler. Wollte ich mir das wirklich antun? Sollte ich meine Gesundheit aufs Spiel setzen? Das wäre ein hoher Preis mit ungewissem Ausgang gewesen, und zwei Wochen vor Einspruchsfrist war mir klar, dass dieser Weg nicht erstrebenswert war. Ich hatte auch einen Ruf als Lehrerin zu verteidigen und wollte in Ruhe leben und den neu eingeschlagenen Weg fortsetzen.

Ich war vom vielen Hin und Her müde geworden und wollte nicht mehr weiterkämpfen. Da gab es so viele verschiedene Meinungen zu diesem Thema, letztendlich ging es um mich und ich hatte zu akzeptieren, dass ich meine Gesundheit nicht weiter aufs Spiel setzen sollte. Mein Ehrgeiz in Ehren, aber nun war ein Schlussstrich unter mein Berufsleben zu ziehen.

Es war schon eigenartig, als ich Anfang Oktober auf meinen Gehaltszettel unter Entgelt plötzlich Ruhebezug las und fortan bei der Angabe nach dem Beruf mit Pensionistin antworten musste. Die Summe des Entgeldes war sehr geschrumpft, mein Dienstgeber hatte allen Grund zum Jubeln! Man hatte sich meiner sehr billig entledigt.

Verabschiedung von der Kollegenschaft

Was ich nun zu tun hatte, war, mich bei meiner Kollegenschaft würdig zu verabschieden. Ich hatte mich durch den unerwarteten plötzlichen Abgang nicht von jedem Einzelnen verabschieden können. Da war kein Abschiednehmen vonstatten gegangen und das verfolgte mich bis in meine Träume. Meine Kollegen konnten ja wirklich nichts dafür, dass mir dieser gesundheitliche Einschnitt passiert und ich vom Arbeitgeber auf diese gefühllose Art und Weise entsorgt worden war.

Im November 2007 hatte ich mich unabsichtlich still und leise aus dem Unterricht und dem Konferenzzimmer der Hauptschule geschlichen und nun wollte ich mich bei allen, die mir und meiner Familie während der schweren Zeit in irgendeiner Weise beigestanden waren, bedanken. Es sollte ein feierliches, gemütliches, abendliches Beisammensein bei Speis und Trank im Konferenzzimmer meiner ehemaligen Arbeitsstätte werden.

Schon lange im Vorfeld des Ereignisses überlegte ich, wie ich dieses Fest ausrichten würde. Ich wollte ein gesundes, bäuerliches Buffet in der Nähe ordern, die Süßigkeiten selber backen, eine gute Auswahl an Getränken bieten und gleichzeitig an diesem Abend die Schlüssel des Schulhauses zurückgeben. Damit ich das alles unter einen Hut bringen konnte, bat ich meine Freundin Andrea und Haushaltslehrerin Evi um Mithilfe beim Arrangieren der Tische und beim Servieren bzw. Verräumen am Ende der Feierlichkeit. Ich war sehr erfreut und dankbar, dass mir meine Kolleginnen so nett und hilfreich unter die Arme griffen. Als der Ablauf grob geplant war, ging es ums Verschicken der Einladungen. Dies machte ich vorerst persönlich mit dem Direktor der HS, später folgte eine offizielle schriftliche Einladung, die im Konferenzzimmer für alle gut lesbar aufgehängt wurde. Die ehemaligen Kollegen, die sich mittlerweile in Ruhestand befanden, lud ich telefonisch ein.

Die nächste Zeit bis zum 25. November war ziemlich stressig, weil ich viel zu koordinieren und zu backen hatte, auch waren noch Weiterbildungsseminare zu besuchen und bei einem dieser lud ich meine MGT-Kollegen als Neo-Ruheständlerin zu Kaffee und Kuchen ein. Es war mir wichtig, Akzente zu setzen, denn ein neuer

Lebensabschnitt war angebrochen, zwar etwas früher als angestrebt, aber immerhin!

Ein leckeres Bauernbuffet war bestellt und konnte am Tag des Abschiedsfestes abgeholt werden. Während die Kollegen eine Konferenz abhielten, bauten mein Mann, meine Tochter und ich im Konferenzzimmer auf den von meinen lieben Kolleginnen schön dekorierten Tischen die Tabletts mit den Köstlichkeiten und Getränken auf. In der Aula wurde eine Sektbar errichtet und abends um 18:30 Uhr fanden sich die Gäste nach und nach ein. Es gab ein lautes und fröhliches Hallo und nach einer Rede des Direktors und meinerseits begann der gesellige Teil des Abends. Natürlich vergaß ich nicht, den Schulschlüssel anlässlich der Dankesrede an meine Kollegen abzugeben. Das war schon ein eigenartiger Augenblick und ich hatte Mühe, meine Tränen zurückzuhalten. Auch der Umstand, genau auf jenem Platz im Konferenzzimmer zu sitzen, an dem ich früher stets gesessen war, machte nachdenklich und er erinnerte mich aber auch, dass es nicht selbstverständlich war, da wieder sitzen zu dürfen.

Die Feier dauerte bis ungefähr 23:00 Uhr und dann begab sich der harte Kern der Familie in die Küche, wo wir mit den fleißigen Helferinnen das Geschirr reinigten und verräumten. Ein wenig saßen wir noch beisammen und genossen den restlichen Rotwein. Dann war allgemeiner Aufbruch und ich war froh, dass die Verabschiedung gut verlaufen war und ich ein gutes Gefühl der Erleichterung verspürte. Ein wichtiges Kapitel meines Lebens war somit abgeschlossen!

Am 28. November feierte ich sozusagen den 2. Geburtstag. Dazu lud ich meinen Mann zum Essen und ins Kellertheater ein. Wie üblich ließen wir beim gemütlichen Beisammensitzen Vergangenes Revue passieren und freuten uns beide, dass dieser Schicksalsschlag relativ glimpflich ausgegangen war.

In der Volkshochschule besuchten mein Mann und ich jede Woche am gleichen Abend eine angeleitete Gymnastik nach Feldenkrais, was recht angenehm war, obwohl der Anfahrtsweg manchmal, besonders bei nebeligem oder trübem Wetter lästig war. Manchmal, wenn mein Mann verhindert war, konnte nur ich an diesen Stunden teilnehmen, was ich auch gut meisterte. Viel Unterschied zu den gesunden Teilnehmern war meiner Meinung nach nicht zu bemerken. Dieser Umstand machte mich sehr froh. Überhaupt trachtete ich vermehrt, mich so zu bewegen, dass man meine Einschränkung nicht bemerkte, und wenn mir das gelang, dann überkam mich ein euphorisches Gefühl.

Wenn ich nach der Gymnastikstunde mit meinem Mann zum Auto zurückkehrte, dann nahmen wir meist den Weg durch die weihnachtlich geschmückte Maria Theresienstraße und die Altstadt. Da war mein Mann immer sehr gerührt, mich an seiner Seite zu haben, denn er erinnerte sich schmerzlich an die ungewisse Zeit vor zwei Jahren zurück, als es so aussah, als ob ich nie mehr mit ihm durch einen Christkindlmarkt würde schlendern können. Diese dankbaren Momente haben wir sehr bewusst erlebt. Natürlich fühlte ich mich noch immer sehr unwohl in Menschenmengen, hatte Probleme mit der Wahrnehmung und stieß oft linksseitig an Menschen oder Gegenstände an, aber ich hatte inzwischen gelernt, diese Beeinträchtigungen erträglich zu erleben, indem ich öfters stehenblieb und tief durchatmete, wenn mir schwindlig wurde. Ich kannte meine Defekte und deren Ursachen genau und lernte gerade, mit ihnen umzugehen. Natürlich kam immer wieder, wenn ich der Missstände gewahr wurde, Bitterkeit auf, warum gerade ich mit solchen Beeinträchtigungen gesegnet worden war. Diese Überlegungen halfen aber nicht wirklich weiter, sie hemmten nur, es galt, mit ihnen vernünftig umzugehen. Sich dagegen aufzulehnen, bedeutete Lähmung und Stillstand.

Das Jahr 2009 neigte sich dem Ende zu und den Jahresausklang feierte die gesamte Familie bei einer Theateraufführung des „Vogelhändlers" im Landestheater und einem Essen in einem italienischen Restaurant. Letztmalig mit dabei war auch der ungarische Freund der jüngeren Tochter.

DRITTES JAHR

Das Jahr war noch jung, als uns die Nachricht aus Ungarn erreichte, dass es zu einer abrupten und schmerzlichen Trennung unserer Tochter und ihres ungarischen Freundes gekommen war. Das stimmte mich traurig, weil bei diesem jungen Mann während seines Weihnachtsaufenthaltes bei uns keine Anzeichen einer bevorstehenden Trennung zu bemerken waren. Mein Mann und ich hatten diesen Menschen bereits ins Herz geschlossen.

Es gab nun oftmalig Skype-Verbindungen mit unserer zuerst in Tränen aufgelösten, später wütenden Tochter wegen der Trennung. Sie hatte schwer zu kämpfen mit der Enttäuschung und den Veränderungen durch diese neue Situation. Mich beschäftigte diese Thematik natürlich auch und ich versuchte dieses Vorkommnis mehrmals in die Imaginationsarbeit mit einzubeziehen.

Abschluss zur Kreativtrainerin

Als Voraussetzung für den Abschluss zur Kreativtrainerin mussten zehn Stunden Selbsterfahrung absolviert werden. Das war für mich kein Problem, denn ich hatte so viel aus meiner Kindheit und dem kürzlich erlittenen Einbruch der Gesundheit aufzuarbeiten.

Die wöchentlichen Sitzungen bei einer Psychotherapeutin taten mir gut und ich konnte öfters die Beweggründe und Vorgehensweisen meiner Verhaltensmuster erkennen. Frau Dr. G., eine Psychotherapeutin, lässt auch Imaginationen in ihre Arbeit mit einfließen und das war mir recht. So gab sie mir öfters eine Aufgabe mit nach Hause. Ich musste nach einer Imagination bei ihr die Situation zu Hause zeichnen und das wurde dann in der nächsten Stunde besprochen. Dabei konnte ich viel von meinen persönlichen Erfahrungen mit Imaginationsarbeit mit einbeziehen und daraus lernen. Es ist angenehm mit dieser Therapeutin zu arbeiten, weil mir ihre ruhige und konsequente Arbeitsweise anspricht. Hauptgrund meines Besuches bei ihr war die bevorstehende Entscheidung, den MGT-Aufbaulehrgang fortzusetzen oder zu beenden. Ich wollte mir diese Entscheidungsfrage abnehmen lassen. Das war dann nicht einfach, denn letztendlich musste ich mir gewiss sein, ob ich in meinem doch angeschlagenen gesundheitlichen Zustand mir diese Ausbildung zumuten würde können und wollen. Wir haben viel, gründlich und oft über dieses Thema gesprochen und ich musste Zeichnungen anfertigen, die letztendlich eine eindeutige Entscheidungsauskunft gaben. Das Problem würden nicht die zwölf zweitägigen Seminare und das einwöchige Blockseminar sein, sondern die Arbeit mit Schlaganfallpatienten. Ich hatte mir nämlich zum Ziel gesetzt, meine 100 Stunden lang währende Praxisarbeit mit Patienten, die Ähnliches wie ich erlitten hatten, zu absolvieren, hatte mir wieder das Schwierigste ausgewählt, aber nur das wollte ich. Mein Schicksal musste doch einen Grund gehabt haben und ich wollte anderen Menschen Gelegenheit geben, sich über ihre unglaubliche Veränderung in der Lebensbewältigung kreativ auszudrücken und sich über das schmerzlich Erlebte zu artikulieren.

Der nächste Schock: Gebärmuttersenkung

Anfang Feber bemerkte ich, dass an meinem Unterleib etwas nicht stimmen konnte, und als ich einen Handspiegel zu Hilfe nahm, bemerkte ich, dass es sich wohl um einen Gebärmuttervorfall handeln musste. Wie war ich erschrocken bei diesem Anblick! Ich erinnerte mich an eine Kuh meines Vaters, der auch so ein Gebärmuttervorfall aus der Scheide heraushing und er die Erwähnung machte, dass er sie schlachten würde müssen, weil sie zu nichts mehr nütze sei. Auch ich verglich mich mit dieser bemitleidenswerten Kuh von damals. – War ich auch zu nichts mehr nütze geworden? Das stimmte so nicht ganz, denn ich befand mich bereits in der Menopause und musste nicht mehr trächtig werden wie diese arme Kuh. Mein Glück und meine Lebensberechtigung hingen nicht von einer Schwangerschaft ab, Gott sei Dank. Trotzdem bat ich sehr beunruhigt um einen Untersuchungstermin bei meinem Gynäkologen. Am Faschingsdienstag (also kein Scherz) meinte der Arzt nach der Untersuchung, dass es sich um eine Bindegewebsschwäche handle und er vorerst einen Scheidenring zur Hebung der Gebärmutter einsetzen werde. Aber das sei kein Dauerzustand, ich müsse alle paar Monate das Ring-Pessar wechseln, damit keine Entzündungen oder Einwachsung entstünden. Außerdem war ich noch zu jung, um auf Geschlechtsverkehr gänzlich zu verzichten. Früher oder später sollte ich die Gebärmutter entfernen lassen. Da es sich bei mir um eine Risikopatientin handle, sollte ich diese OP an der Innsbrucker Klinik vornehmen lassen, weil dort alle meine anderen Befunde auflägen.

Wie gerädert und ganz benommen stieg ich vom Gynäkologenstuhl, nahm die Überweisung an die Gynäkologie an der Uniklinik Innsbruck und die Salben-Rezepte für die Vorbereitung einer OP in Empfang und ging traurig dem lauten Faschingstreiben an diesem herrlich sonnigen Tag in der Innsbrucker Innenstadt entgegen. Innerlich war es mir zum Weinen und ich machte mich auf den Weg in die Klinik, um mir die Termine für die notwendigen Voruntersuchungen geben zu lassen. Dabei hatte ich unwahrscheinliches Glück, weil gerade eine Patientin ausgefallen war und ich sofort von einer freundlichen Frauenärztin untersucht wurde. Am Nachmittag hatte ich noch einen Therapietermin bei der Psychotherapeutin, der ich die neue Situation erzählen konnte. Sie war ganz entsetzt darüber, denn klarerweise wusste sie damals im Gegensatz zu mir, was da auf mich zukommen würde, ist sie doch auch eine Allgemeinmedizinerin. Auf alle Fälle war es gut, mit einer kompetenten Person über alles offen reden zu können. Frau Dr. G. machte mir aber insgeheim Vorwürfe, weil ich angab, nie vorher Beckenbodengymnastik gemacht zu haben. Mir war vorher nie in den Sinn gekommen, gefährdet zu sein und mir durch eine rechtzeitig konsequente Gymnastik eventuell eine derartige Operation ersparen zu können. Also war es auch meinem Versäumnis zuzurechnen, dass ich operiert werden musste, dabei war ich ohnehin so „krankenhausmüde".

MGT-Blockwoche am Attersee

Der nächste Weiterbildungstermin stand Ende Feber auf dem Terminkalender: die MGT-Blockwoche am Attersee. Da lernten wir über Typologie, Bildbetrachtungen, Konflikte zur Arbeitsteilung Mann – Frau. Wir fertigten Stabmasken an und versuchten die Rollenbilder durchzuspielen. Das waren Themen, die mich brennend interessierten und wo ich aber auch sah, wo meine Grenzen liegen. Ein Rollenspiel darzustellen fiel mir schwer und ich war sehr froh, als ich mich überwunden hatte und bereit war, mitzumachen. Das war als Erfolg zu bezeichnen, weil ich bereit war, mich einzulassen.

In den nach Imaginationen erfolgenden Malaktionen kam bei mir immer wieder die bevorstehende Entfernung der Gebärmutter zur Darstellung, ein Zeichen, dass mich dieses Ereignis sehr beschäftigte. Über die genaue Diagnose habe ich nur meine gute MGT-Bekannte A. unterrichtet, ich wollte das Thema nicht breittreten, nicht darüber sprechen bzw. Auskunft darüber geben.

Der Aufenthalt am Attersee tat mir trotz der Angst vor dem Zukünftigen gut, weil wir viel miteinander kommunizierten, ich mich ablenken konnte und mich in der Runde einfach wie immer sehr wohl fühlte. Der eingesetzte Ring machte keine Schwierigkeit und nur A. wusste, dass ich „Ringträgerin" war, und wir lachten sogar manchmal über diesen Umstand.

Zu Hause angekommen, hieß es, die Malmappe zu komplettieren, denn zu den verschiedenen Techniken hatten wir im Laufe der 1 ½ Jahre unserer Ausbildung im Grundkurs zum Kreativtrainer Arbeiten angefertigt, die nun am Ende präsentiert werden mussten. Eine weitere Voraussetzung war die lückenlose Vorlage der Seminarprotokolle zu den verschiedenen Inhalten der Seminare. Außerdem sollten zehn Stunden Selbsterfahrung bei einem entsprechenden Fachmann konsumiert worden sein und über die wichtigsten sechs bis zehn Bilder sollte eine Art Prüfungsgespräch geführt werden. Ich trug mich für 18. Feber um 9:00 Uhr in die Liste für die Abschlussgespräche ein. Alles lief gut über die Bühne und nach dem letzten Seminarwochenende erhielten wir im Rahmen einer netten Feierstunde unsere Dekrete, die uns als Kreativtrainer auswiesen. Das stellt eine der Voraussetzungen für die Aufbaustufe dar, um Mal- und Gestaltungstherapeut werden zu können.

Der Abschied von dieser netten Gruppe, dem Gruppenleiter mit Co fiel mir schwer, weil sie mich allesamt wunderbar in meinem Anderssein mitgetragen hatten.

Resektion der Gebärmutter

Die folgenden zwei Wochen waren intensiv mit Vorbereitungsuntersuchungen für die bevorstehende Operation ausgefüllt. In der urodynamischen Abteilung der Klinik bekam ich die Aufforderung, ein Blasenprotokoll zu führen, d. h., mit einem beigefügten Messbecher sollte jede abgehende Harnmenge akribisch gemessen und notiert werden. Jede Trinkmenge wurde ebenfalls genau vermerkt. Termine beim Neurologen und Internisten standen an und eine Woche vor der geplanten Operation hatte ich das Blutverdünnungsmittel abzusetzen und stattdessen sollte ich mir selber in den Oberschenkel jeden Tag zur gleichen Zeit Lovenox mit Einmalspritzen verabreichen. Das hatte ich schon früher einmal aufgrund einer Darmuntersuchung machen müssen. Damals gab mir meine Hausärztin gute Tipps, wie das Spritzen am einfachsten zu bewerkstelligen ist, ohne dass es zu schmerzhaft ist.

Nachdem ich das Serum der Ampulle in die Einwegspritze gezogen hatte, suchte ich mir eine weiche Außenseite des Oberschenkels aus. Mit Daumen und Zeigefinger bildete ich einen Höcker, den ich mit Alkohol reinigte. Nun setzte ich die Spritze ziemlich senkrecht an und verabreichte den Inhalt in einem Zuge, was meist ein kurz andauerndes Brennen verursachte.

Der Operationstermin war für Dienstag, den 30. April festgesetzt, vorher sollte aber eine dynamische Beckenboden-MR durchgeführt werden, zu diesem Zweck musste der Darm leer gemacht werden.

Schon am Sonntag davor hielt ich mich beim Essen sehr zurück und aß kaum feste Nahrung. Abends genoss ich noch das Naidoo-Konzert, vor allem seinen Song: „Dieser Weg wird kein leichter sein ..." und am nächsten Tag fertigte ich die erste Vorbereitungsflasche mit der Abführlösung und trank dieses scheußliche Zeug voller Widerwillen flott aus. Die Wirkung ließ nicht lange auf sich warten. Am Dienstag brachte mich mein Mann in die Klinik und da nahm ich die restliche Lösung am Vormittag ein, bevor die Magnetresonanz-Aufnahme im Scanner gemacht wurde, was sehr unangenehm war, weil ich kaum meinen restlichen Darminhalt zurückhalten konnte. Am Nachmittag wurde ich dann in den OP-Saal geschoben. Der Stein, den ich während der OP festhalten wollte, wurde mir abgenommen, mein Ritual hätte ich wegen der Vollnarkose ohnehin nicht durchführen können. Die Entfernung der Gebärmutter und gleichzeitige Anhebung der Blase war dank Herrn Prof. Dr. K. und seinem Team gut verlaufen, Gott sei Dank der Ring entfernt. Trotzdem war ich traurig, weil ein wichtiger Teil von mir, der früher gute Dienste geleistet hatte, entfernt worden war. Dieser Teil war einst Schutz- und Versorgungshülle für meine ungeborenen Kinder gewesen. Hier waren meine beiden Töchter je als befruchtete und eingenistete Eizelle zum fertigen Menschlein herangewachsen. Wieder gab es einen Abschied zu verkraften.

Inzwischen musste mein ausgefüllter Seminarvertrag, in dem

ich mich verpflichtet hatte, mit dem Aufbaulehrgang in Mal- und Gestaltungstherapie weiterzumachen, in Wien angekommen sein. Ich war ja wirklich willens, die Ausbildung fortzusetzen. Was ich mir vorgenommen hatte, das wollte ich auch in die Tat umsetzen und nicht so kurz vor dem Ziel aufgeben! Dabei hatte ich gänzlich meinen angegriffenen Gesundheitszustand nach diesem operativen Eingriff außer Acht gelassen. Im Krankenbett ging alles gut, doch nach dem ersten Aufstehen merkte ich, dass ich mich vor Schwäche kaum aufrecht halten konnte. Das war aber nicht die einzige Problematik – die durch die Aneurysmablutung beeinträchtigte Wahrnehmung machte mir schwer zu schaffen. Beim Gehen musste ich besonders auf linksseitige Hindernisse achten.

Jetzt erst wurde mir richtig bewusst, dass ich einen Vertrag unterschrieben hatte, den ich einhalten musste. Würde ich die Weiterbildung und vor allem das damit verbundene Projekt durchstehen können bei dieser schwachen körperlichen Kondition? Diese Gedankenflut war manchmal unerträglich und ich überlegte, wie ich denn all meine Vorhaben realisieren würde können. Da stand auch eine schon im vorigen Spätherbst gebuchte Reise nach Südengland an. Zu diesem Zeitpunkt konnte ich noch gar nicht ahnen, dass ich im April eine solche Operation haben würde. Damals war eine Senkung der Gebärmutter nicht absehbar. Würde ich mir Erschütterungen durch die lange Busrundreise im Mai schon zumuten können? Ich hatte keine Ahnung, wie ich all diese Unbekannten auf die Reihe bringen konnte. Wieder einmal war alles auf einmal geballt zusammen gekommen! Vordergründig galt auf alle Fälle, ruhig zu bleiben, um möglichst rasch gesunden zu können. Nach einer Woche Krankenhausaufenthalt holte mich mein Mann ab. Ich war in der Gynäkologie sehr gut betreut worden, trotzdem sehr froh, wieder daheim zu sein. Da ging es mir anfangs weniger gut, ich hatte meist das Bedürfnis, auf dem Sofa zu liegen. Für die Erledigung des Haushaltes hatte ich kaum Kraft und deshalb war ich dankbar, dass mein Mann für uns zwei Personen über den Sozialsprengel unseres Ortes „Essen auf Rädern" beantragt hatte. Jeden Tag um die Mittagszeit wurden uns in Warmhalteboxen von freiwilligen Helfern des Dorfes Suppe, Hauptspeise und Nachspeise ins Haus geliefert. 14 Tage lang ließen wir uns derart verwöhnen, was ich wirklich als sehr angenehme Einrichtung empfinde, zumal ich in dieser Zeit nicht in der Lage gewesen wäre, ein ordentliches Essen auf den Tisch zu zaubern. Ich sollte nicht schwer heben und überhaupt mit meinen körperlichen Ressourcen achtsam umgehen. Zwar litt ich nicht an Bauchschmerzen, aber da war eine Schwäche vorhanden, die es mir unmöglich erscheinen ließ, schon im Juni mit der Weiterbildung anzuknüpfen, und so ersuchte ich meinen Seminarleiter um Stornierung des Vertrages, was mir auch dankenswerterweise gewährt wurde. Gut fühlte ich mich dabei absolut nicht, weil ich klein beigeben musste. Da war aber noch die bevorstehende Reise, die bereits eingezahlt war und deren Antritt immer näher rückte, was mir Schweißperlen auf die Stirn trieb. Gott sei Dank hatten wir bei Abschluss eine Reisekostenstornoversicherung mit abgeschlossen. Bei genauem Durchlesen der Bedingungen las ich, dass es bei Rücktritt aus Gesundheitsgründen einer ärztlichen Stellungnahme bedurfte. Dazu musste ich mich zweimal untersuchen lassen, meinen Hausarzt und den Arzt, der die Operation durchgeführt hatte, um Stellungnahme ersuchen. Es war ein kompliziertes Verfahren, dass wir noch vor Reiseantritt unser bereits eingezahltes Geld zurückerstattet bekamen. Das ganze Prozedere war mit viel Zeit, Ärger und Herzklopfen verbunden und ich war heilfroh, als die Sache ausgestanden war und mein Mann und ich die Reise nicht antreten mussten. Ich hätte wenig davon gehabt, das muss ich nachträglich erwähnen. Die Rekonvaleszenz dauerte doch ca. 2 ½ Monate lang, erst dann merkte ich, dass schön langsam die Kraft wiederkehrte. Vermutlich erfolgt die Genesung nach einer Gebärmutterentfernung bei einer Frau ohne andere Vorerkrankung rascher. Ich hatte gelesen, dass sich Narkosemittel erst nach einiger Zeit im Körper abbauen. Vielleicht trug auch dieser Umstand zu meiner Schwäche bei. Dass ich die Reise nicht antreten musste, rief Erleichterung in mir hervor, aber der Umstand, mit dem Aufbaukurs in Mal- und Gestaltungstherapie vorerst nicht weiterzumachen, löste Unbehagen in mir aus. Ich hatte den Vertrag zwar storniert, aber innerlich wusste ich ganz genau, dass dies nicht das Ende meines Vorhabens bedeutete. Zu der Zeit war ich aber innerlich so zerrissen, dass es gut war, ein wenig auszusetzen und auf andere Gedanken zu kommen. Mit meiner Therapeutin besprach ich jede Woche den Stand der Dinge. Sie riet mir ab, in meiner schwachen körperlichen Verfassung mit meinem Projekt in nächster Zeit zu beginnen. Dass ich es einst wieder aufnehmen würde, ahnte sie wohl, auf alle Fälle nützte ich die Zeit, um meine 30 Stunden Selbsterfahrung zu absolvieren, die notwendig waren, um mit kranken Klienten zu arbeiten. Die Selbsterfahrung machte ich aber in erster Linie für mich selbst, weil es da genug Themen in meinem Leben gab, die schwer zu verkraften waren, in erster Linie die Bewältigung meiner Krankheit und damit verbunden die plötzliche Pensionierung von Amts wegen, meine schwere und entbehrungsreiche Kindheit und nun die Entscheidungsfindung bezüglich der Ausbildung.

Meine Therapeutin wendet eine tiefenpsychologisch fundierte Psychotherapie an, die Katathym Imaginative Psychotherapie (KIM). In dieser Behandlungsmethode werden Vorstellungen, innere Bilder – Imaginationen – zur Erreichung therapeutischer Ziele nutzbar gemacht. Unter therapeutischer Anleitung steigen zu verschiedenen Motiven (z. B. „Blume", „Wiese", „Bach", „Haus") vor dem inneren Auge Bilder auf. Mit der Zeit entstehen Szenen und es können Erinnerungen und Gefühle auftauchen. In den Imaginationen bilden sich unbewusste Konflikte, bestehende Probleme, Wünsche und Phantasien symbolhaft ab. Dabei ergeben sich neue Möglichkeiten des Wahrnehmens, Fühlens oder Handelns. Die Entdeckungsreise in die innere Bilderwelt hilft, bisher unbekannte Zusammenhänge zu verstehen, aus gelernten Beschränkungen herauszuwachsen und innere Potenziale zu erschließen. (Quelle: Broschüre der ÖGATAP Österreichische Gesellschaft für angewandte Tiefenpsychologie und allgemeine Psychotherapie; Sekretariat: Kaiserstraße 14/13, A-1070 Wien; http://www.oegatap.at)

Diese Form der Therapie empfand ich als angenehm, weil ich bereits mit Imaginationen gearbeitet hatte und von ihrem Wirken überzeugt bin.

Kurze Erweiterung des Gesichtsfeldes

Es war gut, dass ich in dieser Zeit der Zerrissenheit und der körperlichen Schwäche therapeutisch gut begleitet wurde. Mitte Juni passierte dann etwas Eigenartiges. Ich befand mich gerade in einem Bus auf dem Weg zur Therapeutin, dabei kam ich auf dem Sitz über einem Rad zu sitzen und die vielen Erschütterungen taten meinem Kopf nicht gut. Ich war heilfroh, aussteigen zu können. Danach merkte ich, dass sich mein Gesichtsfeld plötzlich erweitert hatte. Das war ein Gefühl wie in gesunden Zeiten! Lange Zeit konnte ich das nicht glauben, blieb immer wieder stehen und überprüfte die veränderte Wahrnehmung. Ich hatte mir die plötzliche Veränderung nicht eingebildet! Wie war ich glücklich! Ich fragte mich, wie lange dieser glückliche Zustand anhalten würde. Nach einer halben Stunde war ich vor der Ordination meiner Therapeutin angekommen und der Hoffnung schöpfende Zustand war noch vorhanden! Gleich bei der Begrüßung erzählte ich der Ärztin von meinem positiven Erlebnis. Sie freute sich ebenfalls mit mir und meinte, wenn das so wäre, wie ich erzählte, könne sich eventuell noch einiges Positives in der beeinträchtigten Wahrnehmung verändern. Nach der Therapie konnte ich es kaum mehr erwarten, diese gute Neuigkeit meinem Mann zu berichten. Nach Hause bin ich dann mehr geschwebt als gegangen! Leider war am nächsten Tag alles wieder beim Alten: Das erweiterte Fenster hatte sich wieder wie vorher zugezogen. Trotzdem war da ein Funken Hoffnung übrig geblieben!

In der nächsten Zeit bin ich dann viel gewandert. Jeden Tag dehnte ich die Nordic-Walking-Strecken etwas mehr aus und Ende Juni schaffte ich die Strecke in den Nachbarort ohne Raststation und ohne dass mir schon in kürzester Zeit das Gewand am Körper klebte. Mittels regelmäßiger Bewegung legte ich an Kondition zu und konnte hoffen, den einwöchigen Porträtkurs während der „Art Didacta 2010" (Anm. Internationale Sommerakademie für bildende Kunst; www.artdidacta.at; www.htl-ibk.at) in den Räumlichkeiten der HTL in Innsbruck zu absolvieren, was mir viel Mut machte und den Selbstwert ungemein stärkte. Es war eine harte Woche, aber sie war insofern gut für mich, weil ich gleichgesinnte Menschen und neue Maltechniken kennenlernte. Dass ich zeichnen lernen musste, wurde mir dabei vermittelt. Da gab es noch viel, das ich nicht wusste. Die Aussage: „Ich weiß, dass ich nichts weiß" wurde mir schmerzlich bewusst und ich nahm mir vor, im nächsten Jahr das Zeichnen von der Pike auf zu lernen, also einen Zeichenkurs zu belegen und dann viel zu üben! Erwähnen sollte ich, dass ich meine Schwierigkeiten beim Abzeichnen eines Modells hatte – ich sah oftmals nicht gut und genau genug. Das war natürlich ein Nachteil gegenüber den anderen Teilnehmern. Aber die wussten ja auch nicht, mit welcher Benachteiligung ich seit einiger Zeit zu kämpfen hatte. Jeden Tag, den ich erfolgreich (d. h., wenn ich mit den Gesunden mithalten konnte) absolvierte, war ein glücklicher für mich und am letzten Tag, als wir unsere Werke den Angehörigen präsentieren konnten, war ich mächtig stolz auf mich! Ich hatte im Gegensatz zu manch anderem Teilnehmer durchgehalten. Als Zielsetzung der von mir gewählten Porträtmalerei und -zeichnung gab der Vortragende folgendes in der Ausschreibung an: Kopf und Porträt in Zeichnung und Malerei sowie Erarbeitung eines Selbstporträts. Und das stimmte wirklich so, dass zu Beginn des Kurses Proportionen und Anatomie des menschlichen Kopfes und Gesichtes besprochen und verschiedene Möglichkeiten zeichnerischer Darstellung demonstriert wurden. Mit Hilfe der Grundlagen wurde versucht, das Wesentliche und die individuellen Züge der dargestellten Personen zu erfassen, wobei nicht nur die äußere Ähnlichkeit, sondern auch auf Ausdruck und Ästhetik der Zeichnung Wert gelegt werden sollte. Darauf aufbauend sollten wir Lernende uns malerisch (Öl, Guache, Acryl) mit dem Porträt auseinandersetzen. An zwei Nachmittagen wurde mit Modell gearbeitet. Hauptsächlich konfrontierten wir uns mit dem eigenen Spiegelbild, einem spannenden Thema, das uns die Möglichkeit bot, in Ruhe und geringer Distanz das Motiv Kopf und Gesicht malerisch auszuarbeiten. Wer wollte, dem wurden auch elementare Fertigkeiten der Malerei (Grundlagen der Maltechnik und Bildkomposition) vermittelt. Abschließend will ich erwähnen, dass es Herr Mag. W. St. sehr gut verstand, auch uns „Neulinge" zu motivieren und in die spannende Porträtmalerei einzuweihen. Seine sachliche und kompetente Art der Wissensvermittlung hat mir viel gebracht, auch die Einsicht, dass ich noch viel zeichnen üben muss, um ein Porträt gut hin zu bekommen! Nochmals Dank auf diesem Wege!

Was ich noch gut empfand war, dass die Möglichkeit zur Teilnahme der musisch meditativen Einstimmung in den Arbeitstag geboten wurde. Herr Prof. J. P. bot bei jeder Witterung in der Bauhofhalle der HTL T'ai Chi an. Das war für mich bis dato völlig unbekannt und ich machte jeden Morgen mit Begeisterung mit, obwohl ich deswegen früher aufstehen und einen früheren Bus nehmen musste.

Nach dieser kreativen Woche war ich echt geschafft, die Arbeit hatte mich vollends gefordert und meine lädierte Wahrnehmung aufs Äußerste herausgefordert, auch insofern, weil es während der Woche extrem heiß war, wo sogar völlig gesunde Menschen jammerten und sich zwischendurch eine Auszeit verschafften. Das tat ich nicht – ich hielt durch, weil mich das Dargebotene sehr interessierte. Während der Woche konnte ich die nette Bekanntschaft mit einer Malkollegin aus Südtirol machen und der kommunikative Austausch mit ihr war wohltuend und entschädigte für andere Strapazen.

Herausforderung – Almwanderung

Schon seit langem hatte ich mir vorgenommen zu probieren, ob ich wieder Wanderungen ins Gebirge unternehmen würde können und am ersten August war es so weit: Mein Mann und ich bereiteten uns am Vortag des ersten August für eine Wanderung auf die in 1.860 m hoch gelegene Seigisalm vor. Wir planten eine eventuelle Umkehr vor Erreichung der Almhütte ein, falls ich den holprigen und reich an Hindernissen versehenen Weg nicht schaffen würde. Zuerst ging es mit dem Privatauto zum Parkplatz rund ums Gasthaus Bergheim ins Fotschertal im Sellrain. Von dort starteten wir den ca. 2 ¼ Stunden langen Anstieg über die Almind Alm zur Seigis. Der Weg führte über sumpfige Almwiesen, über mit Wurzeln versehene Waldwege, die mir große Aufmerksamkeit abverlangten. Besonders das Hinüberbalancieren über schmale Bretter, die Behelfsbrücken über kleine Bächlein darstellten, fiel mir schwer, weil mir dabei jedes Mal schwindelig wurde. Die beeinträchtigte Wahrnehmung wurde aufs Äußerste gefordert und ich hatte diebische Freude, weil ich sie zu überlisten imstande war. Es kam mir wie ein Kampf David gegen Goliath vor. Manchmal musste ich schon etwas verweilen, aber im Großen und Ganzen ging die Wanderung mit Einsatz von Wanderstöcken recht zügig voran. Natürlich waren wir etwas langsamer als zu meinen gesunden Zeiten unterwegs, aber mit nur insgesamt einer Viertel Stunde Überziehung kamen wir auf der Seigisalm an. Dort war die Hüttenwirtin schon überrascht, als ich bei ihr eine Knödelsuppe orderte, denn sie ist die Mutter eines meiner früheren Schüler und wusste Bescheid über meine schwere Erkrankung. Nun kannte sie sich gar nimmer aus! Ich musste ihr natürlich erklären, dass ich zu Fuß heraufgewandert war, was großes Erstaunen auslöste. Es kam auch nicht alle Tage vor, dass eine vor kurzer Zeit noch halbseitig gelähmte Person relativ fröhlichen Schrittes in den Gastgarten der Almhütte einmarschiert! Die Verschnaufpause genossen mein Mann und ich in der herrlichen Sonne und die Knödelsuppe hatte noch nie so gut geschmeckt wie an diesem besonderen Tag! Dankbar über dieses Geschenk, wieder auf die Berge gehen zu können, genossen wir die herrliche Aussicht und machten uns auf den Retourweg, wobei wir die schwierige Route wählten, weil sie kürzer ist, aber eben eher steil und rutschig. Mein Mann war schon etwas hochmütig geworden inzwischen, als er meinte, ich würde auch diese Herausforderung noch schaffen! Das war schon grenzwertig, muss ich nachträglich gestehen, aber ich wollte es alleine schaffen, was mir auch mit Mühe gelang. Nach diesen 1 ½ Stunden Abstieg hatte ich ganz weiche und wackelige Knie und war froh, das Auto erreicht zu haben und nach Hause gebracht zu werden. Das wöchentliche Nordic-Walking-Training hatte sich bezahlt gemacht, denn die Kondition war wieder aufgebaut und auch am nächsten Tag verspürte ich kaum Muskelkater.

Ein gutes Gefühl bemächtigte sich meiner – die Berge hatten mich wieder!

Die nächste Woche war arbeitsintensiv, weil wir vor unserem Urlaub den Obstgarten noch in Schuss bringen wollten, d. h., die Ligusterhecke schneiden, den Rasen mähen und Kräuter und Gemüse ernten. Letzteres oblag mir und war doch zeitaufwändiger als ich gedacht hatte, weil ich alles zerkleinern, paketieren und einfrieren oder zum Trocknen aufhängen musste. Viele Kleidungsstücke sollten gewaschen und gebügelt werden und aufs Kochen durfte ich auch nicht vergessen. Weiters schrieb ich seit Mai 2010 recht emsig an diesen Aufzeichnungen fürs Buch – da wollte ich auch noch ein Stück vorwärts kommen, weil ich wusste, dass ich während des Urlaubes nicht viel in dieser Hinsicht tun würde. Den Laptop wollte ich trotzdem mitnehmen, denn ich hoffte, dass mein Mann mir seine Sicht bezüglich der Erkrankung diktieren würde.

Kurz vor der Abreise schickte ich noch ein Mail an den Primar der Privatklinik Lassnitzhöhe, worin ich mein Krankheitsbild beschrieb und bat, die Reha-Einrichtungen besichtigen zu dürfen. Bei meiner letzten Rehabilitation wollte ich wirklich nur gezielt an der Mög-

lichkeit einer Verbesserung meiner noch bestehenden gesundheitlichen Beeinträchtigungen die Quadrantenanopsie und die Wahrnehmung betreffend arbeiten.

Ende Juli, als alle Arbeiten erledigt waren, bemerkte ich wieder
diese schmerzhaften Stiche an der linken Seitenflanke. Das erste
Mal waren sie mir Ende Juni aufgefallen. Jedes Mal traten diese
undifferenzierten Schmerzen in Ruhelage so zwischen 5:00 und
6:00 Uhr morgens auf. Zuerst meinte ich, ich sei nur so überemp-
findlich oder ich bildete sie mir nur ein, aber die Schmerzen meldeten sich regelmäßig um diese Uhrzeit. Ich erinnerte mich an
den plötzlichen Tod meines Bruders vor ein paar Jahren. Er litt nur
kurz an Rückenschmerzen, bevor die Diagnose Bauchspeicheldrüsenkrebs anlässlich einer Kur festgestellt worden war. Damals war
er erst 56 Jahre alt gewesen. Zwei Monate später war er qualvoll
gestorben. Sollte ich ebenfalls an dieser heimtückischen Krankheit leiden? Solche Gedanken gingen mir morgens anlässlich der
Schmerzattacken durch den Kopf und ich begab mich schnurstracks in die Klinik. Leider musste man für eine Untersuchung
eine Überweisung eines Hausarztes vorweisen und das konnte ich
nicht, deshalb wurde ich in die Notfallambulanz verschickt. Blut
wurde abgenommen und die Untersuchung ergab, dass kein Ent-
zündungsherd vorhanden war und kein Verdacht auf irgendeine
Krankheit bestand, aber ich sollte mich internistisch untersuchen
lassen, falls die Schmerzen wieder kämen, wurde mir geraten.
Schön langsam kam ich mich wie eine Hypochonderin vor, weil ich
wegen jedes Wehwehchens in der Klinik vorsprach. Nun hoffte ich,
dass die Sache erledigt war und wieder Ruhe einkehrte ...

Urlaub in der Steiermark

Als alle Vorarbeiten erledigt waren, traten mein Mann und ich
unsere 14 Tage dauernde Urlaubsreise in der ersten Augustwoche
an. Der erste Halt war für Melk vorgesehen, denn auf der Schalla-

burg wollten wir uns die Ausstellung über die 60er-Jahre ansehen. Dieser Abstecher hatte sich wirklich gelohnt, weil die diversen Exponate sehr liebevoll präsentiert waren. Natürlich war Zeit für den Besuch des Stiftes vorgesehen und just als wir in der Kirche ankamen, wurde ein junges Paar getraut. Die Zeremonie war mit moderner Musik umrahmt und recht würdig und zeitgemäß abgehalten.

Am nächsten Tag ging es dann recht zügig in die Steiermark. Bevor wir unseren Zielort erreicht hatten, machten wir noch einen Abstecher zur Rehabilitationsklinik in L. Diese Klinik liegt sehr idyllisch und eher einsam im Wald. Leider konnte ich mir die Therapieräume nicht ansehen, weil gerade Sonntag und dort alles versperrt war und Herr Prim. K. noch auf Urlaub war. So fuhren wir unverrichteter Dinge weiter nach Radkersburg, wo wir für die nächsten zwei Wochen in einem neu errichteten und modern ausgestatteten Hotel einquartiert waren. Wir waren hervorragend untergebracht, die Infrastruktur mit hauseigener Thermen- und Badelandschaft sowie eigenem Restaurant- und Cafébetrieb war wohltuend, weil alles in kürzester Distanz in einem Haus angeboten wurde.

Während dieser 14 Tage mussten wir einmal für einen Tag nach DL, meinem Geburtsort, fahren, weil dort ein von mir geerbtes Grundstück vermessen werden sollte. Mein Pächter, der diese Wiese landwirtschaftlich nutzte, hatte Schwierigkeiten mit einem Nachbarn wegen einer Grundstücksübertretung bekommen und nun war es mir wichtig, ein für allemal Klarheit über den Grenzverlauf zu erhalten. Dieser heimatliche Termin war mir schon lange im Vorfeld im Magen gelegen. Aber wider Erwarten ging die Begehung an Ort und Stelle ohne große Komplikationen vonstatten. Am selben Tag besuchten wir noch meine Kusinen und es war gut, dass ich auch mit einer der beiden ein klärendes Gespräch bezüglich einer Servitutssache führen konnte. Danach war ich sehr erleichtert, weil alles in gutem Ton vonstatten gegangen war und große Last von mir gewichen war. Meine eingenommenen Notfalltropfen werden eventuell für den positiven Ausgang der brenzligen Vorhaben mitverantwortlich gewesen sein, vermute ich.

Wenn ich in meiner Heimatstadt weile, dann besuche ich stets die Grabstätten sämtlicher Verwandter. Diesmal hatte ich mir schon zu Hause vorgenommen, am Grab meiner Stammfamilie ein Ritual, dem Element Erde zugeordnet, zu zelebrieren. Zu Hause hatte ich mir auf einem Zettel die Punkte der Anklage an die betreffenden Personen fein säuberlich aufgeschrieben. Diese Punkte las ich im Beisein meines Mannes am Grab halblaut vor, rollte den Zettel ein und steckte ihn in die Erde. Ich übergab also das, was mich belastete, wieder den Urhebern über die Erde zurück. Das war wirklich eine große Befreiung für mich und hält bis jetzt an. Mein Groll über bestimmte Vorkommnisse ist kleiner geworden.

Ein zweites Ritual mit dem Element Wasser hatte ich kurz davor schon am Bach, der entlang der Grundstücksgrenze meines Neffen fließt, vorgenommen. Auch dafür hatte ich schon zu Hause alle Punkte der Anklage gegenüber dem Verwandten und den Seinen aufgeschrieben und nun über der Flussbrücke halblaut vorgelesen und dann die winzige Papierrolle dem Element Wasser übergeben. Mit diesen Ritualen wollte ich die Schäbigkeiten, die mir passiert waren, wieder den Verursachern zurückgeben – ich will damit und mit ihnen nichts mehr zu tun haben, nicht mehr darüber grübeln oder mir ein schlechtes Gewissen über bestimmte Lebensumstände in Zusammenhang damit machen.

Nun hatte ich die Rituale aller vier Elemente (Feuer, Wind, Wasser, Erde) durchgeführt und das war gut so, weil es einem Befreiungsakt gleichkam!

Eines Tages bekam ich in Radkersburg einen Anruf von Herrn Prim. Dr. K. von der Reha Lassnitzhöhe. In unserem Gespräch ging er auf die Fragen meiner Mail ein, weil er ahnte, dass ich sein Schreiben wegen des Urlaubs noch nicht gelesen hatte. Nach diesem Gespräch war ich voll motiviert, doch noch einmal einen Versuch bezüglich der Verbesserung meiner Defizite in Form einer Rehabi-

litation zu versuchen. Die Therapieangebote der Reha in Lassnitzhöhe erschienen wie für mich zugeschnitten zu sein.

Die ersten fünfzig Kilometer mit dem Mountainbike

Wir hatten unsere Räder mit in die Südsteiermark genommen und
dort wollte ich das erste Mal nach der Hirnblutung wieder mein
Mountainbike benützen. Mit einem normalen Damenfahrrad war
ich schon vorher gefahren, aber auf einem Bike mit hohem Rahmen war ich noch nie gesessen und hatte etwas Angst davor, dass
ich Schwierigkeiten beim Aufsitzen bekommen würde. War es mir
möglich, die 27 Gänge zu bedienen? Ich musste das probieren und
ein Badeausflug nach Mureck schien mir für dieses Unterfangen
geeignet zu sein. Ich gebe schon zu, dass ich mit großem Herzklopfen mein feuerrotes Mountainbike bestieg. Der Sattel war zu hoch
eingestellt, aber das konnte leicht verändert werden. Das Überwinden der hohen Querstange war etwas schwierig, weil ich mit
dem linken Fuß hängenblieb. Nach mehrmaligem Üben gelang mir
auch dieses Kunststück und nun radelte ich brav meinem Mann
hinterher. Etwas schwierig war es bei Gegenverkehr. Da hatte ich
immer ein Gefühl der Enge, des Eingesperrtseins und damit der
Unsicherheit. Den Grund dafür kannte ich gut genug, also brauchte ich deswegen nicht ängstlich zu sein. Es half nichts, ich wollte
die Strecke von Radkersburg nach Mureck schaffen, also durfte
ich nicht zimperlich sein und bei jeder Kleinigkeit an ein Aufgeben
denken. Eine Strecke betrug circa 25 km, das waren dann insgesamt 50 Kilometer, die wir zurücklegen mussten. Selbstverständlich war ich das lange Sitzen auf dem harten Radsattel in der Zwischenzeit nicht mehr gewohnt und nach ca. 20 km mussten wir
bei einer Kapelle rasten, dort, wo wir auch vor meinem Desaster
schon immer Halt gemacht hatten. Ein Jahr vorher hatte mein
Mann anlässlich meines Aufenthaltes in der Klinik Maria Theresia
bei einer seiner Radtouren in das Gästebuch dieser Kapelle sein

Anliegen bezüglich meiner Erkrankung geschildert und um Hilfe gebeten. Bei unserem gemeinsamen Halt lasen wir diese Eintragung vom vorigen Jahr und bemerkten die Antwort einer uns unbekannten Besucherin dieser Kapelle. Nachdem sie vermutlich den verzweifelten Eintrag meines Mannes gelesen hatte, schrieb sie eine nette, Mut machende Bemerkung dazu. Wir verweilten noch gerührt über diese netten Zeilen und dankbar, ob meiner wiedererlangten Beweglichkeit, im Inneren der Kapelle, bevor wir unsere Tour fortsetzten. Am Röcksee lehnten wir unsere Räder an einen Baum, zogen unsere mitgebrachten Badeanzüge an und schwammen an das andere Ufer. Zu Mittag genossen wir im dortigen Gasthaus vorzüglich zubereiteten Zander und nach einer Relaxstunde im Schatten der Bäume bestiegen wir wieder unsere Räder und radelten zurück nach Bad Radkersburg. Der Allerwerteste tat mir höllisch weh, aber sonst war ich ziemlich glücklich über den tollen Badetag und die ersten 50 km mit dem Bike.

An einem anderen Tag fuhren wir vormittags mit dem Zug nach Graz und schlenderten am Hauptplatz entlang auf den Schlossberg mit der tollen Aussicht auf Graz. Der Aufstieg ging wunderbar vonstatten, nur beim Abstieg über die vielen Stufen der Stiege war mir erbärmlich schwindlig und ich erreichte die Talsohle ziemlich ausgelaugt. Das alles musste ich alleine hinter mich bringen, weil mein Mann und ich uns im Menschengewühl aus den Augen verloren hatten und er schon vor mir abgestiegen war, was mich bewog, auf ihn ziemlich sauer zu sein. Ich war schon immer ziemlich nachtragend gewesen, aber nach den Ereignissen rund um die Hirnblutung war ich noch empfindlicher, anklagender und ungeduldiger geworden, wenn mir etwas gegen den Strich ging. Natürlich schwor ich mir jedes Mal nach so einem Fehlverhalten Besserung, aber lange hielten diese Vorsätze nicht an, ich rege mich weiterhin auch bei Kleinigkeiten maßlos auf.

Im Hotel bat ich meinen Mann, mir seine Sicht der Vorkommnisse rund um meine Erkrankung zu schildern und ich tippte sie gleich in die Tasten des mitgebrachten Laptops. Es war eigenartig, am sonnigen Nachmittag in unbeschwerter Ferienstimmung nochmals diese schweren Stunden miteinander Revue passieren zu lassen. Für mich war die Wiedererlangung meiner Schreibfähigkeit noch immer ein besonderes Geschenk, denn vor einem Jahr wäre ich noch nicht in der Lage gewesen, mein Erlebnisprotokoll zu tippen. Damals war mir die linke Hand meist abgesunken und ich kam immer wieder auf die Großschreibtasten, was mir heute nur mehr gelegentlich passiert.

Jede schöne Zeit hat ihr Ende, unser herrlicher Urlaub in der Steiermark leider auch und wir machten uns nach 14 Tagen wieder auf dem Heimweg. Zur selben Zeit war unsere ältere Tochter auf der Hinfahrt zu einem Fortbildungsseminar in Leibnitz und wir vereinbarten deshalb auf halber Fahrtstrecke ein Treffen an einer Autobahnraststätte. Dort gab es ein fröhliches Wiedersehen bei gemeinsamem Essen und Trinken.

Gleich nach meiner Rückkehr begab ich mich zum Internisten des Nachbarortes, um mir die Ursache meiner seitlichen Schmerzen abklären zu lassen. Der Internist konnte nichts Auffälliges finden und bat, ich möge die Unterlagen einer im Frühjahr gemachten MRT nachreichen und dann solle ich wieder kommen.

Den Vorsteher meiner Krankenkasse kontaktierte ich telefonisch um Auskunft, wie das Prozedere einer Antragstellung für eine erneute neurologische Rehabilitation vonstatten ginge. Er meinte, ich müsse unbedingt eine Stellungnahme eines Neurologen der Universitätsklinik Innsbruck beilegen, der Antrag des Hausarztes allein genüge in meinem Fall nicht! Auf mein zaghaftes Ansinnen, die Rehabilitation in der Privatklinik Lassnitzhöhe durchzuführen, war mein Gegenüber eher wenig erfreut und fragte, ob ich zusatzversichert sei. Ich verneinte und erklärte, diese Klinik böte die für mich notwendigen Therapien an und deshalb würde ich gerne noch einmal eine Rehabilitation beanspruchen. Wieder gab er mir zu verstehen, ohne ein Gutachten ginge nichts in dieser Richtung! Ich solle ein solches auftreiben, mit dem zum Hausarzt gehen.

Dann könne ich die Unterlagen einreichen und man werde weitersehen. Ich kam mir ganz klein und mies vor als Bittstellerin, besonders als ich erwähnte, dass ich eine VRT anstrebe. Dann musste ich mir noch einen ganzen Schwall an „gutgemeinten" Ratschlägen anhören. Ich blieb aber höflich, bedankte mich und versprach, die gewünschten Unterlagen beizulegen, um eine wohlwollende Zusage für eine erneute Rehabilitation zu erhalten. Nach dem Telefonat war ich wieder einmal so weit, dass ich mich hilflos, klein und krank fühlte! Da war wieder so viel bürokratischer Aufwand zu erledigen und dann war ungewiss, ob mir gestattet wurde, die Therapien auf der Lassnitzhöhe machen zu können. Aber ein Aufgeben kam für mich nicht in Frage! Jetzt hatte ich schon so viel Papierkrieg hinter mir und ich wollte für meine Gesundung kämpfen!

Ergotherapeutische Therapie im Bewegungszentrum der Universitätsklinik

Für Anfang September wurde mir ein Termin an der neurologischen Ambulanz für ein Gespräch mit einem mir bereits bekannten Neurologen gegeben. Ihm schilderte ich meine Geschichte und vor allem die Schwierigkeiten mit meiner Krankenkasse in Bezug mit einer erneuten Gewährung einer erforderlichen neurologischen Rehabilitation. OA. Dr. F. kannte meine Krankengeschichte und empfahl mir, so rasch als möglich eine Rehabilitation zu beantragen. Er würde die erforderliche Stellungnahme hierfür dem Hausarzt zukommen lassen. Außerdem würde er auch das Geleitwort für mein Buch verfassen. Da war ich schon sehr glücklich darüber! Wie immer, wurde mir auf der neurologischen Ambulanz in Innsbruck unbürokratisch und wie selbstverständlich weitergeholfen! Vielen Dank dafür! Gleichzeitig veranlasste er, dass ich sofort mit ergotherapeutischen Therapien im Bewegungszentrum der Klinik beginnen sollte. So wurde ich meist zweimal pro Woche von einer konsequenten, aber nicht minder sympathischen Ergotherapeutin zu recht ausgeklügelten Bewegungsübungen der Beine und Arme angeleitet. Das war zuweilen sehr anstrengend und ich merkte gut, dass ich noch einiges aufzuholen hatte. Besonders linksseitige Hopser bzw. Hüpfbewegungen waren nicht möglich. Das fühlte sich wie eine sandige Sperre im Hüftgelenk an. Um die Gelenkigkeit der Finger zu mobilisieren, musste ich an eine Makrameearbeit weiterknüpfen und das gelang mir nur sehr langsam und mit einigen fehlerhaften Knüpfschritten, sodass immer wieder aufgetrennt werden musste. Es war für mich sehr schwer zu akzeptieren, derart ungelenk geworden zu sein, und schwer, die einzelnen Arbeitsschritte merken zu können. Bewundernswert war die Geduld der Ergotherapeutin, die mir Zeit ließ und dann und wann ein lobendes Wort aussprach, wenn das Knüpfgebilde einige Zentimeter weiter gewachsen war. Ich durfte sogar einen Speckstein auswählen, den ich mit der Feile bearbeiten und in Form bringen sollte. Dabei schwebte mir ein Kerzenhalter für vier lange Kerzen vor. Und wirklich: Ich war imstande, aus dem Rohling einen Gebrauchsgegenstand zu formen. Die Ergotherapeutin meinte, dass diese Arbeit besonders gut für die Zusammenarbeit beider Hände sei.

Recht gut fand ich die verschiedenen Bewegungsanleitungen beim Stiegensteigen. Manchmal musste ich seitlich gehen und dabei einmal abwechselnd mit einem Bein das andere überkreuzen bei gleichzeitigem Weiterkommen. Oder das Gehen über mehrere Stufen und dabei die Geschwindigkeit steigern.

Eines Tages sollte ich den Inhalt eines Textes gut durchlesen und den abgebildeten Köchen ihre Arbeitsstätte und die dort von ihnen kreierte Lieblingsspeise zuordnen. Das brachte ich fast nicht auf Anhieb auf die Reihe und nur mit Hilfestellung war die Arbeit zu beenden. Noch ärger erging es mir bei dem Aufgabenkomplex, einen Stundenplan für Musikstunden zu erstellen. Ich musste zugeben, dass mein Vorstellungsvermögen und die Fähigkeit, eine Handlung zu durchschauen, noch sehr beeinträchtigt waren. Dieser Umstand machte mich traurig und ich wollte unbedingt herausfinden, inwieweit gesunde Personen inhaltlich und zeitmäßig imstande sind, diese Aufgabe zu lösen. Dann konnte ich Vergleiche ziehen und wirklich sehen, was Fakt war. Alles in allem – die positive Wirkung der Übungen auf meine gesundheitlichen Einschränkungen waren nachvollziehbar und ich übte auch zu Hause das Vorgezeigte, obwohl ich mich oftmals sehr überwinden musste.

Beginn des Aufbaulehrganges in MGT

Zur gleichen Zeit rumorte es in meinem Inneren – immer mehr kristallisierte sich der Wunsch heraus, die Ausbildung zur Mal- und Gestaltungstherapeutin doch noch fortzusetzen. Ende September war es dann so weit. Ich erkundigte mich im Wiener Büro nach der Möglichkeit, den Aufbaulehrgang zu belegen. Inzwischen hatte sich einiges geändert. Meine damaligen Seminarwünsche konnten nicht mehr zur Gänze erfüllt werden. Das hatte ich natürlich meinem langen Zögern zuzuschreiben, aber nach einigem Hin und Her kam doch eine für mich akzeptable Seminarliste zustande. Bei einigen stand ich zwar auf der Warteliste, aber das nahm ich in Kauf. Am 22. Oktober 2010 konnte ich am ersten Seminar auf meiner Liste teilnehmen: „Abschied – Wandlung – Neubeginn", einem Titel, der so gut zu meiner momentanen Lebenssituation passt. Ich musste in den letzten Jahren einige Abschiede verkraften, beginnend bei den Todesfällen die Herkunftsfamilie betreffend, Abschied von der Gesundheit, vom Beruf und letztlich von bisher gewohnten Lebensumständen. Daraus resultierten ein gewisser äußerer und innerer Wandel und letztlich Neubeginn!

Im Moment war ich bei der Suche nach der Mitte und dieser Umstand war und ist mit einigen Wirrungen und Verirrungen verbunden. Ich muss immer noch sehr auf meine Ressourcen aufpassen, gerate immer wieder in alte Verhaltensmuster, mich über Leistung zu definieren. So gerne ich diese Ausbildung mache, so sehr ist mir auch bewusst, dass ich mich nicht zu tief in die Thematik hineinbegeben darf, weil ich selbst angegriffen bin. So habe ich vor, erst nach Beendigung dieses Buchprojektes Kontakt mit einer Lehr- und Supervisorin aufzunehmen wegen meines Themas und der Praxiseinheiten für die Diplomarbeit. Mir schwebt vor, vier Schlaganfallbetroffene mal- und gestaltungstherapeutisch (insgesamt ca. 100 Stunden, also je 25 Stunden) zu begleiten. Ich möchte mein Vorhaben wahrmachen, Menschen mit ähnlichem Schicksal Freude und Lustvolles durch kreatives Malen und Gestalten in den therapeutischen Alltag zu bringen. Es ist so wichtig, nach Hirnblutung oder Schlaganfall wieder Lebensmut zu entwickeln und den angeschlagenen Selbstwert zu stärken.

Gleichzeitig war ich dabei, die bürokratischen Hürden für die Bewilligung einer erneuten Rehabilitation auf die Reihe zu bringen. Den bereits erwähnten Neurologen der Klinik ersuchte ich erneut, für die Rehabilitation auf der Lassnitzhöhe eine Stellungnahme zu verfassen und diese meinem Hausarzt zukommen zu lassen. Dieser konnte erst dann den Antrag ausfüllen und bestätigen. Dazu wurden meinerseits einige Mails abgesandt und Telefonanrufe getätigt. Stets focht ich dabei einen Kampf mit meiner Ungeduld. Das ständige Zittern um die Gewährung einer erneuten Rehabilitation machte mich oft sehr müde und niedergeschlagen.

„Sportliche Kurzreise" der Familie nach Südtirol

Eine nette Abwechslung stellte die Kurzreise unserer Familie nach Südtirol zu Allerheiligen und Allerseelen dar. Trotz Regens wanderten wir entlang eines Waldweges zum Schloss Tirol und danach nach Meran. Zeitweilig war die Wanderung für mich sehr anstrengend, besonders der Abstieg über unebene Stufen machte mich kleinlaut. Letztendlich war ich stolz, mit der Familie wieder gemeinsam eine Wanderung unternehmen zu können. Die Duftausstellung und die Gärten des Schlosses Trautmannsdorf bei Meran wurden ebenfalls erkundet und ich konnte gut mit den gesunden Familienmitgliedern mithalten. Lediglich beim Allerseelenmarkt in Glurns hatte ich zeitweilig wegen der großen Menschenansammlung Probleme mit der Wahrnehmung. Meine Schwindelattacken ließ ich mir aber nicht anmerken, ich wollte meine Familie nicht beunruhigen. Überhaupt weiß ich nicht, ob ich etwas sagen soll, wenn es mir nicht gut geht. Das rührt vielleicht daher, weil meine ältere Tochter vor einiger Zeit vorwurfsvoll erklärte, dass ich immer im Mittelpunkt stünde. Diese Bemerkung hat mich sehr gekränkt damals und seither halte ich mich mit Äußerungen über meine gesundheitliche Befindlichkeit zurück. Lediglich zu meinem Mann bin ich ehrlich, aber auch da achte ich, dass ich ihn nicht zu sehr überfordere. Manchmal ist es sehr schwer, es mir und meinem Umfeld Recht zu machen und ich weiß oft nicht, was richtig oder falsch ist. Ich habe mir in den Jahren nach meiner Erkrankung oft Gedanken über den Umstand des Älter- und Krankwerdens der Elterngeneration gemacht und kam den Nachwuchs betreffend zu folgender Erkenntnis:

Eltern waren früher Vorbilder ihrer Kinder und plötzlich sind sie es, die Unterstützung brauchen. Nun schleichen sich Sorgen ins Leben der Kinder. Wie sollten sie mit dem Rollenwechsel umgehen?

An der fehlenden Leichtigkeit der Handhabung bei Handy, Digitalkamera, Computer, Navigationsgerät zeigt sich der Führungswechsel der Generationen am deutlichsten. Eltern werden vergesslicher, fahriger, weniger belastbar. Früher konnten Eltern alles, plötzlich brauchen sie die Unterstützung der nachkommenden Generation.

Eltern sollten gefälligst immer so bleiben wie sie waren. Die Enttäuschung, dass sie langsam nachlassen und Verantwortung, die den Kindern aufgehalst wird, lösen oft Wut aus. Manches Kind macht seinen Eltern unbewusst das Alter und die damit verbundene Krankheit zum Vorwurf. Kinder werden mit dem eigenen Alter konfrontiert und den Verpflichtungen, die mit jedem Jahr mehr werden. Das Registrieren, dass die vormals unverwundbaren Eltern schwächer werden, ist ein harter Einschnitt, weil es den Abschied von der Kinderrolle bedeutet.

Sich um Menschen Sorgen machen müssen, von denen man einst selbst umsorgt wurde, löst ein ungewohntes Gefühl aus.

Es gibt durchaus noch Träume der Eltern, die in Erfüllung gehen sollten.

Für Kinder wäre wichtig, die Gratwanderung hinzubekommen zwischen Unterstützung leisten und Freiraum gewähren und dabei auch noch das eigene Leben zu leben.

Als Ursache der linksseitigen, seit Juni immer wiederkehrenden Flankenschmerzen tippte ich als Laie auf ein psychosomatisches Erscheinungsbild, weil mir Negatives rund um meine Erkrankung aufstieß, ich so für eine mögliche Linderung der gebliebenen Beschwerden kämpfen musste. Es galt, nach der medizinischen Erstversorgung und der Nachsorge, viele Hindernisse zu überwinden, um wieder ein halbwegs lebenswertes Leben führen zu können.

Mitte November konsultierte ich erneut einen Internisten und berichtete ihm von meiner Mutmaßung wegen dieser wiederkehrenden Flankenschmerzen. Er schloss eine psychosomatische Erkrankung aus und stellte eine Überweisung für eine Abdomen-Untersuchung (Weichteile, innere Organe) mittels CT aus, um ein für alle Mal eine etwaige Tumorerkrankung auszuschließen. Die Untersuchung dort ergab, dass meine inneren Organe gesund seien, lediglich das Band, das die Blase hält, sei sehr straff, ein Teil des Darmes verklebt, was operativ leicht zu korrigieren wäre. Zum einen war ich glücklich, dass bei dieser Untersuchung nichts Gravierendes entdeckt wurde, zum anderen, dass ich die Sache weiter beobachten sollte und erst bei Anhalten der Schmerzen an ein operatives Lösen denken sollte. Der Darm könne sich durchaus auch von selbst lösen und darauf wollte ich hoffen!

Eine freudige Nachricht erreichte mich in diesem Monat: Von meiner Krankenversicherung wurde eine Rehabilitation in der Neurologie der Privatklinik Lassnitzhöhe für die Dauer von 28 Tagen bewilligt!

Vor dem Öffnen des Kuverts war ich ziemlich ruhig und gefasst und nahm mir vor, jede Mitteilung zu akzeptieren und es so hinzunehmen, wie es für mich vorgesehen war. Zittrig und ungläubig las ich, dass der erstgereihte Rehabilitationswunsch genehmigt worden war. Ich war hoch erfreut darüber, zumal sich der bürokratische, einjährige Aufwand gelohnt hatte. Ich trat dann im März des Folgejahres meinen Rehabilitationsaufenthalt in der Privatklinik in Lassnitzhöhe/Stmk. an. Da mein ursprünglicher Wunsch, gleich nach dem Reha-Aufenthalt in Loipl/D die Visuelle Restitutionstherapie (VRT, ein Verfahren zur teilweisen Wiederherstellung des Gesichtsfeldes nach zerebral bedingten Sehstörungen) zu Hause am Heimcomputer fortzusetzen, nicht in Erfüllung gegangen war, schien nun der Zeitpunkt gekommen zu sein, dass sich mein langes Bemühen darum gelohnt hatte. Der Wunsch, VRT doch zu machen, war ständig in mir präsent, weil ich der Ansicht bin, dass diese Therapie meine letzte Chance ist, die bestehende Teilblindheit und die nach links bestehende Aufmerksamkeitsbeeinträchtigung zu mildern. Unter diesen Wahrnehmungsstörungen hatte ich doch noch sehr zu leiden. Zu schaffen machten mir vor allem die Alltagssicherheit, das Lesen und die Überblicksgeschwindigkeit im Straßenverkehr und die damit verbundene psychische Stabilität und zeitweise der verminderte Selbstwert. So war der Entschluss gereift, doch noch einmal diese Therapie zu versuchen. Ich gab mein Bestes, die anstrengenden, aber vielfältigen Therapien in dieser sehr guten Reha-Klinik zu absolvieren, wobei ich wünschte, dass hauptsächlich mit der visuellen Wiederherstellungstherapie mit mir gearbeitet werde. Das Therapieziel, die teilweise oder vollständige Wiederherstellung des Gesichtsfelddefektes, konnte natürlich innerhalb von vier Wochen nicht erreicht werden und so schlug der mich betreuende Arzt und Neuropsychologe erneut vor, mit der computergestützten Therapieform zu Hause fortzusetzen und verfasste für meine Krankenkasse eine Stellungnahme. Kurz vor Einreichung meines Manuskriptes an den Verlag erhielt ich die Zusage meiner Krankenkasse betreffend eines Kostenzuschusses für die Visuelle Restitutionstherapie. Damit hatte ich nicht mehr gerechnet und war selbstverständlich angenehm überrascht über dieses unerwartete Entgegenkommen.

Über mein Buchprojekt

Die Idee, ein Buch über meine Erlebnisse zu schreiben, war bereits während meines Aufenthaltes in der Stroke Unit vorhanden, allerdings habe ich eher vorsichtig und scherzhaft dieses Vorhaben meiner Freundin Andrea gegenüber geäußert, selbst daran zweifelnd, ob ich je dazu imstande sein würde. Sie war es dann auch, die mir als verspätetes Weihnachtsgeschenk 2007 einen Spiralblock mit Bleistift vorbeibrachte und mich ermunterte, von nun an alles für „mein Buch" zu notieren. Anfangs hatte ich theoretisch wohl den Willen, das so zu handhaben, aber in der Praxis war ich dann oft viel zu müde und auch nur aufgrund meiner anfänglichen Halbseitenlähmung und der damit verbundenen depressiven Phasen gar nicht in der Lage, das Geschehene zu notieren. Zu Hause habe ich mir die wichtigen Termine meist auf einem Stehkalender detailliert vermerkt, und diese Aufzeichnungen waren für die Chronologie der Aufzeichnungen beim Schreiben von großem Wert. Viel später erst habe ich genauere Vermerke über Untersuchungen, Therapieverläufe, Recherchen zum Thema in Collegeblöcken notiert. Im Mai 2010 begann ich mit dem Aufschreiben meiner Erlebnisse. Dazu setzte ich mich fast täglich ca. ein bis zwei Stunden lang an meinen Laptop und begann chronologisch ab dem Initialereignis Bericht zu erstatten. Die Worte über die ersten zwei Jahre Lebensbewältigung flossen nur so aus meinen Fingern. Natürlich machte ich viele Rechtschreibfehler und ich war anfangs noch recht langsam und unbeholfen beim Tippen, weil meine linke Hand immer wieder auf die Großschreibtaste sank. Schwierigkeiten gab es weiters bei der Schriftgröße, besonders beim Recherchieren im Internet. Meine Tochter stellte mir generell eine größere Schrift ein, was die Arbeit des gleichzeitigen Denkens, Formulierens und Tippens enorm erleichterte. Ebenso waren dazu gute Lichtverhältnisse erforderlich. Eine Stehleuchte musste zur Wohnzimmerbeleuchtung mit verwendet werden. Nach dem Schreiben am Vormittag trachtete ich stets, ins Freie zu gelangen, um meine angestrengten Augen in der grünen Umgebung zu schonen und die vom Sitzen beanspruchte Wirbelsäule zu entlasten. Bei diesen Spaziergängen merkte ich meist, dass ich mich schwerer beim Wahrnehmen tat, dass ich weniger gut sah, dass mein Gang eine Zeit lang torkelnd war. Erst nach ca. einer halben Stunde verbesserte sich die Gesamtsituation wahrnehmungs- und sehstärkenmäßig. Ich vermute, dass es sich dabei um einen Automatisierungsprozess handelt. Natürlich wurde an manchen Tagen nichts mit Schreiben, weil im Haushalt viel zu erledigen war, oder ich hatte für meine Weiterbildung zu tun, aber auch Therapien und zu leistende bürokratische Arbeiten brauchten Zeit und Kraft. Dann war ich schon sauer, wenn nichts weiterging, sich Hindernisse in den Weg gestellt hatten. Im Herbst 2010 war es dann Zeit, mich um die Finalisierung des Buchprojektes zu kümmern. Ich kannte niemanden in meinem Verwandten- und Bekanntenkreis, der ein Buch geschrieben und über einen Verlag veröffentlicht hatte. Also suchte ich über Internet nach Wissenswertem zum Veröffentlichen meines Werkes. Diese Angaben waren sehr verwirrend und ließen mich an meinem Tun sehr zweifeln. Viele sehr gescheite und intelligente Menschen waren an diesem Vorhaben gescheitert. Andererseits unterschied ich mich von ihnen, denn ich wollte nicht berühmt werden mit meinem Erstlingswerk. Ich wollte Menschen mit ähnlichem Schicksal Mut machen. Vielleicht können betroffene Leser oder ihre Angehörigen manchen Tipp aus meinen Zeilen entnehmen. Darum war es mir ein Anliegen, sehr genau über Diagnosen, die Absehbarkeit der Krankheitsphasen, über Therapien und Rehabilitationsaufenthalte, über Fort- und Rückschritte in der Krankheitsbewältigung zu berichten. Die Schilderung über die unsensible Pensionierung, die schmerzlichste Erfahrung neben den gesundheitlichen Beeinträchtigungen, war mir ebenso ein Bedürfnis. Deshalb wünsche ich im Beruf stehenden Betroffenen verständnisvolle Arbeitgeber und die Chance einer Wiedereingliederung in das Berufsleben, wenn möglich.

„Es ist ein Menschenrecht, jeden Tag etwas Sinnvolles für die Gemeinschaft tun zu dürfen." (Gilbert Posch)

Betroffene sollten das Gefühl bekommen, nicht allein mit ihrem Leid zu sein. Das Erschließen neuer Perspektiven für eine sinnvolle Neuorientierung zur Hebung des Selbstwertes ist mir ebenso wichtig, in diesem Buch mitzuteilen.

Mittlerweile habe ich meinen „3. Geburtstag" gefeiert. Mein Leben hat sich verändert, positiv wie negativ! Trotz enormer Fortschritte gibt es noch Beeinträchtigungen, vor allem was die Teilblindheit und die linksseitige Wahrnehmung betrifft. Ich bin aber sehr glücklich über eine fast normale Lebensführung mit guter Lebensqualität. Meine Erkenntnis nach drei Jahren Lebensbewältigung nach Hirnblutung und Schlaganfall: „Ein klares Nein zu Selbstmitleid! Mutig in die neue Zeit!"

NACHWORT

Drei Jahre intensive Lebensbewältigung nach Hirnblutung und Schlaganfall habe ich nun hinter mich gebracht. Anfangs hätte ich wohl nie gedacht, dass sich so vieles wieder zum Guten wenden würde. Gerne erinnere ich mich an die Worte meiner Ergotherapeutin Ursula: „Berta, du wirst fast alles wieder tun können!"

Sie hatte recht behalten. Dass ich einmal mein Erlebtes veröffentlichen und eine Weiterbildung in MGT beginnen würde, das hatten wir damals nicht geglaubt. Die Realisierung dieser Vorhaben verdanke ich dem Bedürfnis nach Verarbeitung der Erlebnisse und dem Wunsch heraus, Menschen mit ähnlichem Schicksalsschlag Mut zu machen. Wünschenswert wäre es, wenn auch gesunde Menschen dieses Werk lesen würden. Sie könnten danach zufriedener ihren Alltag fortsetzen, weil sie bisher verschont blieben von unvorhergesehenen Erkrankungen und dem damit verbundenen Leid.

Neben diesen aus der Krankheitssituation heraus entstandenen „Lebensprojekten" stellte für mich die Art und Weise der Pensionierung eine herbe Enttäuschung dar. „Einen Weg, wie Menschen behutsam auf das Leben danach vorbereitet werden können, zeigt G. Goldenberg, Leiter der Abteilung für Neuropsychologie am Klinikum Bogenhausen in München. Dort gibt es ein Programm, mit dem versucht wird, Patienten stufenweise ins Arbeitsleben zurückzuführen. Sogar Menschen mit einer schweren Behinderung seien kein Ausschließungsgrund. Goldenberg verweist auf beachtliche Erfolge. Von den Patienten dieses Programms arbeiten 35% wieder Vollzeit, 25% mit reduzierter Arbeitszeit. Nur 13% haben ganz aufgegeben. Insgesamt sei es bei drei Viertel der Patienten gelungen, sie wieder in eine sozialversicherungspflichtige Beschäftigung zurückzuführen. Abgesehen vom persönlichen Leid der Patienten und ihrer Angehörigen rächt sich die suboptimale Rehabilitation durch hohe gesellschaftliche Kosten. Die Lebenszeitkosten für einen Schlaganfallpatienten werden auf 43.000 Euro kalkuliert. Wenn es nicht gelingt, Schlaganfälle durch Prävention einzudämmen oder Heilungschancen zu verbessern, entsteht nach Meinung kanadischer Experten ein ‚Tsunami' an Behinderungen: Das Schlaganfallrisiko beginnt ab 55 und verdoppelt sich danach mit jedem Lebensjahrzehnt. Der größte Risikofaktor ist das Alter, vor Nikotinkonsum und hohem Blutdruck." (Quelle: Zeitschrift Profil, Nr. 42/41. Jg., 18. Oktober 2010, „Schlaganfällig")

Reha-Notstand

Von einem regelrechten Rehabilitationsnotstand spricht die Vorsitzende der Schlaganfall-Hilfe Österreich, Manuela Messmer-Wullen: „Es ist sicher ein Segen, dass durch die Stroke Units immer mehr Menschen am Leben bleiben. Das Problem ist nur, dass es dort vor allem um lebenserhaltene Maßnahmen geht und nicht um Rehabilitation. Und nach der Entlassung werden die Patienten und ihre überforderten Angehörigen völlig alleingelassen." Deshalb fordert Messmer-Wullen, dass jedem Schlaganfallpatienten ein Case-Manager zugeteilt werden soll, der hilft, passende Therapien auszuwählen und bürokratische Hürden zu überwinden.

Professor Brainin sieht die Problematik in einem historischen Kontext: „Die Vorstellung, dass man in den Akutkrankenhäusern bloß das Gefäß rekanalisiert und jede weitere neurologische Behandlung anderen Institutionen überlässt, erzeugt eine weit klaffende Schnittstelle. Dahinter steckt das alte Konzept der ‚Anschlussrehabilitation' für Kriegsversehrte mit Erholungs- oder Kuraufenthalt. Das entspricht aber überhaupt nicht dem heutigen Wissensstand über Dynamik des Gehirns. Dadurch wird der Ansatzpunkt der Frührehabilitation verschenkt." (Quelle: Zeitschrift Profil, Nr. 42/41. Jg., 18. Oktober 2010, „Schlaganfällig")

Netzwerk vor der Tür: Positiv aufhorchen lässt ein Bericht in der

Tiroler Tageszeitung vom 11. November 2010 mit dem Titel „Netz-werk vor der Tür", in dem es um das **Netzwerk für ambulante Rehabilitation nach Schlaganfällen in entlegenen Bezirken/Orten** geht, um den Zugang zur Therapie zu erleichtern. Vor allem ältere Patienten würden den Weg nach weit entfernten Rehabilitations-einrichtungen scheuen und sich lieber ihrem Schicksal ergeben. Die Lösung heißt **ambulante Rehabilitation**: „Das Spital melde schon früh, wann ein Schlaganfallpatient entlassen werde. Über den Sozialsprengel bzw. über das Heim werde dann der Behandlungs-plan organisiert. Die Therapie laufe nach einem wissenschaftlich fundierten Behandlungspfad und werde nach zwölf Wochen eva-luiert. Falls der Patient nicht in die Praxis kommen kann, gäbe es eine Hausbehandlung", versichert H. Kreuzer, der Leiter des Pilot-projektes „Ambulante Rehabilitation nach einem Schlaganfall" im Bezirk Landeck. Die Pilotphase dieses Projektes läuft bis 2012, und wenn es funktioniert, sollte es unabhängig von den stationären Reha-Einrichtungen in jedem Bezirk ausrollen.

Die Vorteile

a) Schlaganfallpatienten bleiben im häuslichen Umfeld;
b) kaum Wartezeiten;
c) kein Selbstbehalt, Direktverrechnung mit der jeweiligen Kran-kenkasse oder dem Gesundheitsfond;
d) gute Vernetzung zwischen Ärzten, Therapeuten, Angehörigen;
e) keine neuen Fixkosten durch das Netzwerk;
f) billigere Betreuung als stationär.

Allgemein geht die Tendenz dahin, dass Nachsorge vor Ort geschaffen wird. Im Bundesland Tirol laufen zur Zeit drei große Reha-Projekte, darunter eines mit 120 Betten für die neurolo-gische Rehabilitation mit dem Ziel, dass Patienten nicht mehr in benachbarten Bundesländern nachbetreut werden müssen.

Ich wünsche jedem vom Schlaganfall Betroffenen, dass die Symp-tome von ihm selbst oder Mitmenschen rechtzeitig erkannt werden und er schnellstens erstversorgt wird und ihm im Anschluss die für ihn richtigen Therapien gewährt werden. Viel Ausdauer, Mut und Erfolg bei der Bewältigung dieser schweren Erkrankung allen Betroffenen und ihren Familien!

DANK

- Herzlichen Dank den Ärzten, dem Pflegepersonal, den Thera-peuten für ihre hervorragende Arbeit

- Innigen Dank meiner Familie, besonders meinem Mann

- Besonderer Dank an meine Freundin Andrea

- Danke an alle, die an mich geglaubt und Kontakt zu mir gesucht und gehalten haben

- Dank an Herrn OA Dr. M. Furtner für das Verfassen des Geleit-wortes

- Spezieller Dank an Ursula Marihart und Gerald Nitsche für Kor-rekturarbeiten

- Dank an die Verwaltungskommission meiner Krankenkasse für Genehmigungen der Kostenübernahme bei diversen Thera-pien

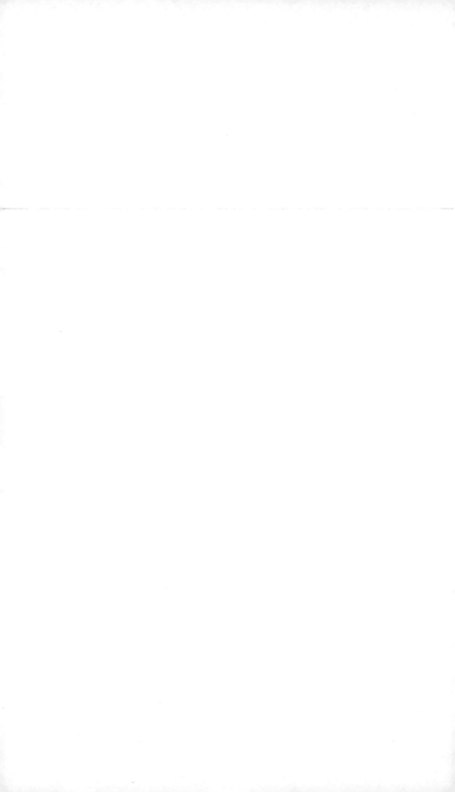

GLOSSAR

Aneurysma: Aussackung der Gefäßwand einer Hirnarterie aufgrund einer Gefäßwandschwäche. (Quelle: „Nach einem Schlaganfall", Kiechl/Lalouschek/Lang; Informationen für Patienten und Angehörige)

Angiographie: Ein Röntgenverfahren, bei dem die Hirngefäße mit Kontrastmittel gezielt dargestellt werden, um präzise Diagnosen zu gewährleisten. Abhängig von der Diagnose kann im Anschluss ein therapeutischer Eingriff erfolgen, um gefährliche Gefäßveränderungen zu behandeln. Es wird ein sogenannter Katheter über die Leistenarterie eingebracht und bis zu den Schlagadern vorgeschoben. Durch Einspritzen von Kontrastmittel in die Schlagader können dann die Hals- und Hirngefäße genau untersucht werden. (Quelle: www.uni-heidelberg.de)

Ataxie: Beeinträchtigt ist die Ausführung einer Bewegung. Der Bewegung fehlt das richtige Maß, sie ist abgehackt, überschießend und ungeschickt. Ataktisch können Arm- und Beinbewegungen sein. (Quelle: „Nach einem Schlaganfall", Kiechl/Lalouschek/Lang; Informationen für Patienten und Angehörige)

bland: bland oder blande bezeichnet. Im medizinischen Sprachgebrauch so viel wie mild, reizlos, nicht entzündlich verlaufend. (Quelle: www.wikipedia.org)

Coilembolisation: (engl.: to coil = sich winden) Verschluss von Gefäßen (Embolisation) mit Hilfe einer Metallspirale, z. B. zum Verschluss eines offenen Ductus arteriosus Botalli mittels Herzkathetertechnik. (Quelle: www.enzyklo.de)

Computertomographie (= CT): röntgendiagnostisches, computergestütztes Aufnahmeverfahren, das Bilder einzelner Körperschichten liefert. Nichteingreifende bildgebende Methode, vor allem zur Darstellung von Größe und Struktur innerer Organe und des Knochengerüsts. (Quelle: www.enzyklo.de)

EEG: Elektroenzephalographie, Messung und Aufzeichnung der Aktionsströme des Gehirns mittels Elektroden. (Quelle: www.enzyklo.de)

Embolisation: Die therapeutische Embolisation ist der künstliche Verschluss von Blutgefäßen durch Verabreichung von z. B. flüssigen Kunststoffen, Kunststoffkügelchen oder Fibrinschwämmen über einen Katheter. Sie wird in der Regel durch einen auf die interventionelle Radiologie spezialisierten Radiologen in einer sogenannten Angiographie-Suite unter Durchleuchtungskontrolle durchgeführt. Man unterscheidet zwischen Notfallembolisationen mit einer Indikationsstellung aufgrund einer schwer stillbaren, lebensbedrohlichen Blutung sowie einer elektiven (geplanten) Embolisation bei z. B. einer Gefäßfehlbildung oder Tumorbehandlung. (Quelle: www.wikipedia.org)

Exploration: Eine gezielte entweder strukturierte oder unstrukturierte Befragung eines Patienten zur Ermittlung seiner Symptomatik. Die Exploration wird sowohl zur Ermittlung persönlicher Daten, zur Beseitigung von Unklarheiten, als auch zur Ermittlung von Persönlichkeits- und Charaktermerkmalen eingesetzt. (Quelle: www.lexikon-psychologie.de)

Feldenkrais: Von Moshi Feldenkrais entwickelte Therapieform, die Verbesserung der Körperwahrnehmung durch aktives und passives Ausüben von Bewegungen erreichen will. (Quelle: http://www.vetion.de/lexikon)

Gangataxie: breitbeiniger, schwankender, unsicherer Gang (wie betrunken). (Quelle: Wikipedia 2011)

Hämorrhagischer Schlaganfall: Blutung in das Gehirn, meist durch Zerreißung einer Arterie.

Hemianopsie: Ausfall einer Hälfte des Sehfeldes (Gesichtsfeldes): Hemianopsie nach links bedeutet, dass beide Augen die Objekte auf der linken Seite nicht sehen. Meist wird die betroffene Seite als Schatten wahrgenommen. (Quelle: „Nach einem Schlaganfall", Kiechl/Lalouschek/Lang; Informationen für Patienten und Angehörige)

Hemineglect: Die Objekte einer Seite des Sehfeldes (Gesichtsfeldes) werden nicht wahrgenommen, nicht beachtet. (Quelle: „Nach einem Schlaganfall", Kiechl/Lalouschek/Lang; Informationen für Patienten und Angehörige)

Hemiparese: Schwäche einer Körperhälfte, die alle Bereiche (Gesicht und Arm) betreffen kann. Die Schwäche kann unterschiedlich schwer ausgeprägt sein. (Quelle: „Nach einem Schlaganfall", Kiechl/Lalouschek/Lang; Informationen für Patienten und Angehörige)

Hydrocephalus: Eine krankhafte Erweiterung der liquorgefüllten Flüssigkeitsräume (Ventrikel) des Gehirns. Er wird auch Wasserkopf genannt. (Quelle: Wikipedia 2011)

Hypertonie: Bluthochdruck.

Impingement: Als Impingement-Syndrom (engl. „Zusammenstoß") bezeichnet man in der Orthopädie/Unfallchirurgie eine Funktionsbeeinträchtigung der Gelenkbeweglichkeit. Es entsteht zumeist durch Degeneration oder Einklemmung von Kapsel- oder Sehnenmaterial. (Quelle: www.wikipedia.org)

Infiltration: Das Eindringen fester oder flüssiger Substanz in biologisches Gewebe. Bei der Infiltrationstherapie werden Arzneistoffe gezielt in kleine Gewebsbereiche injiziert. (Quelle: www. wikipedia.org)

Intubation: Nach Einleitung der Narkose, Einführen eines Beatmungsschlauches durch den Mund bis in die Luftröhre zur

Beatmung z. B. während Operationen (Anästhesie) (Quelle: www.enzyklo.de

Ischämischer Schlaganfall: Aufgrund eines Gefäßverschlusses kommt es zur Mangeldurchblutung (Ischämie) in dem Teil des Gehirns, der alleine von diesem Gefäß versorgt wird. (Quelle: „Nach einem Schlaganfall"; Kiechl/Lalouschek/Lang; Informationen für Patienten und Angehörige)

Läsion, lateinisch laesio, Verletzung: Schädigung, Verletzung oder Störung einer anatomischen Struktur oder physiologischen Funktion. (Quelle: www.wikipedia.org)

Mal- und Gestaltungstherapie (MGT): Eine junge therapeutische Disziplin aus dem Bereich der künstlerischen Therapien, die auf Impulse in den USA und Europa in der Mitte des 20. Jahrhunderts zurückgeht. In der Kunsttherapie wird hauptsächlich mit Medien der bildenden Kunst gearbeitet. Dazu zählen malerische oder zeichnerische Medien, plastisch-skulpturale Gestaltungen oder auch fotografische Medien. Durch sie können Patienten unter therapeutischer Begleitung innere und äußere Bilder ausdrücken, ihre kreativen Fähigkeiten entwickeln und ihre sinnliche Wahrnehmung ausbilden. (Quelle: www.wikipedia.org)

Meningismus: Das Symptom der schmerzhaften Nackensteifigkeit bei Reizungen und Erkrankungen der Hirnhäute. Er ist eine reflektorische Verspannung der Nackenmuskulatur als Reaktion auf den Schmerz, bei tiefer Bewusstlosigkeit (Koma) löst er sich wieder. (Quelle: Wikipedia 2011)

MRT: Magnetische Resonanz-Tomographie, Kernspin(resonanz)-Tomographie. Die MRT ist ein bildgebendes, computerunterstütztes, nichtinvasives Untersuchungsverfahren, das auf dem Prinzip der Magnetresonanz beruht; ermöglicht z. B. die scharfe Abgrenzung von Geschwulstbildungen, Ödemen, Blutungen oder Nekrosen gegenüber der gesunden Umgebung. (Quelle: Wörterbuch der Medizin, 2. Aufl. 1995, München)

Neglect heißt wörtlich: Vernachlässigung, d.h. Beeinträchtigung bei der Richtung der Aufmerksamkeit auf einen Teil des Körpers oder auf einen Teil der Umgebung. (Quelle: „Nach einem Schlaganfall", Kiechl/Lalouschek/Lang; Informationen für Patienten und Angehörige)

Optometrie: Lehre der Messungen und Bewertungen der Sehfunktionen. (Quelle: www.wikipedia.org)

Paraparese: unvollständige Lähmung zweier symmetrischer Extremitäten. (Quelle: Wikipedia 2011)

Parese: unvollständige Lähmung. (Quelle: Wikipedia 2011)

Perimetrie: Als *Perimetrie* (von griechisch peri „herum", metron „das Maß") bezeichnet man in der Augenheilkunde die systematische Vermessung des Gesichtsfeldes. (Quelle: www.wikipedia.org)

Perzeption: Als Perzeption (lat. percipere „wahrnehmen") wird die Gesamtheit der Vorgänge des Wahrnehmens bezeichnet. (Quelle: www.wikipedia.org)

Quadrantenanopsie: Fehlen eines oberen oder unteren Bereiches (meist ein Viertel) des Gesichtsfeldes auf beiden Augen. (Quelle: Wikipedia 2011)

rezidiv: Ein Rezidiv (von lat. recidere, „zurückfallen") ist das Wiederauftreten einer Krankheit. (Quelle: Wikipedia 2011)

Somnolenz: Benommenheit mit abnormer Schläfrigkeit. (Quelle: Wikipedia 2011)

Spastik: krampfartig erhöhte Muskelspannung. (Quelle: Wikipedia 2011)

Stent: (deutsch Gefäßstütze) ist ein medizinisches Implantat, das in Hohlorgane eingebracht wird, um sie offen zu halten. Es handelt sich meist um ein kleines Gittergerüst in Röhrchen-form aus Metall oder Kunstfasern. (Quelle: www.wikipedia.de)

Stentimplantation: Einsetzen einer Gefäßstütze. (Quelle: www.wikipedia.de)

Stroke Unit oder Schlaganfalleinheit: Spezialisierte Einheit zur Akutbehandlung des Schlaganfalles. Sie stellt das Bindeglied zwischen dem Rettungswesen und der Rehabilitation dar. (Quelle: Wikipedia, April 2011

Subarachnoidalblutung: Ein krankhaftes Geschehen im Bereich des zentralen Nervensystems. Es ist dadurch gekennzeichnet, dass freies Blut in den mit Hirnflüssigkeit (Liquor cerebrospinalis) gefüllten Subarachnoidalraum gelangt. Ursache für diese spezielle Form des Schlaganfalles ist in den meisten Fällen das Platzen eines arteriellen Gefäßes aufgrund einer Missbildung. Der Zustand der freien Blutung führt zu Reizungen von Blutgefäßen des Gehirns und der Hirnhäute. Eine Anstauung von Hirnflüssigkeit mit Druckerhöhung im Schädel (Hydrocephalus) ist typisch für einen komplizierten Verlauf. Die Subarachnoidalblutung geht mit plötzlichem schwerstem Kopfschmerz und Nackensteifigkeit einher. Sie kann zu kurzzeitigen Bewusst-seinsstörungen, aber auch zu schwersten dauerhaften Gehirn-funktionsstörungen führen. (Quelle: Wikipedia, April 2011)

Tape: dt. Band, Streifen.

Ventrikulitis (Ependymitis): Entzündung der Ventrikelwand. (Quelle: Wikipedia 2011)

Vorhofflimmern: Unregelmäßiger Herzschlag. (Quelle: Wikipedia, April 2011)

VRT oder Visuelle Restitutionstherapie (Wiederherstellungsthe-rapie): Die visuelle Restitutionstherapie wird speziell auf die jeweilige Sehstörung nach Schlaganfall, Kopfverletzungen oder Tumorerkrankungen abgestimmt. Das Training kann zu

Hause am Computer durchgeführt werden. Gesunde oder nur teilweise geschädigte Nervenzellen werden dazu angeregt, die Aufgaben geschwächter oder ausgefallener Funktionsbereiche zu übernehmen. (Quelle: www.kwa-klinik.de)

ISBN 978-3-7059-0334-0
2. Auflage 2012
© Copyright 2012 by Berta Steiner
Umschlagbild: Berta Steiner

Herstellung / Verlag: Weishaupt Verlag, A-8342 Gnas
Tel.: 03151-8487, Fax: 03151-84874
e-mail: verlag@weishaupt.at
e-bookshop: www.weishaupt.at
Sämtliche Rechte der Verbreitung – in jeglicher Form und Technik –
sind vorbehalten.
Printed in EU.